최신

커스텀메이드 타입
마우스가드 제작법

최신

커스텀메이드 타입 마우스가드 제작법

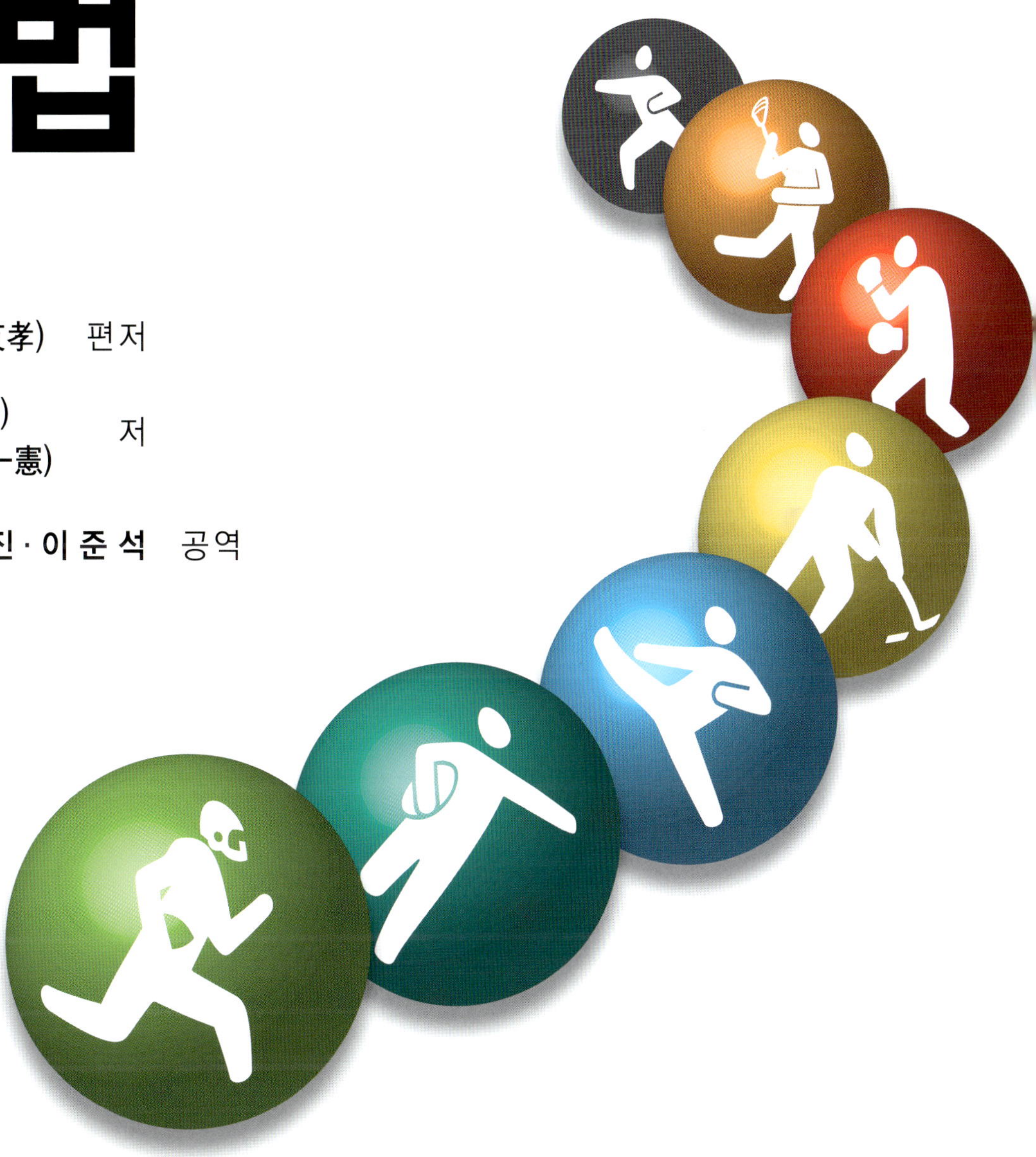

Takeda Tomotaka (武田友孝) 편저

Ishigami Keiichi (石上惠一)
Nakajima Kazunori (中島一憲) 저

권긍록·노관태·홍성진·이준석 공역

dh 대한나래출판사

DaehanNarae Publishing, Inc.

SK V1 Tower 1507
Younmujang 5 gagil 25, Sungdong-gu,
Seoul 04782, Korea
TEL: +82-2-922-7080
FAX: +82-2-922-0841
E-mail: nrpub@naver.com
Website: www.nrbooks.kr

最新カスタムメイドタイプマウスガードのつくり方
武田 友孝 編
医歯薬出版株式会社（東京）, 2020.

This book was originally published in Japanese under the title of:
Saishin Custom-made-type Mouth Guard No Tsukurikata (The Newest Guide to Custom-made-type Mouth Guard)
Editor: Tomotaka Takeda
© 2020 1st edition
ISHIYAKU PUBLISHERS, INC.
7-10, Honkomagome 1 chome, Bunkyo-ku,
Tokyo 113-8612, Japan

최신 커스텀메이드 타입 마우스가드 제작법

발행일 2023년 3월 5일
저자 Takeda Tomotaka · Ishigami Keiichi · Nakajima Kazunori
역자 권긍록 · 노관태 · 홍성진 · 이준석
발행인 최용원
편집디자인 유문형
표지디자인 유문형
교정 · 교열 장지연
발행처 **대한나래출판사** (등록 제2012-000051호/1994.6.10)
주소 서울시 성동구 연무장 5가길 25, 성수역 SK V1 Tower 1507호
전화 (02) 922-7080
팩스 (02) 922-0841
이메일 nrpub@naver.com
홈페이지 www.nrbooks.kr

ISBN 978-89-5741-914-4

정가 70,000원

Printed in Korea

편저자 약력

Takeda Tomotaka (武田友孝)

1983년　일본대학 치학부 졸업
1987년　일본대학 대학원 치학연구과(보철학 전공) 수료(치학 박사)
1994년　관동 럭비풋볼협회 메디컬 소사이어티 치과위원
1997년　일본올림픽위원회 강화 스태프(스포츠 닥터)
1998년　일본올림픽위원회 · 스케이트 · 강화 스태프(의 · 과학 스태프)
　　　　University of Sydney Faculty of Dentistry 유학
1999년　일본대학 강사(치학부 치과보철학)
　　　　도쿄 치과대학 강사(스포츠 치학 연구실)
2002년　도쿄 럭비풋볼협회 안전대책위원
2003년　도쿄 치과대학 준교수(스포츠 치학 연구실)
　　　　치바현 럭비풋볼협회 안전대책위원
2004년　관동 럭비풋볼협회 등록자 상해 위문금 심사위원회 위원
2006년　치바현 럭비풋볼협회 치과위원회 위원장
2007년　치바현 럭비풋볼협회 안전대책위원회 부위원장
2009년　치바현 럭비풋볼협회 메디컬 소사이어티 치과위원회 위원장
2015년　공익재단법인 일본스포츠협회 공인 스포츠 덴티스트
　　　　공익재단법인 일본스케이트연맹 의사위원회 위원
　　　　공익재단법인 일본치과의사회 스포츠치과위원회 위원
　　　　공익재단법인 일본스키연맹 경기본부 전문위원
　　　　사이타마 현립대학 비상근 강사
2016년　일본올림픽위원회 · 배구경기 · 강화 스태프(의 · 과학 스태프)
　　　　유통경제대학 객원 강사
2017년　공익재단법인 일본레슬링협회 스포츠의과위원회 위원
　　　　공익재단법인 일본장애인스포츠협회 공인 장애인 스포츠 의사
　　　　올림픽 · 패럴림픽 치과위원회 위원(일본치과의사회)
2018년　도쿄 치과대학 교수(구강건강과학 강좌 스포츠 치학 연구실)

저자 약력

Ishigami Keiichi (石上惠一)

1979년 일본대학 치학부 졸업
1986년 치학 박사(일본대학)
1987년 U.M.D.S. Guy's Hospital(University of London) 유학
1997년 일본대학 강사(치학부 치과보철학)
일본올림픽위원회 강화 스태프(스포츠 닥터)
1998년 관동 럭비풋볼협회 메디컬 소사이어티 치과위원
도쿄 치과대학 조교수
1999년 경희대학교 치과대학 외래(객원) 교수
2001년 도쿄 치과대학 교수(스포츠 치학 연구실 주임)
2006년 마츠모토 치과대학 교수(비상근)
사이타마 현립대학 비상근 강사
2011년 후쿠오카대학 비상근 강사
2015년 도쿄 치과대학 특임교수

Nakajima Kazunori (中島一憲)

1993년 일본대학 치학부 졸업
1997년 일본대학 대학원 치학연구과(보철학 전공) 수료(치학 박사)
1998년 관동 럭비풋볼협회 메디컬 소사이어티 치과위원
도쿄 치과대학 조수(스포츠 치학 연구실)
2005년 도쿄 치과대학 강사(스포츠 치학 연구실)
2016년 공익재단법인 일본스포츠협회 공인 스포츠 덴티스트
2017년 공익재단법인 일본장애인스포츠협회 공인 장애인 스포츠 의사
2018년 도쿄 치과대학 준교수(구강건강과학 강좌 스포츠 치학 연구실)

저자 서문

이 책은 2002년에 출간된 "커스텀메이드 타입 마우스가드 제작법"(Ishigami Keiichi 편저)을 토대로 집필한 책이다. 마우스가드에 관한 기초 지식 및 제작법의 기본 내용을 배큠 타입과 라미네이트 타입의 마우스가드를 중심으로 소개했다. 또한 12년 후인 2014년, 마우스가드와 스포츠 치의학의 발전에 맞추어 새롭게 얻은 지식을 일본의 스포츠계, 스포츠 치과의학계에 널리 알려 활용해 주었으면 하는 생각으로, 개량형 1매법 마우스가드, 하드 & 스페이스 타입 마우스가드의 제작법뿐만 아니라 페이스가드의 제작법 등을 추가해 "새로운 커스텀메이드 타입 마우스가드 제작법"을 발간했다.

필자들은 오래 전부터 더 안전한 마우스가드의 개발과 보급에 힘쓰고 있다. 접촉 스포츠 선수들의 체격이 커지고 경기 속도가 빨라짐은 물론이고, 익스트림 스포츠(프리스타일 스키, 스노보드, 마운틴 바이크 등)로 총칭되는 속도와 높이, 화려함 등의 요소를 가진 기술로 득점을 다투는 새로운 스포츠의 대두로 인해, 기존의 마우스가드를 사용해도 방지할 수 없는 외상이 있기 때문이다.

물론 현재 사용 빈도가 높은 몇 가지 연성 재료를 이용한 마우스가드도 많은 연구 보고가 보여 주듯이 그 효과는 좋다고 생각한다. 연성 재료만으로 제작된 마우스가드의 안전성은 주로 외력에 의해 생체에 발생하는 에너지를 흡수함으로써 발휘된다. 따라서 충격 흡수력 향상을 위해서는 두께를 늘려야 한다. 하지만 과도한 두께는 착용 시 위화감이 강해 사용을 꺼리게 되고, 결국에는 사용하지 않게 되어 안전성이 발휘되지 못하는 경우도 적지 않다.

필자들은 마우스가드의 안전성 향상을 위해 제작법이 확립되고 용이한 라미네이트 타입 마우스가드를 개량해 충격력을 분산시키고 충격 흡수력을 향상시키는 방안으로, 하드 & 스페이스 타입의 마우스가드를 개발하고 실용화했다. 이 유형은 외상의 호발 부위인 상악 중절치, 보철치아, 외상 기왕력이 있는 치아 등을 적극적으로 보호하는 것을 목적으로, 두 장의 EVA 재료 사이에 경성재(아크릴이나 PET 재료 등)를 삽입하여 충격력을 넓게 분산시키고, 안전성을 높이기 위해 마우스가드의 내면과 협측 치면 사이에 0.5mm 정도의 완충 공간을 만든 것이다.

하드 & 스페이스 타입 마우스가드 순면의 두께는 3mm 정도로 완성할 수 있으며 위화감이 적고 안전성이 높아 보급이 바람직하다고 생각했기 때문에 2014년판 책에서 소개했다. 하지만 이 유형의 마우스가드를 제작할 때 지금까지는 중간재로 판상의 플라스틱을 가열, 연화시켜 사용했기 때문에 1매법 마우스가드 재료 위에 적합시키는 데 다소의 숙련이 필요했다.

2019년 하드 & 스페이스 타입 마우스가드용 중간 재료로 광중합형 재료(INNERFRAME LC)를 GC사와 공동으로 개발하여 시판했다. 말할 필요도 없이 제작 방법을 획기적으로 개선할 수 있었다. 또한 이 재료의 충격에 대한 효과는 이미 논문으로 보고되었기 때문에 보급이 강력하게 기대된다. 이 책에서는 INNERFRAME LC를 이용한 하드 & 스페이스 타입 마우스가드 제작법을 각 단계별로 설명하고, 제작 시의 힌트, 주의점 등을 포함하여 소개하고 있다. 또한 바이트 채득 방법을 포함하여 전입 레진을 이용한 상하 고정형 슬립 스플린트에 대해서도 소개하고 있다.

필자들은 이 책이 스포츠에서의 치과 관련 외상의 경감 및 예방, 폐쇄성 수면무호흡증후군의 치료에 적잖이 기여할 수 있을 것이라고 생각한다. 특히 마우스가드는 선수의 참가 종목, 레벨, 연령, 구강 내 상태 등을 고려해 적절한 유형과 디자인으로 만들어야 하며, 스포츠 덴티스트로서 높은 안전성을 확보하고 악관절에 대한 부작용을 피하며 올바른 교합관계를 부여해야 한다.

"최신 커스텀메이드 타입 마우스가드 제작법"을 손에 든 독자들이 스포츠 마우스가드에 관한 지식을 최신 지식으로 업데이트함과 동시에 즉시 임상에 응용해 외상의 예방과 경감에 힘이 될 수 있기를 기원한다.

마지막으로 이 책의 출간을 위해 협력해 준 도쿄 치과대학 스이도바시 병원 치과기공실의 치과기공사 Ono Kagaru 씨와 도쿄 치과대학 구강건강과학 강좌 스포츠 치학 연구실 관계자들에게 감사의 말을 전한다.

2020년 12월

Takeda Tomotaka (武田友孝)

역자 약력

권 긍 록

경희대학교 치과대학 졸업
경희대학교 치의학 박사 및 치과보철과 전문의
경희대학교 치과대학 치과보철학교실 교수
스위스 Geneva 대학교 치학부 방문교수
미국 Harvard 대학교 치학부 방문교수
대한치과보철학회 회장
대한치과이식임플란트학회 회장

노 관 태

경희대학교 치과대학 졸업
경희대학교 치과병원 보철과 수련
경희대학교 치의학 박사 및 치과보철과 전문의
경희대학교 치과대학 치과보철학교실 교수
일본 Tokyo Dental College 방문교수
미국 UCLA School of Dentistry 방문교수

홍 성 진

경희대학교 치과대학 졸업
경희대학교 치과병원 보철과 수련
경희대학교 치의학 박사 및 치과보철과 전문의
경희대학교 치과대학 치과보철학교실 조교수

이 준 석

일본 Health Sciences University of Hokkaido 치의학부 졸업
경희대학교 치과병원 보철과 수련 / 치과보철과 전문의
(전) 경희대학교 치과병원 보철과 전임의
(현) 이원재치과의원 대표원장

역자 서문

저자들이 속한 도쿄 치과대학 스포츠치의학과는 일본 치과대학 내에서 유일하게 스포츠치의학과가 설립된 학교이다. 여기서는 마우스가드의 제작 방법과 외상 방지 효과에 관한 연구와 교육을 하고 있으며, 구강 내 장치가 전신에 미치는 다양한 영향에 관해 지속적으로 연구를 진행하고 있다.

마우스가드는 턱과 안면부를 외상으로부터 보호하는 데 중요한 역할을 하는 장치이다. 스포츠 외상으로부터 선수를 보호하고 운동능력 향상에 도움이 되기 위해서는 적합성이 좋고 올바른 교합을 부여한 커스텀메이드 마우스가드의 제작이 필수적이다.

저자들은 최근 연구를 통해 커스텀메이드 마우스가드에서 하드 & 스페이스 타입이 기존의 라미네이트 타입보다 외상 방지 효과가 뛰어나다고 보고하였고, 이를 간편하게 만들 수 있게 제품을 개발하고 실용화하여 보급에 힘쓰고 있다.

이 책에서는 기존 라미네이트 타입의 커스텀메이드 마우스가드를 포함하여 하드 & 스페이스 타입 마우스가드, INNERFRAME LC를 이용한 하드 & 스페이스 타입 마우스가드의 제작 방법을 단계별로 자세히 소개하고 있다. 또한 제작이 간편한 개량형 1매법 마우스가드, 권투 경기에 많이 사용되는 상하 일체형 마우스가드 제작 방법에 대해서도 자세히 설명하고 있다.

최근 많은 관심을 받고 있는 폐쇄성 수면무호흡증후군 치료와 슬립 스플린트의 제작에 대해서도 자세한 제작 방법을 소개하고 있어 해당 치료에 관심이 있는 임상가들에게 큰 도움이 될 것이라 생각한다.

이 책은 다양한 종류의 마우스가드 제작 방법 및 증례별 제작 방법을 총망라하여 스포츠치의학에 관심을 갖고 선수들에게 더 안전하고 편안한 장치를 만들고자 하는 치과의사, 기공사들에게 좋은 지침서가 될 것이다.

우리나라에서는 2003년 스포츠치의학회가 설립되어 스포츠치의학의 저변 확대를 위해 치과의사를 대상으로 한 교육과 학술활동을 활발히 하고 있다. 앞으로도 지속적으로 역할을 해 나가기를 기대한다.

책이 출판되기까지 검토와 수정작업에 힘써 준 동료 역자 분들의 노고, 특히 일본어 번역작업을 매끄럽게 하느라 애쓴 이준석 원장에게 감사드린다. 끝으로 좋은 책이 출판되도록 해 주신 대한나래출판사 관계자 분들에게도 감사를 전한다.

2023년 3월

역자를 대표하여

노관태

Contents

최신

커스텀메이드 타입 **마우스가드 제작법**

총론 마우스가드의 기초 지식

각론 마우스가드 제작법

총론

마우스가드의 기초 지식

1. 마우스가드란

스포츠 외상의 예방

스포츠로 인한 외상이나 장애는 스포츠 본래의 목적인 '건강의 유지 · 증진'과 '체력 향상'에 반하는 것으로, 그 예방 대책이 필요하다. 악구강 영역의 스포츠 외상(이하, 스포츠 외상)은 육체적, 정신적 데미지를 입혀 사회생활을 영위하는 데 매우 치명적인 영향을 미치며, 머리에 가해지는 충격에 의해 발생하는 뇌진탕을 포함한 뇌신경 세포 손상 등은 선수 생명을 위협할 수도 있다. 또한 저연령층의 악구강계 외상도 학교 치과 보건에 있어서는 큰 문제가 된다. 그리고 부상 이후 스포츠 자세, 스포츠 퍼포먼스, 영양 섭취 등에 영향을 미칠 것으로 예상된다.

이처럼 스포츠 외상에 대해서는 그 처치는 물론이고, 어떻게 예방하는지가 중요하다. 어떠한 스포츠라도 안전해야만 비로소 '건강 스포츠'라고 말할 수 있을 것이다. 그래서 악구강 영역을 스포츠 외상으로부터 보호하기 위해 구강 보호 장치인 마우스가드의 사용이 권장되며 마우스가드는 다음과 같은 역할을 한다.

① 전방 및 측방에서 안면에 직접 가해지는 외력으로부터 치아와 치주조직(특히 상악 전치부)을 보호한다.
② 외부 힘에 의한 입술, 혀, 뺨의 손상을 방지한다.
③ 하악에 외력이 가해질 때 상악과의 접촉(충격성 폐구)에서 치아와 치주조직, 보철장치 등을 보호한다.
④ 외부의 힘으로부터 악관절을 보호한다.
⑤ 운동을 할 때 강한 클렌칭(clenching)으로 인한 직접적인 치아의 접촉을 피할 수 있기 때문에 치아와 치주조직을 보호한다.
⑥ 다른 선수에 대한 외상을 예방한다. 선수의 전치에 의해 다른 선수의 안면 · 머리 등이 손상될 수 있다.
⑦ 신체에 외력이 가해지면 마우스가드 장착에 의해 클렌칭 강도가 증가하고 두경부의 근육 활동이 항진하기 때문에, 머리의 고정력이 강화되어 간접적 외력에 의한 뇌진탕이나 뇌 데미지를 줄이고 아울러 경부 손상을 감소시킨다.

마우스가드 장착에 의한 충격력의 완화는 재료 자체가 에너지를 흡수하는 것에 의한 것이며, 나머지 에너지를 다른 곳으로 널리 확산하고 충격력의 집중을 방지하는 데 있다.

커스텀메이드의 중요성

마우스가드 장착은 적게나마 종종 악구강계의 상태를 변화시키기 때문에, 치과의사에 의해 올바른 교합과 악위가 부여되는 커스텀메이드 타입의 마우스가드가 주목받는다. 올바르게 조정된 마우스가드는 적합성이 좋은 것은 물론, 외력에 의한 충격으로 부자연스럽게 일어난 교합 접촉을 완화시키는 쿠션 역할을 수행할 수 있다.

반대로 안이한 마우스가드의 사용, 즉 시판용 마우스가드를 선수 자신이 조정하여 사용하게 되면 올바른 악위를 얻기 어렵고 교합조정도 이루어지지 않는다. 따라서 마우스가드 사용의 본래의 목적을 달성하지 못하고, 충격에 의한 악관절 손상 등에 의해 악관절증(temporomandibular disorders; TMD) 증상을 유발하게 될 수도 있다.

소아의 마우스가드 사용

앞에서 설명한 것처럼, 특히 소아의 마우스가드 사용은 성장에 따라 그때마다 교환할 필요가 있지만, 장래를 생각하면 성장기에 스포츠 외상으로부터 악구강 영역을 보호하고 건전한 악구강계 성장을 도모한다는 점에서 큰 의미가 있다. 미국에서는 접촉 스포츠(contact sports)에 참여하는 아이들이 플레이하는 동안 마우스가드를 장착하지 않고 악구강 영역에 부상을 입은 경우, 마우스가드를 사용하고 있으면 부상을 막을 수 있었던 것이 재판에서 입증되어 그 팀의 지도자가 법적 처벌을 받은 주 판례도 있다. 즉, 미국에서 마우스가드의 사용은 스포츠 문화의 하나로 받아들여지기 시작하고 있다.

또한 마우스가드 장착에 의해 악골 골절의 예방과 뇌진탕 손상을 완화하는 효과를 기대할 수 있다. 하지만 마우스가드 재료의 충격 흡수 능력을 초과하는 큰 충격을 받는 경우는 두개 악안면 손상, 심지어 뇌진탕이나 더 심각한 피해 등을 모두 방지할 수는 없다는 것을 잊지 말아야 한다.

2. 악구강 영역의 스포츠 외상

스포츠 외상과 그 영향

악구강 영역의 스포츠 외상, 즉 턱, 안면, 구강영역의 스포츠 외상에는 치아의 파절 및 탈구, 악골 골절, 연조직 손상 등이 있다(그림 1). 이러한 외상은 엘리트 운동선수뿐만 아니라 운동을 하는 모두에게 심각한 문제를 야기하지만, 특히 저연령층의 스포츠 외상은 더욱 심각한 문제이다.

저연령층의 스포츠 외상 장애의 발생률을 보면, 다른 연령층에 비해 낮고, 그 정도는 가볍다고 한다. 그러나 장기적으로 보면, 이로 인한 육체적, 정신적인 문제는 성인과는 다른 결과를 가져올 것으로 예상된다. 즉, 치아의 상실, 치조골과 악골의 골절 등에 의해 발생하는 치열 부정과 교합 이상, 하악두 등 성장의 중심인 골단 부분이 손상됐을 때 일시적 또는 영구적 성장 정지가 발생한 경우 등에서는 하악지의 길이에 불균형이 발생해 악변형증, 악기능부전증 등을 일으킬 수 있다.

엘리트 선수에게 스포츠 외상은 최악의 경우 선수 생활에 영향을 미칠 수 있는 문제 중 하나이다. 실제로 선수에게 이야기를 들어보면, 접촉 스포츠에서 얼굴과 머리 등에 외상을 받은 경우 그 자리에서 전의가 상실될 뿐만 아니라, 외상을 받았을 때와 같은 상황이 되었을 때 잠재적인 기억으로 그것을 피하려고 하는 힘이 작동하고 일순간의 빈틈이 발생하는 경우가 있다고 한다.

일반적으로 접촉 스포츠에서 받는 두경부의 손상은 교통사고보다 복잡하지 않지만, 구강 영역과 턱뼈에 발생하는 비율은 더 높은 것으로 알려져 있다. 특히 구강 영역에서는 치아의 파절,

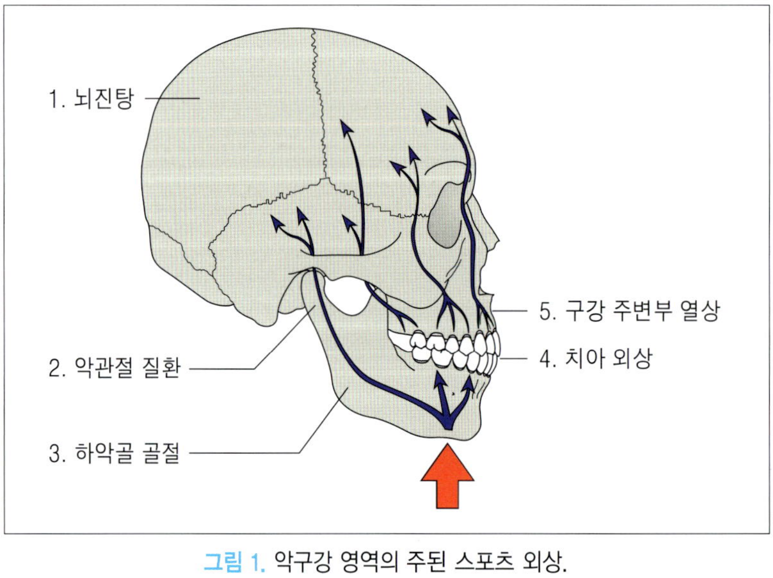

그림 1. 악구강 영역의 주된 스포츠 외상.

탈구, 탈락, 치아를 포함한 주위 치조골 골절 등이 많고, 그들은 주로 상악 전치부에 발생한다. 그 외 치아에 의한 협점막과 입술의 손상 등도 포함된다. 턱뼈는 특히 하악정중부 골절이 많은데, 하악각부 골절, 상악골 골절, 협골 골절, 협골궁 골절 등을 들 수 있다. 다음에 악구강 영역의 주된 스포츠 외상 항목을 정리했는데, 그 처치법에 관해서는 이 책에서 언급하지 않는다.

뇌진탕

악구강 영역의 대표적인 스포츠 외상으로 뇌진탕을 들 수 있다. 뇌진탕은 접촉 스포츠에서 연간 20명 중 1명꼴로 발생하는 것으로 알려져 있다.[1] 권투 선수에게서 보이는 펀치드렁크증후군(punch-drunk syndrome)은 펀치에 의한 뇌의 손상이나 녹아웃, 즉 뇌진탕을 반복해서 입게 되어 생기는 뇌손상으로 불린다.

필드 스포츠의 경우에도 가벼운 뇌진탕이 계속 반복되면 뇌가 위축되고 각종 장애를 초래할 수 있기 때문에, 결코 가볍게 보아서는 안 된다. 뇌진탕을 경시하다 보면 세컨드임팩트증후군(second impact syndrome)을 야기할 수 있다. 세컨드임팩트증후군의 경우 머리에 타박상을 입고 뇌진탕이 일어나면, 두 번째 머리에 타박상을 입을 때는 다시 뇌진탕이 일어날 확률이 약 4배가 되는 것으로 알려져 있다. 이처럼 뇌진탕이 반복되면 뇌손상 범위는 점점 넓어지게 된다.

접촉 스포츠 현장에서 의식을 소실한 선수가 '마법의 주전자'라며 머리에 물을 부어 계속 경기를 하는 광경을 종종 볼 수 있는데, 이것은 매우 위험한 행위이다. 1979년 세계신경외과학회(World Federation of Neurological Surgeons; WFNS)에서 뇌진탕을 아래와 같이 정의했다.

① 기계적 힘에 의한 외상 직후의 신경 기능 장애로, 의식의 변화, 시각, 운동, 감각장애를 특징으로 하는 임상 증후군이다.
② 신경 기능의 장애로 몇 분 이내의 일과성 의식 상실이나 외상성 기억 상실증이 가장 많다.
③ 질병 상태에 대해서는 아직 명확하지 않지만, 그 특징은 기억장애라고 할 수 있다.

칼럼 충격에 의한 뇌의 회전, 데미지

경기 중 아래쪽에서 아래턱을 밀어 올리는 것 같은 접촉이 생기면 뇌진탕 위험에 대해 이해할 수 있다. 즉, 아래쪽으로부터의 충격 후 힘은 두뇌로 가속되어 간다. 또한 턱 끝으로 받는 힘은 하악을 통해 직접 뒤로 가고 직선적으로 뇌에 전해져, 뇌신경 세포 손상을 일으키는 타격을 줄 수 있다. 또한 턱에 충격이 가해지면 두개골과 뇌는 반대 방향으로 회전하고 가벼운 경우에는 뇌진탕을, 정도가 강한 경우에는 뇌간의 모세혈관을 절단하여 뇌손상을 일으킬 위험이 있다.

표. 치아 외상

• 치관파절	그림 4, 5
치관균열	
단순성 치관파절	
복잡성 치관파절	
• 치관 · 치근파절	그림 2
• 치근파절	
• 치아탈구	
진탕(타박상)	그림 3, 6, 7
완전탈구(아탈구)	
정출탈구	그림 8
함입탈구	
측방탈구	
• 치아의 탈락	그림 8, 9

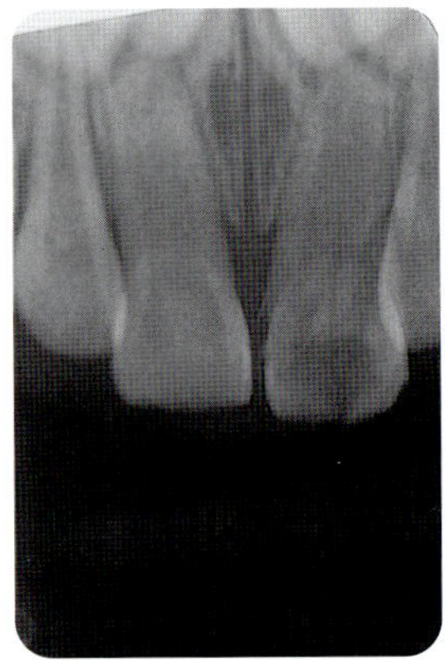

그림 2. #61 치관 · 치근파절.

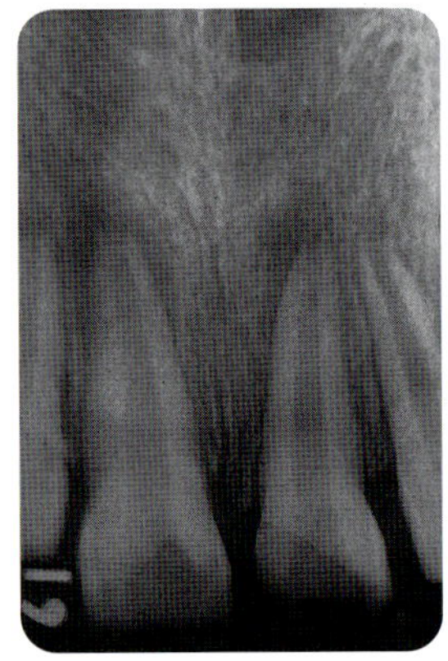

그림 3. #11, #21 진탕을 방치하여 근첨병소가 되었다.

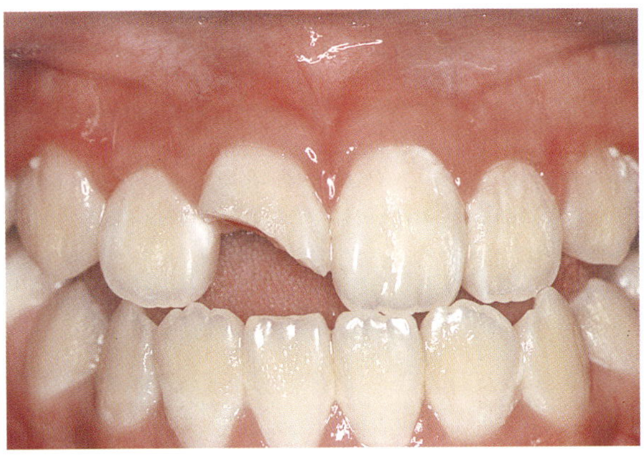

그림 4. #11 치관파절로 치수노출된 예.

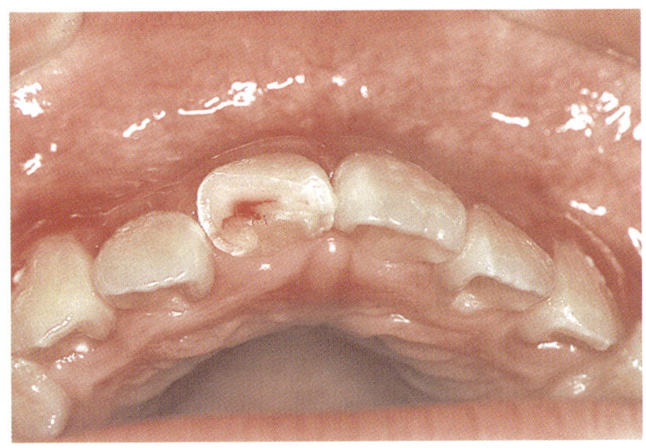

그림 5. 구개면에서 본 경우.

치아 외상

필드에서 발생 빈도가 높은 치아 외상을 표와 그림 2~9에 나타냈다.

하악골 골절

스포츠 외상에 의한 악안면 골절은 여러 부위에서 일어나며, 상악에서의 골절을 Le Fort 골절이라고 한다. 그러나 주로 골절은 하악에서 많이 발생한다. 가장 자주 하악골 골절이 일어나는 부위는 하악 정중부(그림 10)와 하악 각부(그림 11)이다. 하악 각부 골절의 경우는 매복 사랑니가 존재하는 경우가 많은데, 골절선상 매복 사랑니가 100% 존재했다는 보고도 볼 수 있을 정도이다. 이러한 점에서 접촉 스포츠 선수로 하악 각부 매복 사랑니가 존재하는 경우는 골절 예방을 위해 가능한 한 예방적 발치를 권유할 필요가 있다. 하악골 골절의 특징은 부착 근육의 작용에 의한 골절선의 변위와 이에 따른 교합 이상 및 안모의 변화 등이 일어나는 경우가 많다는 점이다.

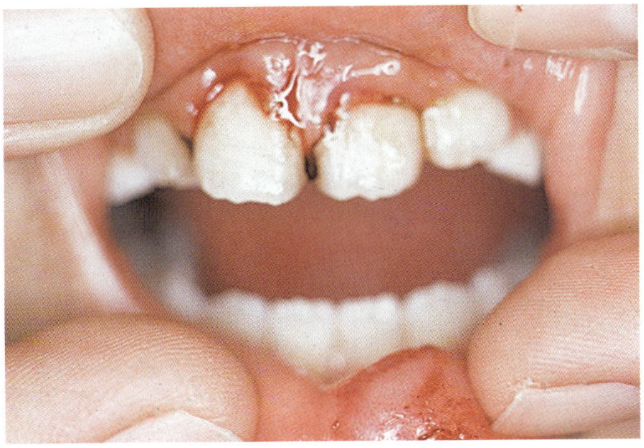

그림 6. 치아의 진탕.

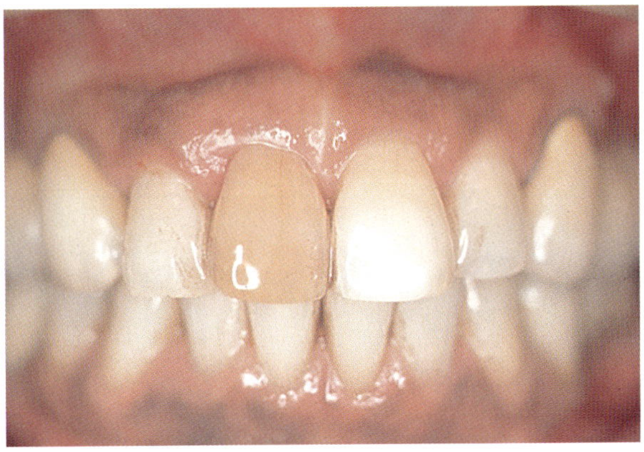

그림 7. #11의 타박에 의한 변색.

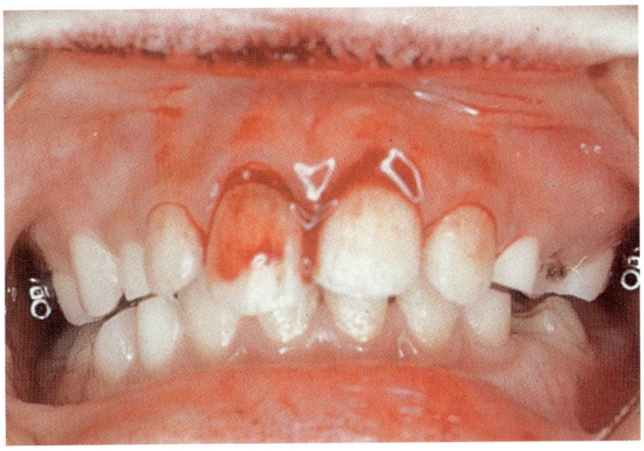

그림 8. #11의 탈구.

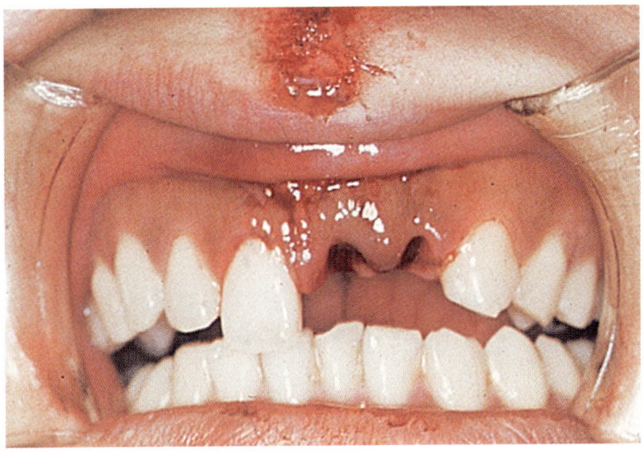

그림 9. #11의 탈구 및 #21, #22의 탈락.

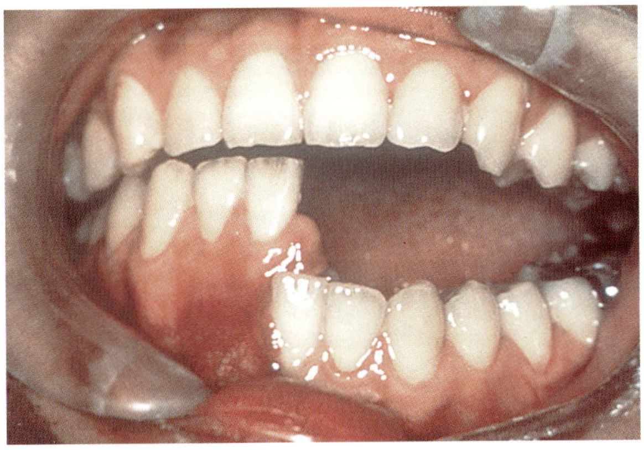

그림 10. 하악 정중부의 골절.

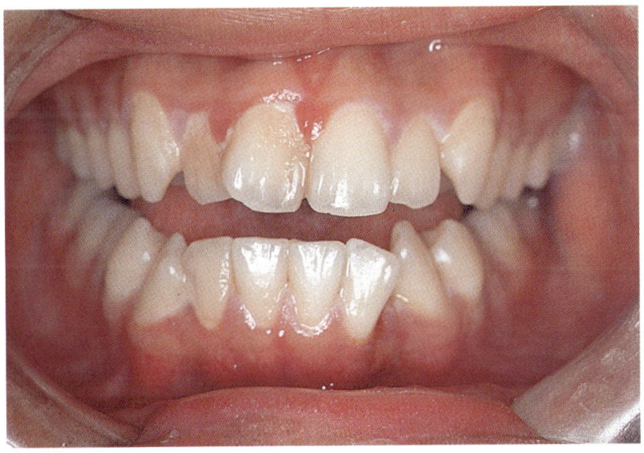

그림 11. 하악 정중부와 하악 각부의 골절 두 곳에 의한 개구.

참고문헌

1) Marron JC, Steele PB, Berli R:Football head and neck injuries an update. *Clin Neurosurg*, 27:414–429, 1980.

3. 마우스가드의 종류와 특징

마우스가드의 종류는 시판 제품과 커스텀메이드 제품으로 크게 구별된다(표). 시판되는 마우스가드는 스포츠 용품점 등에서 구입할 수 있기 때문에 사용 빈도가 높다. 커스텀메이드 제품은 치과의사에 의해 개인의 구강 내에 적합하게 제작한다.

시판되는 마우스가드

형태가 일정하고 조정할 수 없는 스톡 타입과 약간의 조정이 가능한 마우스 폼드 타입이 있다. 대표적인 마우스 폼드 타입으로, 온수에 담가 부드럽게 한 후 구강 내에서 손으로 성형하고, 물어서 교합을 얻을 수 있는 보일 앤드 바이트 타입이 있다.

1. 스톡 타입

시판 제품인 스톡 타입은 단순한 아치 형태의 고무 프레임이다. 이것은 구강 내에 장착하기보다는 구강 내에 넣는 듯한 느낌이며, 상하 치아로 물지 않으면 빠져 버린다. 소아의 경우 이처럼 느슨한 제품은 충격을 받은 순간에 삼켜 버릴 위험성도 있다.

2. 마우스 폼드 타입(대표적인 예: 보일 앤드 바이트 타입)

마우스 폼드 타입(그림 1)은 선수 자신에 의해 조정되기 때문에 적합을 얻지 못하고, 그 결과 위화감이 강하다. 그리고 물고 있지 않으면 유지하지 못하고 개구하면 떨어지는 경우가 많다. 따라서 마우스가드의 사용을 위해 장착 시에 지속적으로 물고 있어야 하며, 그 결과 호흡과 발어를 현저하게 저해한다. 또한 교합관계도 정중부 불일치와 구치 교합 밖에 얻지 못하는

표. 마우스가드의 종류

종류		설명
시판 타입	스톡 타입	기성 말발굽 형태를 그대로 사용
	마우스 폼드 타입(보일 앤드 바이트 타입 등)	기성품을 온수에 담가 연화하고 구강 내에 적합시켜 사용
커스텀메이드 타입 (선수의 치열 모형으로 제작)	라미네이트 타입	여러 장의 판상 마우스가드 재료를 가열, 연화, 압접하여 제작
	하드 & 스페이스 타입	라미네이트 타입을 개량, 외상이 많은 전치부에 충격 완화 공간을 위한 경성 재료를 삽입
	INNERFRAME LC(광중합재)를 이용한 하드 & 스페이스 타입	경성재에 광중합재를 이용하여 제작을 획기적으로 쉽게 함
	배큠 타입	판상 마우스가드 재료를 가열, 연화, 흡입하여 제작
	개량형 1매법	1매법의 배큠 타입에서는 하악 전치와의 교합을 얻을 수 없어 상하 전치 구개측에 MG 재료 조각을 열성형 전에 부여
	상하 일체형	상하 마우스가드를 일체화한 타입

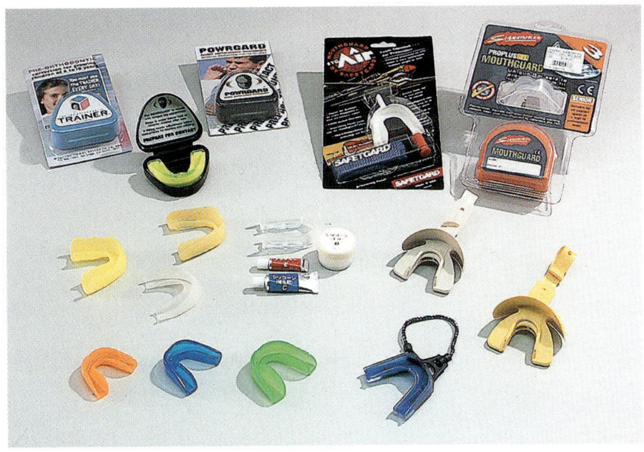

그림 1. 각종 마우스 폼드 타입의 마우스가드.

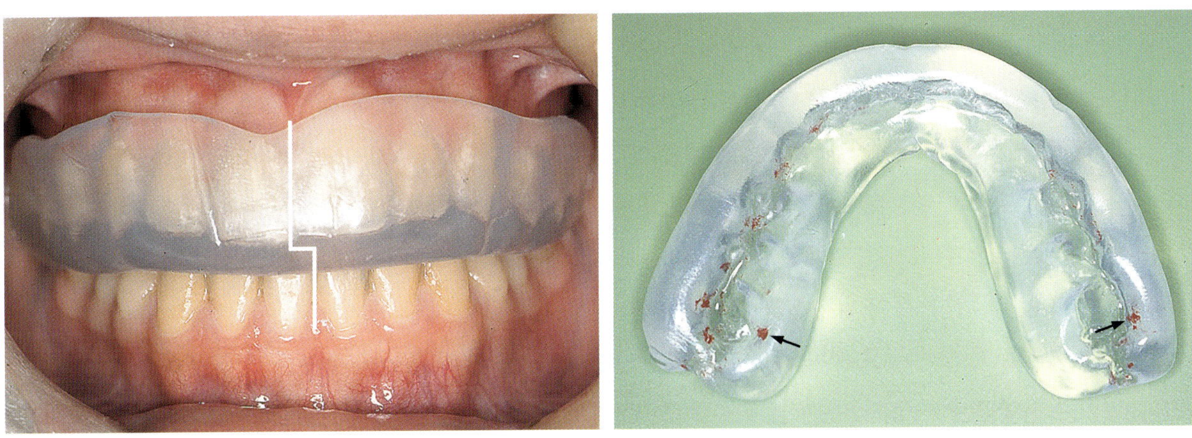

그림 2. 마우스 폼드 타입(보일 앤드 바이트 타입)의 마우스가드. 선수 스스로 조절하여 정중의 불일치 및 구치부만 교합(화살표)되고 있다.

경우도 많고(그림 2), 불안정하기 때문에 악관절과 저작근 등에 대한 스트레스가 가중되어 악관절증 증상을 일으키는 선수도 많이 볼 수 있다.[1]

또한 악안면 두개골에 충격력이 가해진 경우에 국소적인 교합 접촉 부분이 받침점이 되어 큰 비틀림으로 나타나 골절의 유인이 되는 것을 생각할 수 있다.[7] 이러한 결과 선수와 코치 등 많은 관계자가 마우스가드에 대한 잘못된 인식을 갖게 되어 소유하고 있어도 실제로는 사용하지 않거나, 한 번 사용하고 도중에 그만두는 경우로 이어진다.

커스텀메이드 타입 마우스가드

커스텀메이드 타입 마우스가드는 적합성이 뛰어나기 때문에 위화감이 적고, 설계 · 제작 시 자유도가 높기 때문에 선수의 다양한 요구에 부응하는 것이 가능하다. 또한 올바른 교합과 악위를 부여할 수 있다는 가장 중요한 장점이 있다. 스톡 타입과 보일 앤드 바이트 타입의 시판 마우스가드를 사용한 적이 있는 선수의 경우 치과의사에 의해 제공되는 커스텀메이드 타입의 마우스가드를 사용하면 적합성 등의 큰 차이를 쉽게 이해할 수 있으므로, 새로운 마우스가드를 받아들이기 쉽다.

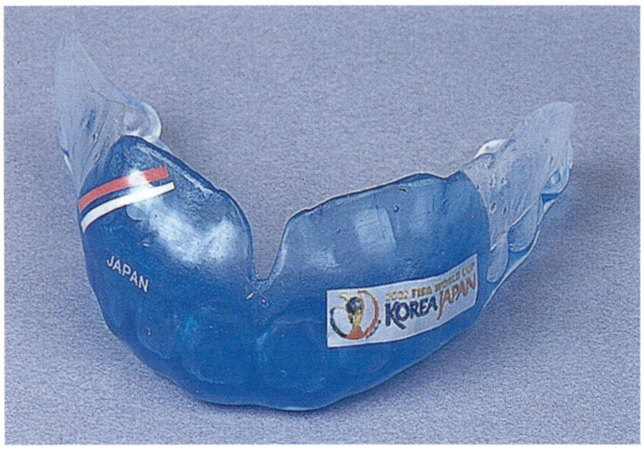

그림 3. 라미네이트 타입 마우스가드.

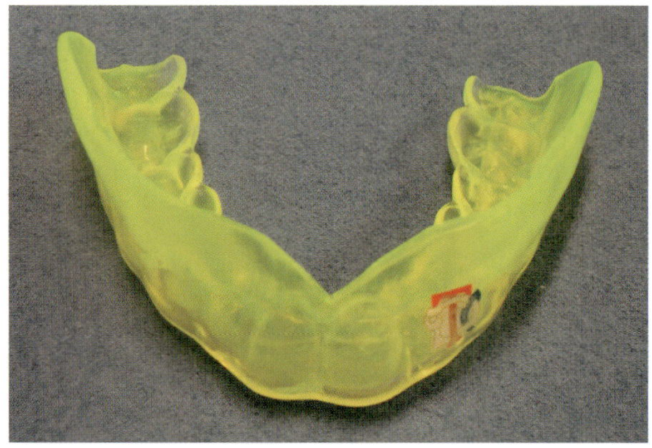

그림 4. 하드 & 스페이스 타입 마우스가드.

1. 라미네이트 타입

가압성형 장치에서 마우스가드 재료를 층상으로 접착시켜 필요한 부분의 두께를 증가시킬 수 있다(그림 3). 또한 중간층에 아크릴 등의 경성 재료, 충격 흡수재를 삽입하는 등 보다 충격 흡수 능력이 높은[2] 마우스가드를 제작하는 것이 가능하며, 그 응용 범위는 넓다. 라미네이트 유형의 특징은 다음과 같다.

① 적합성이 우수하기 때문에 착용감이 좋다.

② 외상이 다발하는 전치부를 2층 구조로 할 수 있기 때문에 예방 효과가 높다.

③ 교합면 부위도 2층 구조이기 때문에 충격으로부터 치아와 두개골을 보호할 수 있다.

④ 구치부 협측을 두 번째 층의 한 개 층으로만 하면 두께 조절이 쉽기 때문에 위화감의 경감을 도모할 수 있다.

⑤ 첫 번째 층, 두 번째 층 각각에 교합조정이 이루어지기 때문에 정확한 교합관계를 얻을 수 있다.

2. 하드 & 스페이스 타입

커스텀메이드 타입 마우스가드는 여러 보고에서 볼 수 있듯이 그 효과가 좋다. 그러나 접촉 스포츠에서 선수의 체격이 커지고 속도가 빨라지거나, 익스트림 스포츠(프리 스타일 스키, 산악자전거 등)로 총칭되는 속도와 높이, 화려함 등의 과격한 요소를 갖춘 기술로 점수를 다투는 새로운 스포츠의 대두 등으로, 일반 마우스가드로는 막을 수 없는 외상이 있다는 것도 잊어서는 안 된다. 그래서 더 안전한 마우스가드의 보급, 개발이 필요한 상황이다.

그 하나로 하드 & 스페이스 타입 마우스가드가 있다. 연성 재료를 이용한 마우스가드 외상 예방 효과는 주로 외력에 의해 발생하는 에너지를 재료로 흡수하는 데 있다. 또한 충격 흡수 기능 향상을 위해서는 두께를 증가시킬 필요가 있다. 그러나 과도한 두께는 장착 시의 위화감이 강하고 착용하지 않게 될 수 있어, 안전성이 발휘되지 않는 경우도 적지 않을 것으로 보인다. 그래서 제작법이 확립되어 쉽고 라미네이트 타입 마우스가드를 개량하여 충격력을 분산시키고, 충격 흡수 기능을 향상시키는 타입으로 하드 & 스페이스 타입 마우스가드(그림 4)가 개발되어[3,4] 실용화되어 있다.

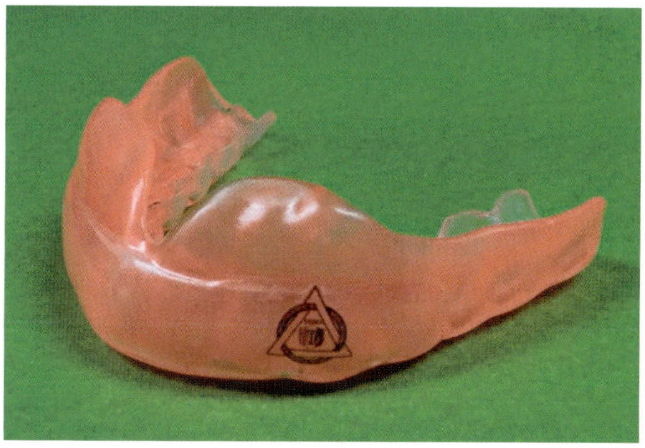

그림 5. INNERFRAME LC(광중합재)를 이용한 하드 & 스페이스 타입 마우스가드.

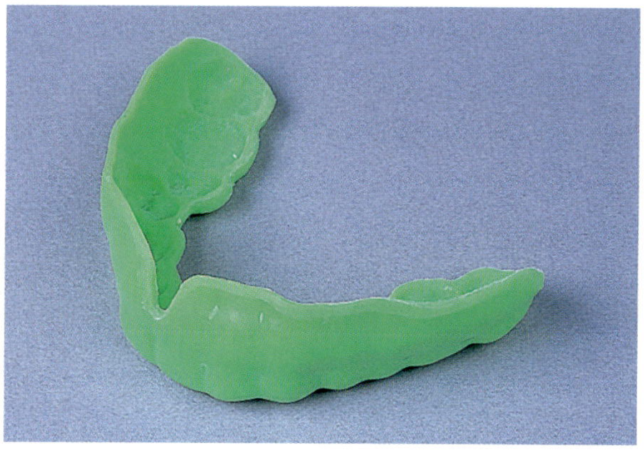

그림 6. 배큠 타입 마우스가드.

이 유형은 외상의 호발 부위인 상악 중절치, 보철 치아, 외상 병력 치아 등 치아를 적극적으로 보호하는 것을 목적으로, 2개의 EVA 소재(에틸렌 비닐 아세테이트) 사이에 경성 재료(아크릴 및 폴리카보네이트 재료)를 삽입하여 충격력을 널리 분산시키는 동시에, 보다 안전성을 높이기 위해 마우스가드의 내면과 협측 치면 사이에 1mm 정도의 공간을 마련한 것이다. 그러나 순면의 두께는 3mm 정도로 마무리할 수 있으며, 그 안전성이 높아 보급이 기대된다.

3. INNERFRAME LC(광중합 재료)를 이용한 하드 & 스페이스 타입

앞에서 설명한 하드 & 스페이스 타입이지만 제작 시에는 다른 마우스가드에 비해 다소 숙련을 요한다. 그래서 필자는 제작이 쉽고 안전을 담보한 광중합형의 중간 경성 재료를 개발했다.[5] 이 광중합형 재료(INNERFRAME LC; GC사)는 2019년부터 시판되고 있다. 이 하드 & 스페이스 타입 마우스가드(그림 5)의 제작에는 INNERFRAME LC와 첫 번째 층과 세 번째 층에 EVA 소재를 사용한다.

4. 배큠 타입

제작이 간편하고 성형기, 재료 모두 저렴하기 때문에 저연령용 또는 보급형으로 유용하다(그림 6). 또한 이 타입의 성형기는 전원이 있으면 어디서나 작업할 수 있으므로 마우스가드의 분실 또는 파손 등으로 급히 제작해야 하는 경우 등에 적합하다. 그러나 제작 시의 가열 흡입 및 교합조정 시에 일어나는 두께의 감소로 인해 충분한 예방 효과를 거둘 수 없는 경우도 있다.[6] 또한 흡입형 성형기를 이용하기 때문에 적합성에 약간 불안이 남는다(107쪽 참조). 따라서 사용하는 증례를 고려해야 한다.

5. 개량형 1매법

외상 빈발 부위인 상악 전치부의 안전성을 확보하려면, 특히 마우스가드 장착 시 전치부의 교합 상태가 중요하다. 즉, 마우스가드 장착 시 위험을 감지했을 때의 교합에 의해 하악 전치가 마우스가드 구개면에 적절하게 골고루 접촉하여 순협측의 마우스가드 재료, 상악 전치, 하악 전치와 설측 마우스가드 재료가 일체화된다. 이것이 상악 치아를 충격으로부터 강력하게

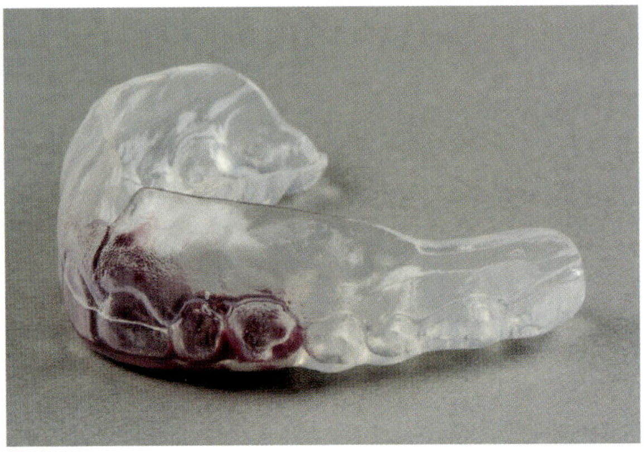

그림 7. 개량형 1매법 마우스가드.

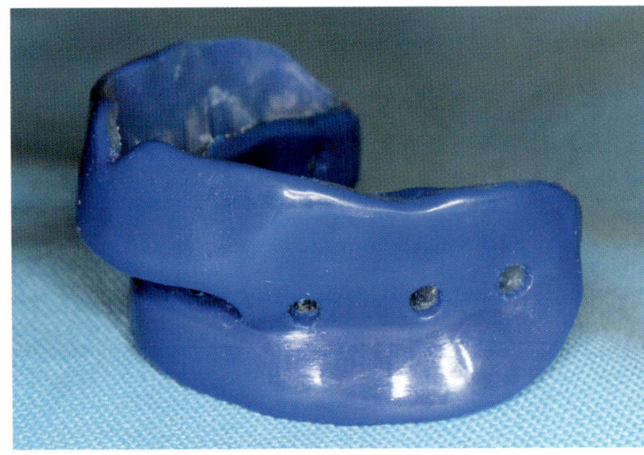

그림 8. 상하 일체형 마우스가드.

서포트하고 가해진 외력의 분산 흡수를 가능하게 한다(99쪽 참조).

개량형 1매법 마우스가드[7](그림 7)는 일반 배큠 타입 마우스가드 또는 가압성형 장치를 이용한 1매법 마우스가드 제작 시 조작이 간편하고 저렴하다는 장점을 살린 마우스가드이다. 즉, 전치부 개교 등의 치열 부정이 있고 1매법으로는 전체 균형 교합을 부여할 수 없는 경우에 효과적이다.

제작은 매우 간편하여 시트 모양의 마우스가드 재료를 열성형하기 전에 미리 교합의 회복을 바랄 수 없는 부위에 부여, 조정하고 그 위에 열성형하면 된다. 개량형 1매법 마우스가드는 1매의 시트 사용으로 안전성 확보에 필수적인 완전한 균형교합 설정이 가능하고, 지금까지의 1매법 유형의 단점을 어느 정도 개선할 수 있어 보급형으로 장점이 뛰어나다.

6. 상하 일체형

상하 치열 마우스가드를 접착시켜 일체화한 것이다(그림 8). 경질 및 연질 마우스가드 재료의 2개 층으로 이루어지며, 호흡이 쉽도록 호흡 구멍이 설치되어 있다. 이것은 권투 경기에 많이 사용되고 있지만, 총의치 착용자가 접촉 스포츠를 할 경우 외상 예방 및 스포츠 중에 하악 골절이 일어났을 때 등의 조기 복귀를 도모하는 경우 등에 사용된다.

참고문헌

1) 中島一憲, 島田 淳, 武田友孝 他:顎口腔系状態と全身状態との関連に関する研究(II–70). 女子ラクロス競技におけるマウスガードの認識及び臨床調査. 第4回日本頭蓋下顎障害学会学術大会プログラム·抄録集, 1999, 18.
2) 武田友孝, 石上惠一, Dorney B他:改良2層タイプラミネートマウスガードの製作法. 日本臨床スポーツ医学会誌, 9(2):210–218, 2001.
3) Takeda T, Ishigami K, Handa J et al:Does hard insertion and space improve shock absorption ability of mouthguard? Dent Traumatol, 22(2):77–82, 2006.
4) Takeda T, Ishigami K, Mishima O et al:Easy fabrication of a new type of mouthguard incorporating a hard insert and space and offering improved shock absorption ability. *Dent Traumatol*, 27(6):489–495, 2011.
5) Matsuda Y, Nakajima K, Saitou M et al : The effect of light–cured resin with a glass fiber net as an intermediate material for Hard & Space mouthguard. *Dent Traumatol*, 2020. DOI:10.1111/edt.12560
6) 保科早苗, 武田友孝, 長谷川英美 他:マウスガード製作時の厚径変化について. 第11回日本スポーツ歯科医学会学術大会抄録集, 2000, 50.
7) Takeda T, Ishigami K, Nakajima K et al:Are all mouthguards the same and safe to use? Part 2. The influence of anterior occlusion against a direct impact on maxillary incisors. *Dent Traumatol*, 24(3):360–365, 2008.

4. 각종 스포츠와 마우스가드

마우스가드 장착의 의무화

현재 일본에서 마우스가드 장착이 의무화되어 있는 스포츠 경기는 격투기 종목에서 복싱, 킥복싱, 가라테 등이고, 구기 종목에서는 미식축구, 럭비, 라크로스, 인라인하키 등이 있다. 마우스가드 장착이 권장 및 허용되는 스포츠 경기도 함께 표에 나타냈다. 기타 스포츠에서도 마우스가드에 대한 선수의 자각과 관계자의 유효성이 이해되기 시작하는 종목도 있으며, 그 장착률은 조금씩이지만 오르고 있다.

위험도가 높은 스포츠 종목에서 마우스가드의 유의점

1. 복싱, 가라테

복싱과 가라테 등의 격투기처럼 상대방에게 데미지를 주는 것이 승리의 관건이 되는 종목은 마우스가드의 예방 효과를 높일 필요가 있다. 현재 마우스가드 충격 흡수 기능은 주로 재료의 두께에 의존하고 있어[1) 마우스가드의 순협측과 교합면의 두께를 증가시키는 방법이 채택되는 경우가 많다.

표. 일본의 경기 종목별 마우스가드 장착 상황

경기 종목	의무 · 추천 · 허가	대상, 참고
복싱	의무	일부 색 불가
킥복싱	의무	스트랩 불가
가라테	의무	일본가라테연맹(방어구 장착자 외) 투명만 가능, 국제가라테연맹
종합격투기	의무	미국종합격투기, 슈토, PANCRASE, K-1, RIZIN 등
태권도	의무	백색, 투명, 적색만 가능. 경기영역에 들어가기 전에 장착
미식축구	의무	백색, 투명, 적색, 핑크는 불가
아이스하키	의무	20세 이하. 그 외는 추천
인라인하키	의무	18세 이하. 연습 중에도 추천
라크로스	의무	2017년부터 남자도 의무화. 골리 포함, 백색, 투명 외
럭비	의무	U-19, U-15(적색, 화려한 색상 불가), 관동의치약, 서의체, U-12 추천
하키	의무	중학생, 고등학생, 그 외 필드 플레이어는 추천
모터사이클	추천	적색 불가(출혈 판정을 위해). 탈락하기 쉬운 형태 불가
경식야구	추천	고교생, 백색, 투명만 가능. 그 외는 허가
농구	허가	투명만 가능
배구	허가	국가, 지역, 레벨에 따라 사용 빈도가 낮지 않음
핸드볼	허가	국가, 지역, 레벨에 따라 사용 빈도가 낮지 않음
레슬링	허가	국가, 지역, 레벨에 따라 사용 빈도가 낮지 않음
수구	허가	국가, 지역, 레벨에 따라 사용 빈도가 낮지 않음
스키, 모글 등	허가	국가, 지역, 레벨에 따라 사용 빈도가 낮지 않음
유도	허가	백색, 투명만 가능

표 이외의 종목에서도 마우스가드는 사용 가능하며 실제로도 사용되고 있다. 룰은 변경이 있을 수 있어 상세한 것은 경기단체에 문의할 것을 추천한다. 골프도 의료용이면 사용 가능하다.

2. 럭비

같은 스포츠에서도 럭비의 스크럼 하프나 스탠드오프 등과 같이 팀플레이 시 의사소통을 위해 말을 해야 하는 중요 포지션에서는 마우스가드의 두께, 교합 고경, 후연의 설정 등을 배려해야 할 필요가 있다(22쪽 참조).

3. 라크로스

라크로스는 참신성이나 패션 등이 관심을 받으면서 경기 인구가 급속히 증가하고 있다. 특히 여자 라크로스는 참가 중 부상 예방의 관점에서 마우스가드 장착이 완전 의무화되어 있다. 그러나 대부분 시판 마우스 폼드 타입을 선수 스스로 사용설명서에 따라 조정하여 사용하고 있기 때문에, 적합성이 나쁘고 다양한 장애(특히 턱 관절 질환 증상[2])를 일으키고 있다.

4. 축구

통계를 보면 축구에서 치과 관련 외상은 상대적으로 적다는 보고가 많다. 그러나 헤딩으로 인해 상대 선수의 머리, 팔꿈치의 접촉에 의한 치아의 파절이나, 치아에 의한 상대 선수의 피부 열상 등은 결코 적지 않으며, 특히 골키퍼의 외상 빈도가 높다. 또한 뇌진탕도 빠뜨릴 수 없다. 이러한 많은 외상은 다른 과에서 치료하기 때문에 치과 통계에 잡히지 않아 눈에 띄지 않는다고 생각된다.

5. 미식축구

미식축구는 마우스가드가 가장 많이 보급되었으며 그 효과를 입증해 온 스포츠 중 하나이다. 그러나 대부분의 선수들은 오랫동안 적합이 좋지 않은 기성품 마우스가드를 사용하여 왔기 때문에 플레이 시 이외는 마우스가드를 빼는 습관이 있어 헬멧에 부착된 스트랩에 마우스가드를 매달아 두는 것에 익숙해져 있다. 또한 헬멧이 충격으로 벗겨진 경우 지금까지의 부적합한 마우스가드는 쉽게 치열을 벗어나 예방 효과가 떨어진다.

그리고 헬멧과 함께 스트랩이 연결된 마우스가드가 빠지는 경우가 있어 이때 치아나 턱뼈를 손상시킬 수 있으므로, 적합이 좋은 커스텀메이드 타입은 스트랩 사용이 금기시된다.

참고문헌

1) 森井秀男:マウスプロテクターに関する研究–歯に対する衝撃吸収能について. 日大歯学, 72:331–338, 1998.
2) 女子ラクロス選手のマウスガードに関する感想は, 石上惠一:マウスガードの有効性と製作上の注意点–カスタムメイドタイプについて. 日本歯科医師会 平成13年度生涯研修ライブラリー232 (CD–ROM) を参照のこと

5. 페이스가드 및 슬립 스플린트

페이스가드

악안면 영역의 외상 중 스포츠 사고가 원인이 되어 부상을 입는 케이스는 비교적 많다고 한다. 악안면 골절 발생 후 경기 복귀에 관해서는, 얼굴과 머리를 보호하는 장치를 응용하여 그 안전성을 확보하는 것이 필요한 증례와 다양한 이유로 이런 것을 필요로 하면서도 조기 복귀를 희망하는 선수도 적지 않다. 이러한 경우 경기 규정과 치유의 정도를 고려하여, 어떻게 이차적인 외상을 예방할지가 스포츠에 관련된 치과의사로서 중요하다. 특히 현재 기성품 페이스가드와 헬멧, 방어구 등 외상 예방 장구의 착용이 경기에서 허용되지 않는 경우도 적지 않다.

그래서 다른 선수에 대한 안전성을 담보하면서 해당 선수의 안전을 보장하기 위해 커스텀메이드 타입의 페이스가드가 적용되는 경우도 많다(그림 1). 이 책에서는 마우스가드의 제작에서 축적된 다양한 재료와 기법을 응용한 페이스가드의 제작 방법을 소개한다.

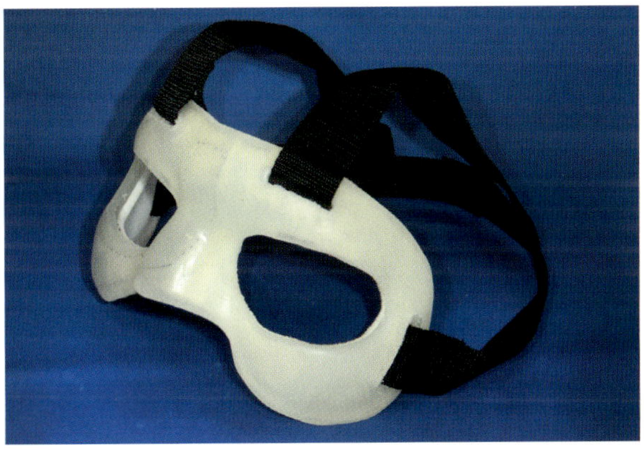

그림 1. 페이스가드.

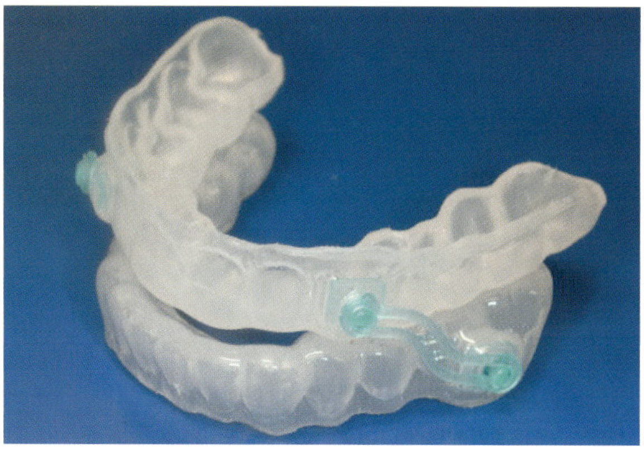

그림 2. 슬립 스플린트.

슬립 스플린트

최근 폐쇄성 수면무호흡증후군은 수면장애의 하나로 많은 사고, 특히 유명해진 스리마일 섬 원전 사고와의 관련 및 각종 교통사고와의 관련성이 보고되어 문제의식이 더 강해지고 있다. 폐쇄성 수면무호흡증후군의 주요 원인으로는 비만, 골격이상(하악 후퇴), 편도선 비대 등을 들 수 있고, 그 주요 증상은 야간 취침 시 코골이, 주간 졸음, 피로, 두통, 속쓰림(위액의 역류) 등이다. 또한 이러한 증상이 오래 계속되면 저산소혈증이 되어 고혈압, 협심증, 심근경색, 부정맥, 뇌졸중의 위험이 크게 증가하는 것으로 알려져 있다.

스포츠 선수에서도 하드 트레이닝에 의한 무거운 몸통과 굵은 목으로 인해 폐쇄성 수면무호흡증후군이 악화되면서 그 증상으로 고통받는 경우가 적지 않다고 한다.[1] 또한 최근에는 폐쇄성 수면무호흡증후군에 대한 구강 내 장치 치료의 효과적인 사례가 확인되어 그 응용에 의한 증상 완화 등의 효과가 인정받게 되었다. 그래서 이 책에서도 폐쇄성 수면무호흡증후군의 기초 지식과 함께, 치료에 이용하는 장치인 슬립 스플린트(그림 2)의 제작 방법을 소개한다.

참고문헌

1) Cizza G, de Jonge L, Piaggi P et al:Neck circumference is a predictor of metabolic syndrome and obstructive sleep apnea in short-sleeping obese men and women. *Metab Syndr Relat Disord*, 12:231-241, 2014.

각론

마우스가드 제작법

1. 마우스가드 제작 전 준비

마우스가드를 사용하는 첫 번째 목적은 악구강 영역에서의 스포츠 외상(이하, 스포츠 외상)을 예방하는 것이며, 치과의사들은 장착하면 안심감을 느낄 수 있고 적합성이 좋은 것을 선수에게 제공해야 한다. 그러기 위해서는 스포츠 경기의 특징을 이해하고 대상자의 의향을 이해하기 위해 충분한 커뮤니케이션을 도모하고 정보를 수집하는 것이 중요하다.

전 준비로 문진 이외에 스포츠의 종류, 포지션, 레벨, 마우스가드에 대한 희망 등 일반 치과 진료와는 다른 항목을 청취하지만, 그 밖에 미리 확인해 두어야 할 사항이나 시행해 두어야 할 처치에 대해 단계별로 설명한다.

문진

적합성이 좋은 마우스가드를 제작하려면 많은 정보가 필요하다. 일반 치과 진료 시와 같이 일반적인 사항 외에도 스포츠 외상의 기왕력 등 병력을 청취한다.

1. 일반 사항

스포츠 외상을 주소로 내원하여 치료 후 마우스가드 제작을 희망하는 경우를 제외하고는 마우스가드 제작만을 희망하는 선수는 주소라는 개념이 없다. 따라서 치료에 필요한 문진은 소홀해지기 십상이다. 그러나 현 병력, 식습관, 구강 위생 지식, 전신적 병력이나 가족력 등의 문진은 선수의 건강 상태 파악에 필요하다. 특히 전신적인 질환이 있는 경우에는 스포츠의 종류에 따라 운동 자체가 신체에 위험할 수도 있어 전문의에게 의뢰가 필요할 수도 있기 때문에 충분히 문진을 실시해야 한다.

2. 치과 질환, 스포츠 외상의 기왕력

우식, 치주질환, 보철치료, 악관절 질환 등의 병력을 청취한다. 또한 스포츠 외상의 병력에 대해서도 다음과 같은 문진이 필요하다.

① 치아의 타박상, 골절 경험의 유무, 특히 전치 변색의 원인
② 하악, 악관절 주위 등에 대한 타박상 경험의 유무
③ 저작근, 두경부의 근육 타박, 손상 경험의 유무
④ 악골, 치조골 등 두경부의 골절 경험의 유무
⑤ 뇌진탕 경험의 유무

일단 타박상을 입은 치아는 다시 외상에 의해 손상될 확률이 높고, 손상된 시점에서 현저한 증상이 없어도 나중에 치수의 변성과 괴사, 골유착 등의 경과를 보일 수 있어 정밀 검사가 필

요하다. 골절 경험이 있는 경우에는 같은 부위를 보호하기 위해, 뇌진탕의 기왕력이 있는 경우에는 뇌진탕을 다시 일으킬 확률이 4배가 된다고 알려져 있기 때문에 교합면을 두껍게 한다. 또한 악관절 타박상의 기왕력이 있는 경우에도 영상 진단을 포함한 정밀 조사가 필요한 경우가 많기 때문에 주의를 요한다.

스포츠 경기 내용

1. 스포츠 경기의 종류와 포지션

마우스가드를 제작함에 있어서 스포츠 종목에 따라 색상의 선택, 형태 · 설계의 고안, 그에 따른 재료의 선정 등 유의해야 할 점이 많다. 또한 포지션에 따라 기능이나 디자인의 연구를 요하기도 한다(그림 1). 마우스가드 장착을 의무화하거나 추천하는 종목(13쪽 참조) 또는 위험도가 높은 종목(13쪽 참조)인지 여부도 확인해야 한다.

2. 스포츠 경기의 플레이 경험과 수준

청소년 및 초보자는 운동 능력이 미숙하거나 기술 습득이 불충분하기 때문에 스포츠 외상이 일어나기 쉽고, 연습 시를 포함하여 일찍부터 마우스가드의 사용을 촉구한다. 또한 국내 톱 수준이나 국제 수준의 선수는 익사이팅한 플레이를 하기 때문에 충격 흡수 능력이 높은 마우스가드의 사용을 권한다(그림 2).

마우스가드에 대한 희망

다음 사항을 미리 확인해 두는 것으로, 설계를 원활하게 할 수 있다.

1. 마우스가드의 종류

마우스가드의 선택 기준의 하나로, 먼저 스포츠 외상의 예방 효과와 착용감 중 어느 것을 우선시할지를 선수 본인에게 확인하고, 예산, 사용 기간(치과 치료, 교정치료 등에 의한 임시사용 여부), 연령 등에 따라 결정한다.

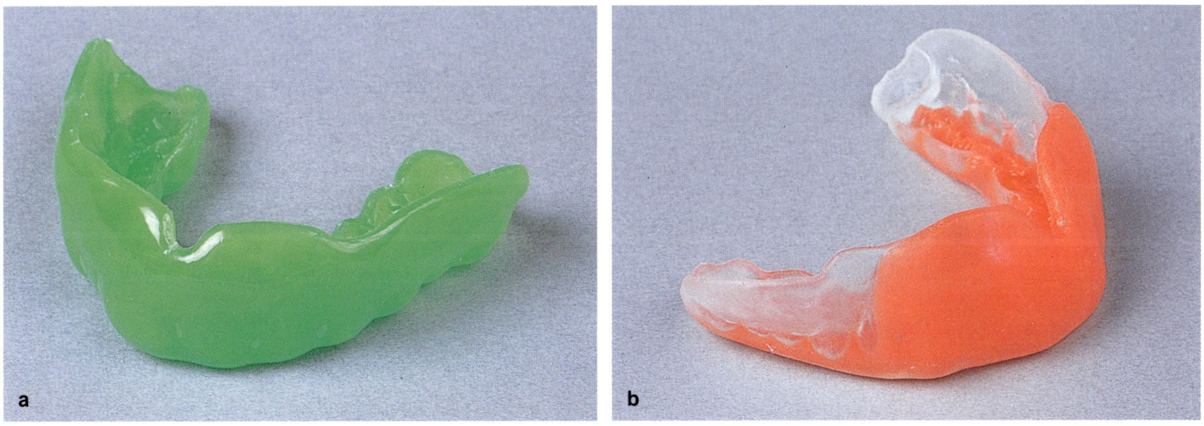

그림 1. 럭비 선수의 마우스가드. a: 스탠드오프용. 말을 하기 쉽게 얇게 제작했다. b: 프롭용. 스크럼을 짜기 때문에 순측과 교합면을 두껍고 견고하게 제작했다.

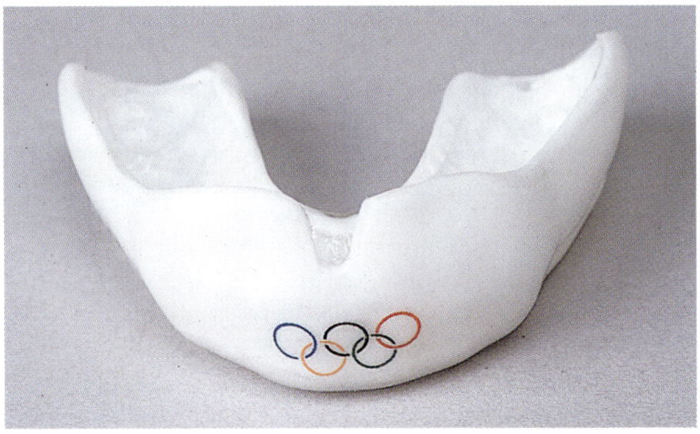

그림 2. 시드니 올림픽에서 희망하는 선수에게 제공된 올림픽 마크가 들어간 커스텀메이드 마우스가드. *(사진 제공: Dorney B)*

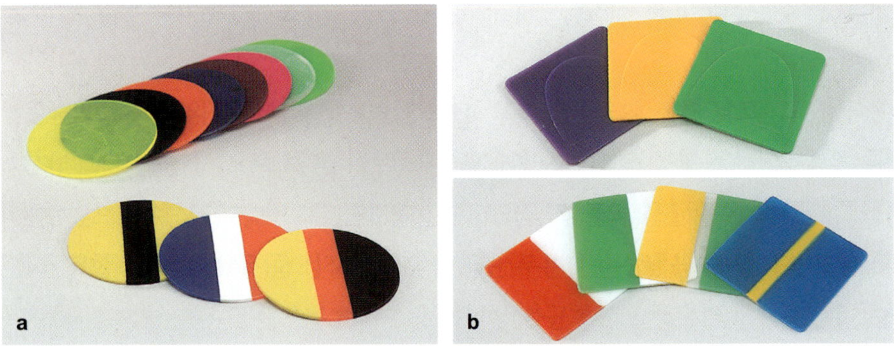

그림 3. 마우스가드 재료의 색상 종류. a: 라미네이트 타입. b: 배큠 타입.

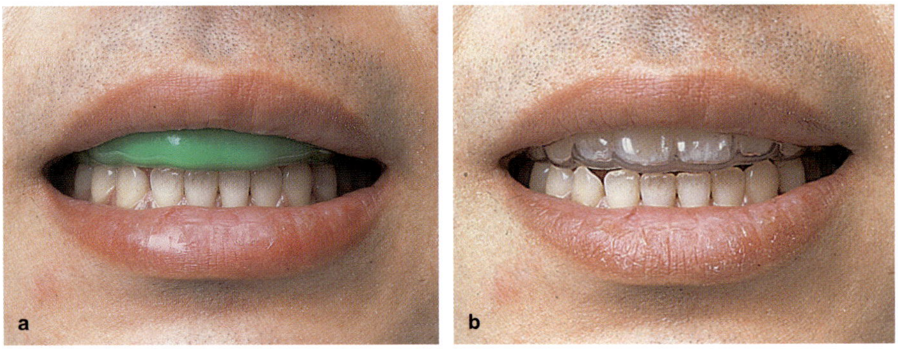

그림 4. 장착 여부를 쉽게 확인할 수 있는 색(a)과 투명한 것(b).

2. 마우스가드의 색상

팀 색상, 좋아하는 색상, 스포츠를 할 필드 표면, 장착 의무화의 유무 등에 따라 마우스가드의 색상을 선택한다(그림 3). 마우스가드 장착이 의무화되어 있는 종목은 심판 등이 확인하기 쉽도록 선명한 색상을 요구하고 있다. 반대로 스모나 유도 같은 전통적인 스포츠에서 마우스가드의 사용을 제3자가 모르게 하고 싶은 경우는 투명한 재료를 사용한다(그림 4). 농구의 경우 투명, 고교 야구에서는 투명 또는 백색만 사용이 허가되는 등 규칙에도 주의가 필요하다. 그러나 스키, 스노보드 또는 수구 등은 투명한 마우스가드를 떨어뜨릴 경우 분실하기 쉬우므로 색상 선택에 주의할 필요가 있다(그림 5).

즉, 마우스가드의 색상은 스포츠의 종류에 따라 어느 정도의 제약을 받지만, 스포츠의 화려함은 행하는 사람, 보는 사람 모두의 즐거움이며, 색상과 디자인도 마우스가드가 받아들여질

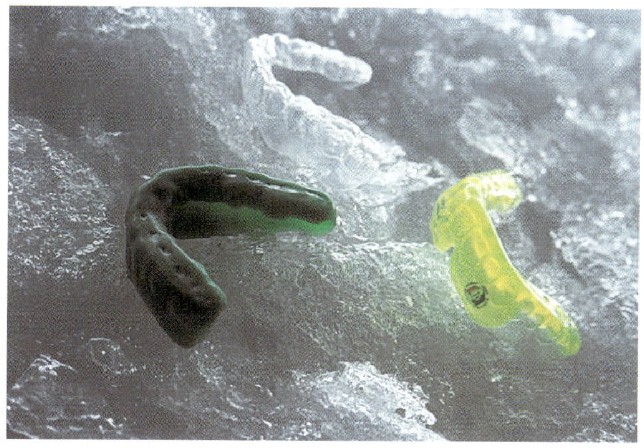

그림 5. 투명한 것은 눈 위에서 분실되기 쉽다.

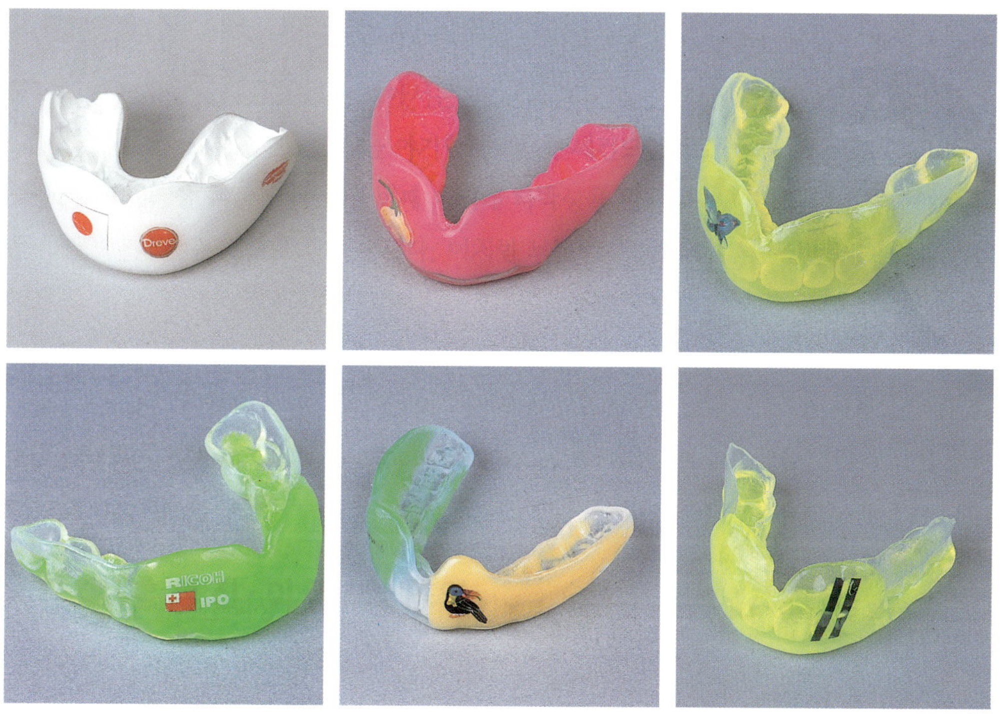

그림 6. 이름, 로고, 씰, 국기가 들어간 마우스가드.

지 여부의 중요한 요소이다. 또한 선수의 감성과 일치하면, 마우스가드에 대한 적극적이고 긍정적인 이미지를 강하게 줄 수 있다. 따라서 기본적으로 첫 번째 층은 단색, 두 번째 층은 투명으로 하고 있지만, 첫 번째 층을 유니폼에 맞추거나 국기를 본뜬 시트(그림 3 하단)로 할 수도 있다.

3. 마우스가드에 넣는 이름, 로고 등(그림 6)

마우스가드에 이름을 넣는 것은 분실 방지에 도움이 되며 마우스가드에 대한 애착을 강화한다. 마우스가드에 국기나 팀 로고를 넣으면 유니폼 색깔처럼 팀 또는 국가를 대표한다는 의식이 강해지면서 정신 고양에 도움이 될 것으로 보인다. 이들은 TEPRA(라벨 프린터)와 컴퓨터 등으로 제작한다. 또한 캐릭터나 좋아하는 동물 등의 씰도 젊은 층과 여성 선수에게 호평이다. 마우스가드를 제작한 날짜를 넣어 두면 선수는 다음 마우스가드를 체크할 시기를 알기 쉽다.

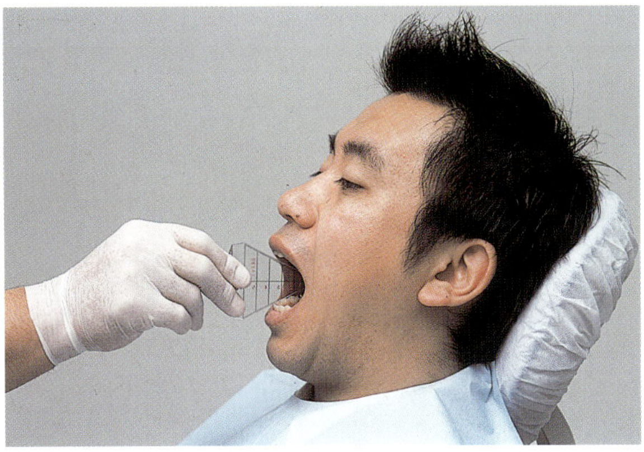

그림 7. 악관절 기능의 검사.

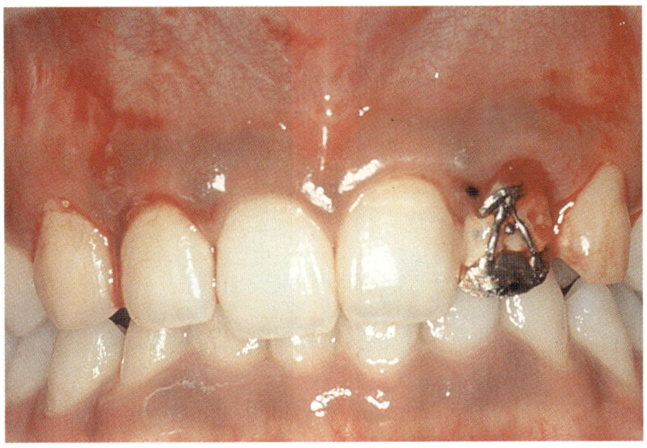

그림 8. 보철장치의 파절.

검사

일반적인 우식, 치주질환을 포함한 보철장치, 임플란트, 결손 상태, 치열 부정, 대합관계 등에 대해 검사를 실시한다. 또한 악관절, 저작근 등의 기능에 대해 알아 둔다(그림 7). 악관절에 기능이상 등이 있는 경우 스포츠 퍼포먼스에 악영향을 미칠 수 있다.

보철치료한 치아는 탄성계수의 차이 등에 의해 자연 치아에 비해 외상을 받기 쉽고, 보철장치 자체의 파절(그림 8)뿐만 아니라 치근, 치조골 파절을 초래하는 경우도 적지 않다. 특히 전치에 메탈 코어가 장착되어 있거나 임플란트 브릿지가 있는 경우 등에는 충격 저항성이 높은 마우스가드가 필요하다. 또한 임플란트의 고정성 상부 프레임을 시즌 동안 가능한 한 가철성으로 하는 등의 배려가 필요한 경우도 있다.

전 처치

마우스가드의 제작에 지장을 초래하거나 제작 후 조정에서는 대응할 수 없는 질환을 가진 경우에는 전 처치를 한다. 전 처치가 필요한 현증은 다음과 같다.

① 보철치료가 필요한 큰 우식

② 치주질환: 변연치은, 치간 유두부의 염증

③ 결손: 특히 구치에 고정성 브릿지로 대응할 수 있는 것

④ 부정교합: 특히 소구치, 대구치의 정출(그림 9)

⑤ 악관절증

특히 악관절증이나 저작근에 문제가 있는 질병인 경우에는 올바른 악위를 채득할 수 없는 경우도 있기 때문에 제작 전에 치료를 요하나, 치료가 길어지는 경우에는 배큠 타입의 마우스가드를 임시로 제작해 둘 필요가 있다.

설계

문진 등의 청취에서 얻은 정보를 바탕으로 형태나 사용 재료 등을 결정한다.

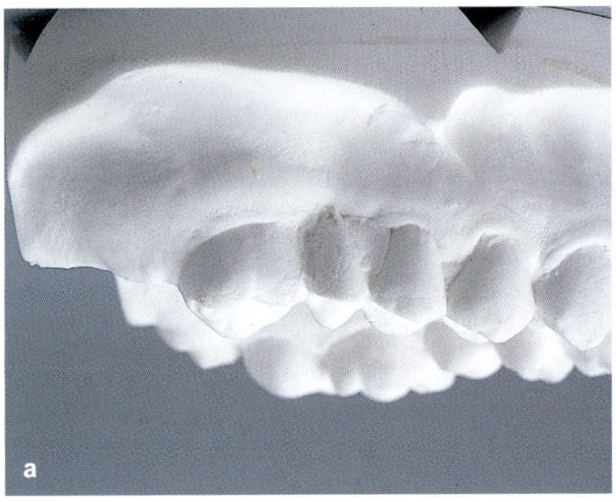

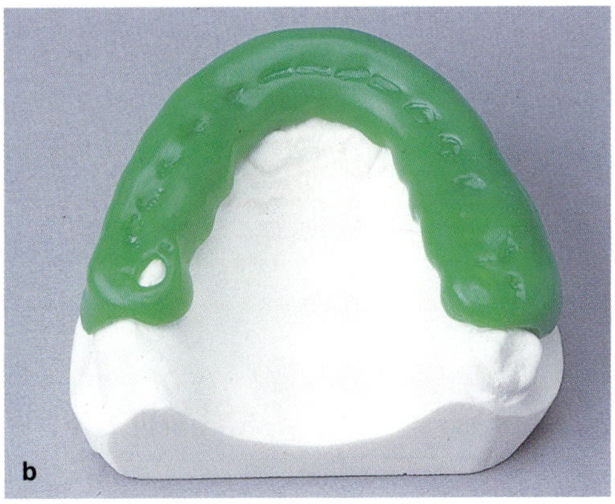

그림 9. 부정교합. a: 대구치의 정출. b: 배큠 타입의 마우스가드를 제작한 경우, 전치열의 교합 접촉은 회복되지 못한다.

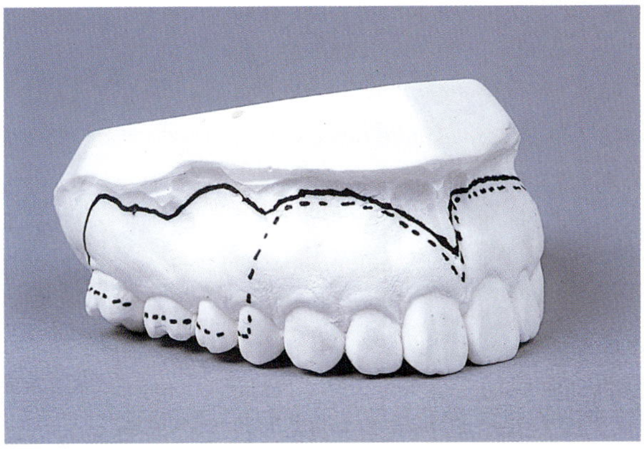

그림 10. 기본 형태의 외형선. 상악전치부, 교합면만 2층 구조로 하여 외상 예방효과의 향상과 위화감의 경감을 노렸다.

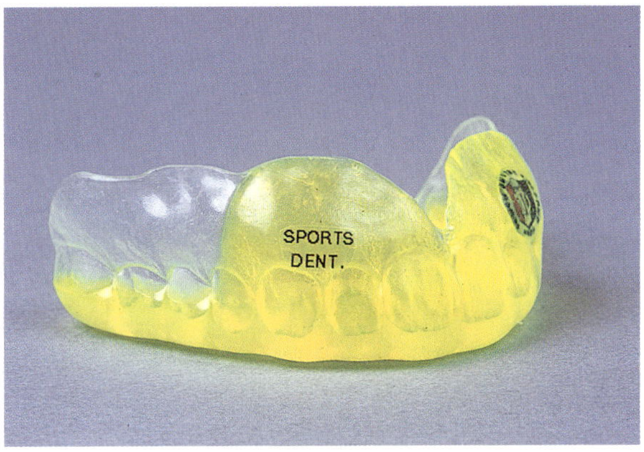

그림 11. 기본 형태로 제작한 라미네이트 타입의 마우스가드.

1. 기본 형태 및 개선 사항

마우스가드는 특별한 경우를 제외하고는 일반적으로 상악에 장착한다. 예를 들면, 현저한 하악 전돌에 의해 상악 전치부 순측면의 마우스가드 재료의 두께로 하악 전치절연을 피복, 보호할 수 없는 증례에서는 하악에(137쪽 참조), 하악골 골절 후 등의 경우는 상하악에 장착한다. 라미네이트 타입의 기본 형태는 첫 번째 층의 재료(황색 부분)에서 전치부 순면과 교합면만을 피복(38쪽 참조), 두 번째 층의 재료는 협측에서는 치은협 이행부에서 수 mm를 피하고, 구개측에서는 치경부까지 덮는다(그림 10, 11). 또한 배큠 타입은 한 장의 재료로 제작하지만, 궁극적인 기본 형태는 라미네이트 유형과 동일하다.

그러나 이것은 어디까지나 하나의 기준이며, 다양한 요인에 의해 개량해야 한다. 예를 들어 구토반사와 위화감이 강한 경우는 두께가 얇고 작은 것(그림 12)부터 익숙해지게 하고, 후연의 단축 또는 구치부 설측의 삭제(그림 13) 등도 효과적이다. 그러나 충격 흡수 능력은 두께와 크기에 비례한다는 것을 미리 선수에게 충분히 설명하는 것이 필요하다.

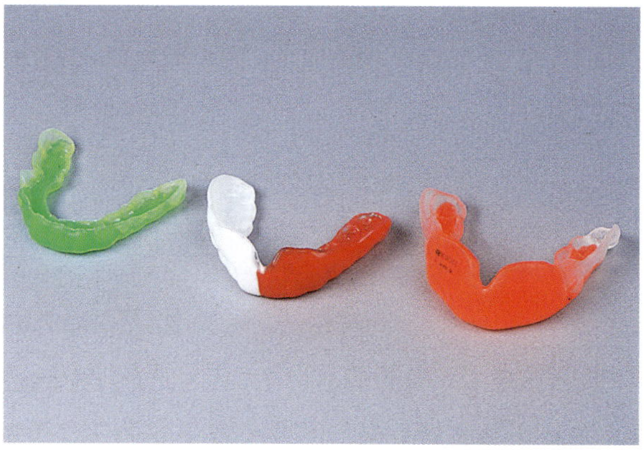

그림 12. 장착감은 마우스가드의 크기와 두께 등에 따라 다르다.

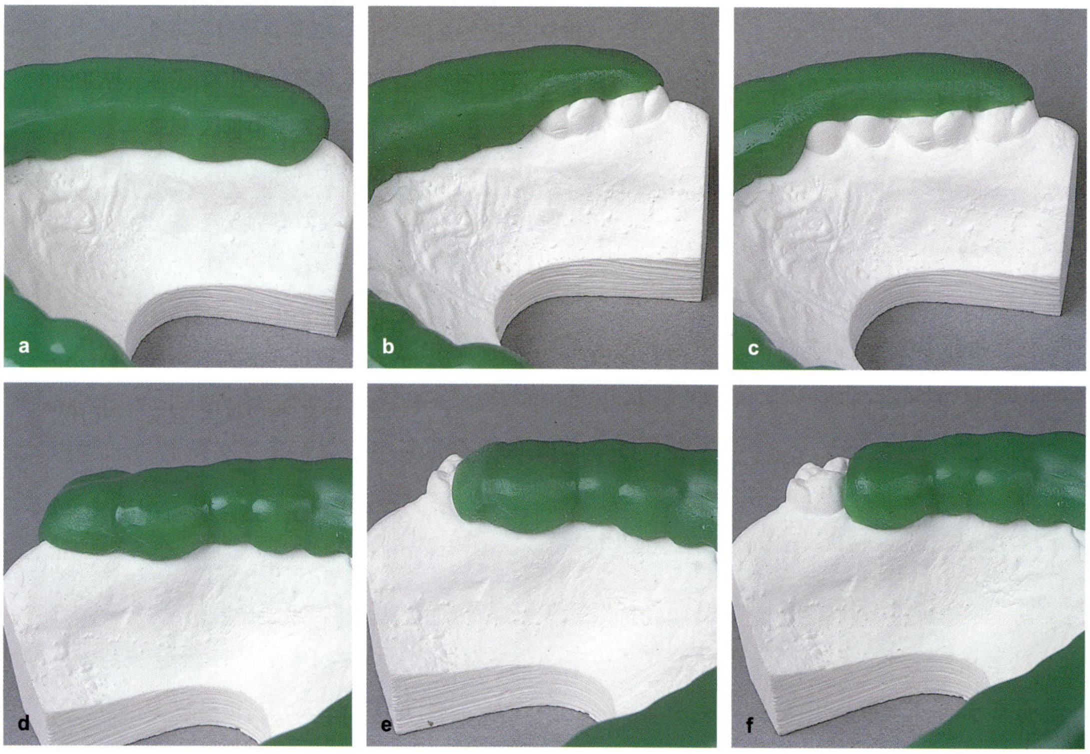

그림 13. 구토반사 등 위화감이 큰 경우. 구치부의 설측 삭제(a~c)나 제2대구치부의 절반 삭제 또는 전부 삭제(d~f)를 한다.

2. 마우스가드의 두께

마우스가드의 두께는 충격 흡수 기능, 즉 마우스가드의 안전성을 좌우하는 중요한 요인이다. 반면 착용감을 좌우하는 중요한 요소 중 하나이기도 하다. 따라서 스포츠의 종류, 포지션 등을 고려하여 충분한 안전성과 사용 시의 편안함을 양립시켜야 한다. 또한 선수 개인의 구강 내 조건, 예를 들어 전치부의 외상 경험, 변색이나 보철장치가 있는 경우 또는 상악 전돌 증례에서는 전치부를 두껍게 한다. 그리고 뇌진탕의 기왕력이 있는 경우에는 교합면을 두껍게 한다. 즉, 외상의 호발 부위는 재료를 2~3층 적층하고 필요한 부위에는 두꺼운 소재(그림 14)를 사용한다.

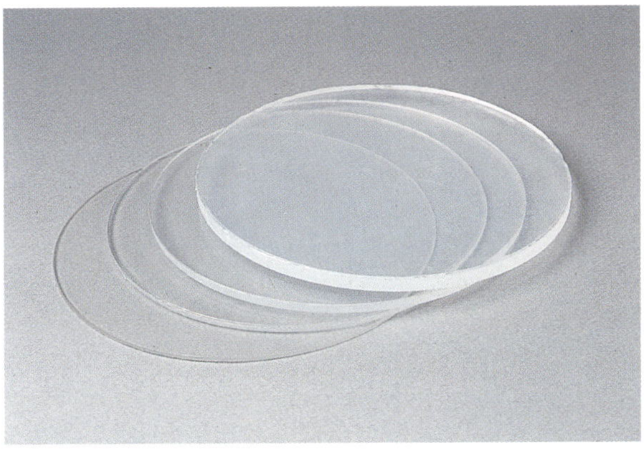

그림 14. 두께가 다른 마우스가드 재료.

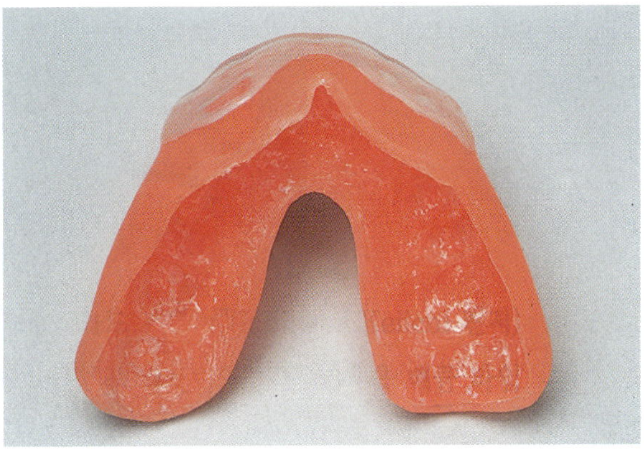

그림 15. 중간층에 아크릴 레진을 이용한 3층 라미네이트 마우스가드.

1) 전치부 순측면

현재 시판되고 있는 마우스가드 재료의 대부분은 두께가 두꺼울수록 충격 흡수율이 올라가기 때문에 직접 외력이 가해지기 쉬운 전치부 순측면에서는 기본적으로 약 3mm의 두께를 확보해야 한다. 그 결과 극단적인 하악 전돌을 나타내는 경우를 제외하고는 상악에 장착된 마우스가드로 하악 전치의 절연부도 커버되기 때문에 직접적인 외력에 의한 하악 전치부의 손상도 어느 정도 막을 수 있다. 그러나 스포츠 외상의 기왕력, 스포츠의 위험도가 높은 경우에는 재질을 변경하는 등의 방법으로 전치부를 보다 적극적으로 보호해야 한다.

2) 교합면

교합면의 두께는 하악에 가해진 외력에 의한 충격으로 상하악 치아가 접촉하는 것을 부드럽게 하여 치아는 물론, 악관절 심지어 뇌와 두개골에 대한 데미지를 경감시키는 쿠션 역할을 하게 된다. 따라서 궁극적으로 구치부에서 2mm, 필요한 경우에는 3mm 정도의 두께로 하는 것이 바람직하다. 하지만 위화감이 강하고 사용할 수 없는 경우에는 선수와 상담하고 개선하는 것이 좋다. 안정 시 공극을 초과한 두께의 경우, 선수는 장착 시에 과도한 개구 또는 치아의 지속적인 접촉 상태가 악관절과 주변 근육에 부담을 줄 우려가 있으므로 주의를 요한다.

3) 구치부 협측면과 설측면

구치부 협측면과 설측면은 외상의 예방보다 마우스가드의 유지에 관여하기 때문에 위화감 완화를 우선하고 구치부 협측면에서는 2mm, 전치에서 구치부 전체의 설측면은 1mm 두께로 해도 좋다.

3. 마우스가드의 경도, 부드러움

마우스가드의 경도를 증가시켜 충격을 확산, 절연하여 외력의 집중도를 방지할 수 있다. 공이나 퍽 등을 사용하는 종목은 그들이 직접 닿는 것에 의해 일어나는 외상이 많다. 이러한 경우, 3개 층을 라미네이트하여 중간층에 충격을 완화시키는 얇은 아크릴 레진 판(그림 15)을 삽입한다. 한편 치아의 파절이나 골절 등의 가능성이 낮은 종목의 선수에게 입술 등의 연조직 보

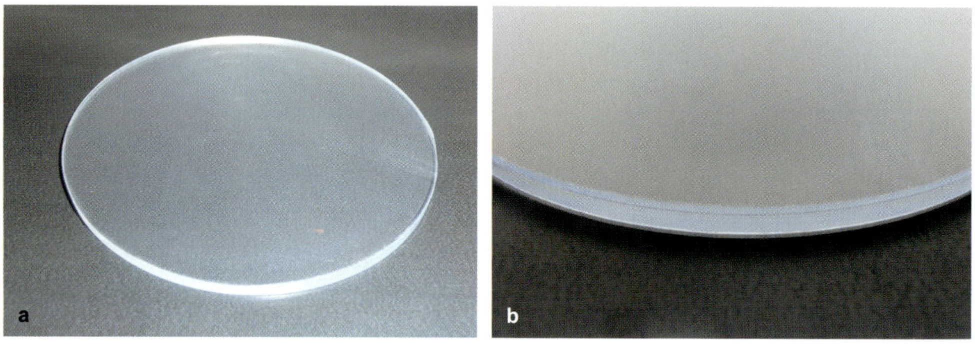

그림 16. 강탄성재를 접착시킨 마우스가드 재료. a: 콤비 플라스트(린카이). b: 단면 확대도.

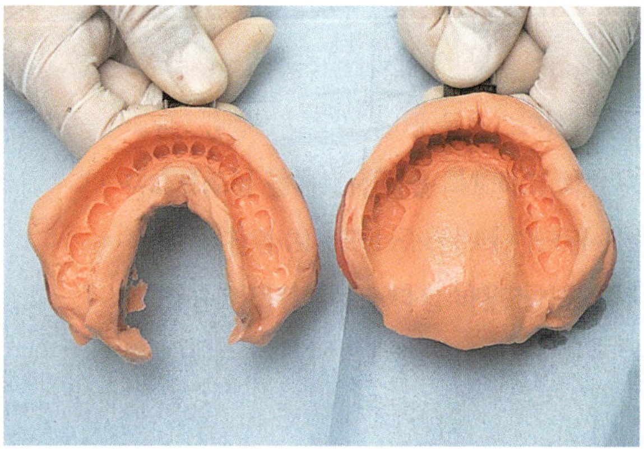

그림 17. 알지네이트 인상재로 채득한 상하악의 인상.

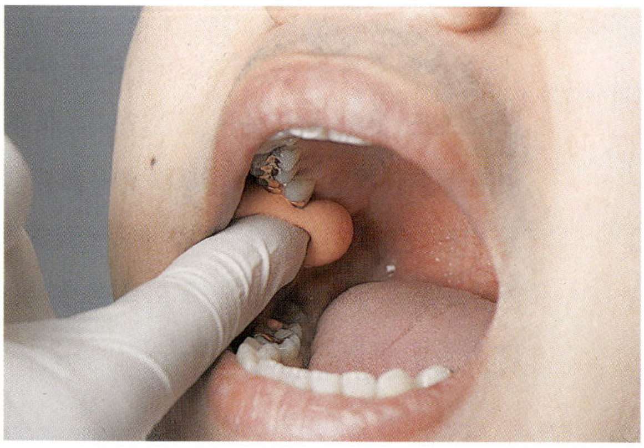

그림 18. 상악 최후방 구치에 인상재 도포.

호를 주목적으로 한 마우스가드를 제작하는 경우는 가급적 부드러운 연성 재료를 사용한다. 또한 역도 등과 같이 성능 향상 및 치아 교모, 치주조직 보호 등을 목적으로 하는 경우는 경성 재료와 연성 재료가 접착되어 있는 마우스가드 재료(그림 16)를 교합면에 사용할 수 있다.

인상채득

검사 종료 후 문제가 없으면 인상을 채득한다. 알지네이트 인상재를 이용해 주의 깊게 치은협 이행부까지 재현된 인상(그림 17)이면 마우스가드의 제작이 가능하지만, 증례에 따라 개인 트레이, 실리콘 고무 인상재를 사용해야 하는 경우도 있다. 유의점은 다음과 같다.

① 의치가 장착되어 있는 경우에는 제거한 후 실시한다.

② 인상채득 시 구토반사가 강한 경우는 마우스가드 후연을 제1대구치까지 하는 쪽이 위화감이 적고, 선수가 받아들이기 쉽기 때문에 설계 시 참고한다.

③ 인상재를 미리 상악의 최후방 구치 후연에 손가락으로 도포하면 좋은 인상을 채득할 수 있다(그림 18).

④ 교합관계는 매우 중요하기 때문에, 대합치의 인상도 주의 깊게 채득한다(그림 17).

⑤ 정확한 교합관계를 얻기 위해 가능한 한 facebow transfer를 수행한다(그림 19). 교합기상에서의 기준 평면과 교합 평면의 관계가 잘못되면 구강 내에서 교합조정도 곤란해진다.

⑥ 안정 공극량을 측정해 둔다(그림 20). 마우스가드에 필요한 교합면의 두께는 구치부에서

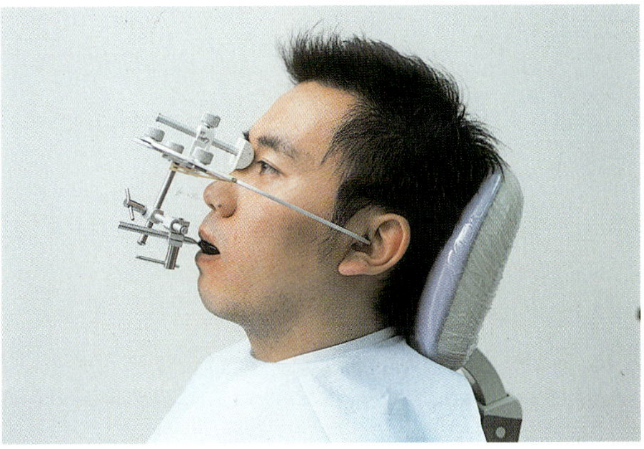

그림 19. Facebow transfer.

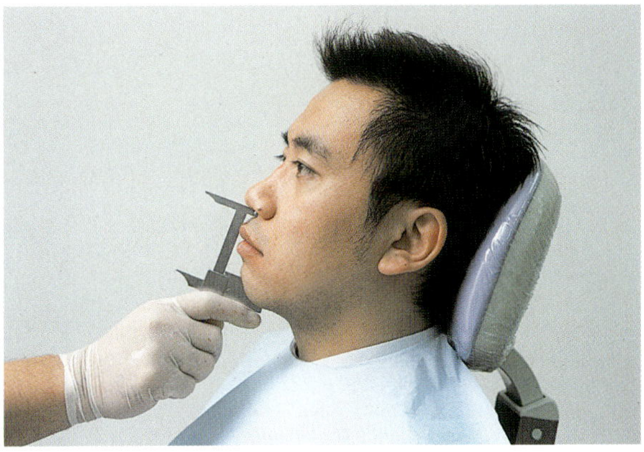

그림 20. 안정 공극량의 측정.

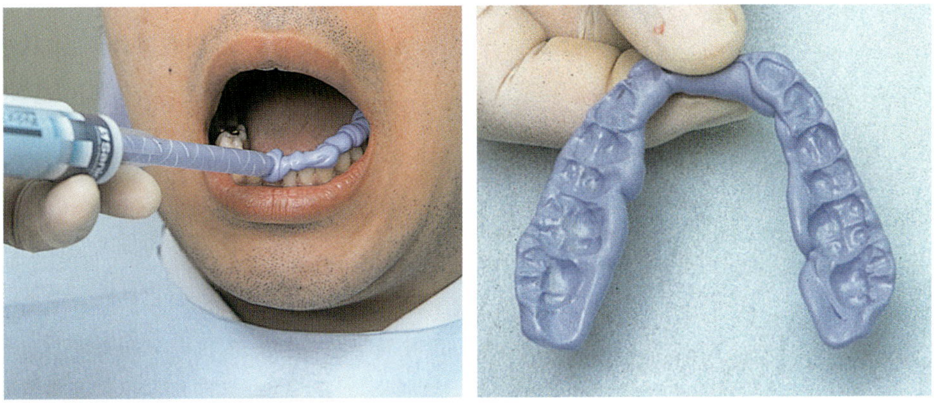

그림 21. 실리콘 인상재에 의한 교합채득.

보통 2~3mm이며, 안정 공극을 고려하여 결정한다. 적합성이 좋은 커스텀메이드 타입 마우스가드의 유지는 시판 제품과는 달리 대합치의 교합이 없어도 좋지만, 안정 공극을 크게 초과한 거상량으로 마우스가드를 제작하여 장착하면 지속적인 교합에 의한 근육의 피로 등을 초래할 우려가 있다.

⑦ 가능하다면 실리콘 고무 인상재 등의 정밀한 재료를 사용하여 올바른 교합관계를 채득해 둔다(그림 21).

모형 제작

① 모형은 치은협 이행부를 조금 넘어선 곳까지 재현한다(그림 22a).

② 라미네이트 타입의 경우 제작 시 6기압의 강한 압력이 모형 재료에 가해지기 때문에 파절되지 않도록 반드시 초경석고를 사용한다.

③ 교합이나 구개면 등의 기포 및 요철부 처리, 그리고 날카로운 부분을 남기지 않게 모형을 트리밍하여 제작 시 마우스가드 재료가 찢어지는 일이 없도록 한다.

④ 협측의 언더컷이 너무 강하지 않도록 기저면을 조정, 순협측 변연부의 마우스가드 재료가 얇아지는 것을 방지한다(그림 22b).

⑤ 압력 부족이나 마우스가드 재료의 변연부가 얇아지는 것을 방지하기 위해 모형은 너무 두

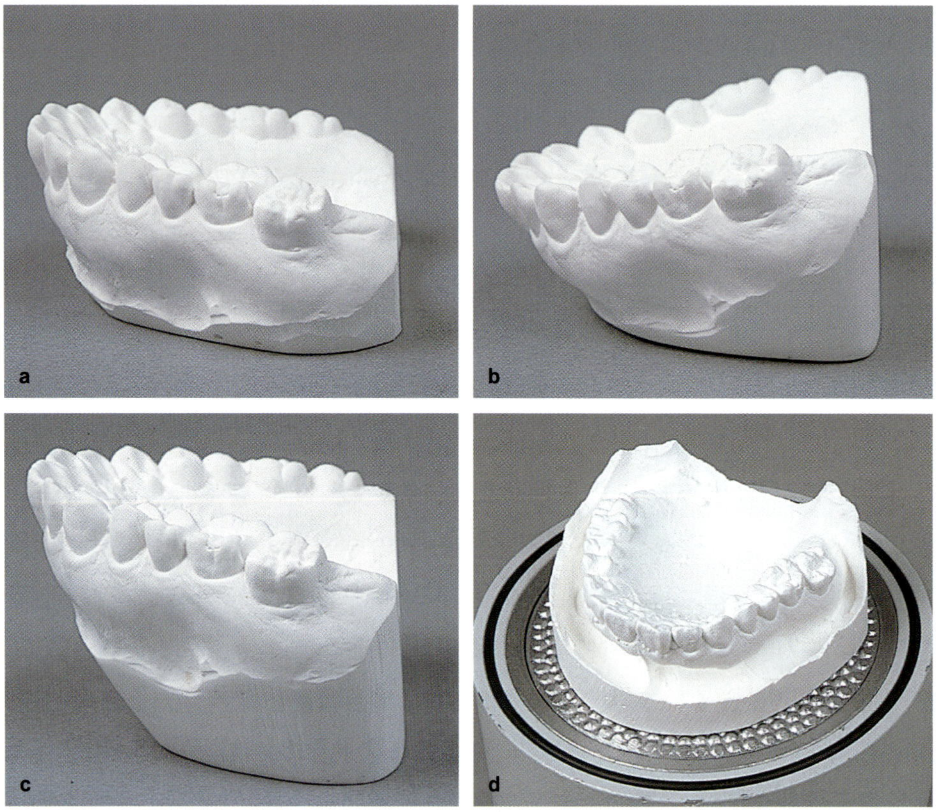

그림 22. 모형 기저면의 조절. a: 적절히 조절된 모형. b: 협측에 언더컷이 너무 강함. c: 모형이 너무 두꺼움. d: 트리밍이 부족한 큰 모형.

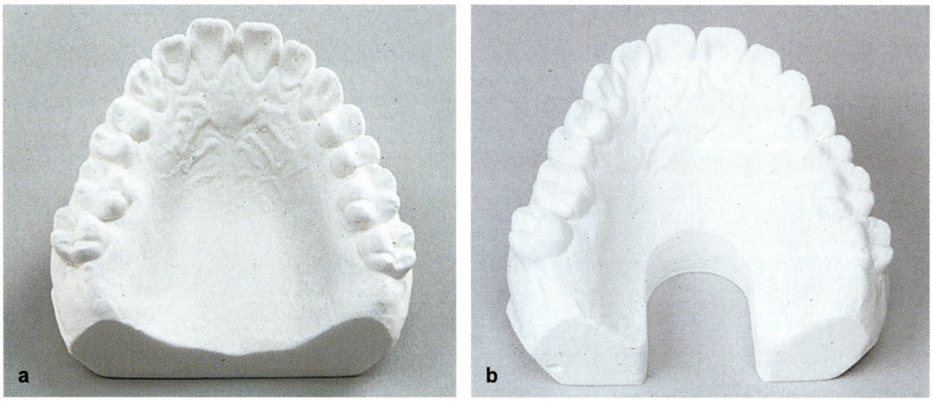

그림 23. 모형의 비교. a: 라미네이트 타입. b: 배큠 타입.

껍지 않도록 한다(그림 22c).

⑥ 트리밍 부족으로 너무 큰 모형에서는 가압, 라미네이트를 적절히 할 수 없는 경우도 있다(그림 22d). 제3대구치가 협측으로 전위된 경우 트리밍하는 경우도 있다.

⑦ 모형은 충분히 건조시키는 것이 마우스가드의 적합성에 유리하다.

⑧ 배큠 타입의 경우는 흡인력을 높이기 위해 구개부를 도려낸 형태로 한다(그림 23).

2. 라미네이트 타입 마우스가드 제작

라미네이트 타입 마우스가드는 두께 또는 재질이 다른 마우스가드 재료를 고온 · 고압에서 층상으로 접착시킴(라미네이트)으로써 적절한 두께 및 양호한 적합성을 얻을 수 있다(그림 1). 접착 기법의 개선과 재료의 품질 향상으로 장기간 사용에 견딜 수 있는 충분한 접착 강도를 얻을 수 있게 되었다. 145~147쪽에 정리한 것처럼 기재는 여러 업체로부터 제조 · 판매되고 있지만, 여기서는 다음 기재를 사용했다.

〈주요 사용 기재〉

- 가압성형기: DRUFOMAT(린카이)
- 마우스가드 재료: DRUFOMAT 3mm 재료, 황색, 투명(린카이)
- 모형
- 교합기
- 커터, 초음파 커터
- 버, 디스크, 포인트
- 토치
- 타이머
- 약제: EVA용 프라이머, 피니싱 리퀴드
- 거즈, 붓

〈작업 순서〉

❶ 첫 번째 층 제작
❷ 두 번째 층 라미네이트
❸ 두 번째 층 형태 수정
❹ 두 번째 층 교합 조정
❺ 두 번째 층 연마, 마무리
❻ 마우스가드 시적 · 최종 조정
❼ 마우스가드 최종 마무리
❽ 완성된 마우스가드 장착

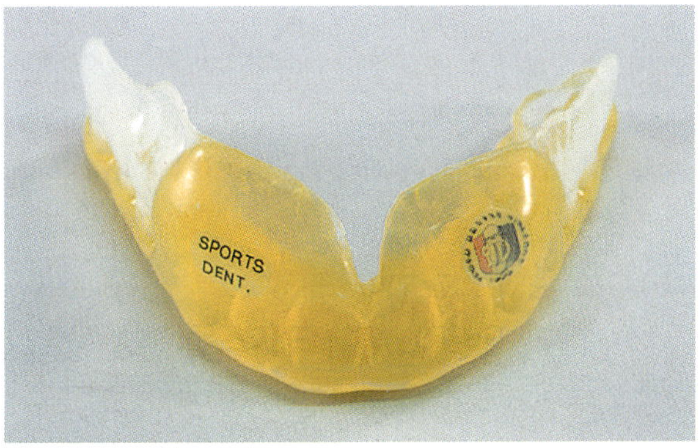

그림 1. 라미네이트 타입 마우스가드의 완성 예. 노란색 부분이 첫 번째 층, 투명한 부분이 두 번째 층을 적층한 것으로 일체화되어 있다. 강도 · 적합성 등에서 권장되는 마우스가드 중 하나이다.

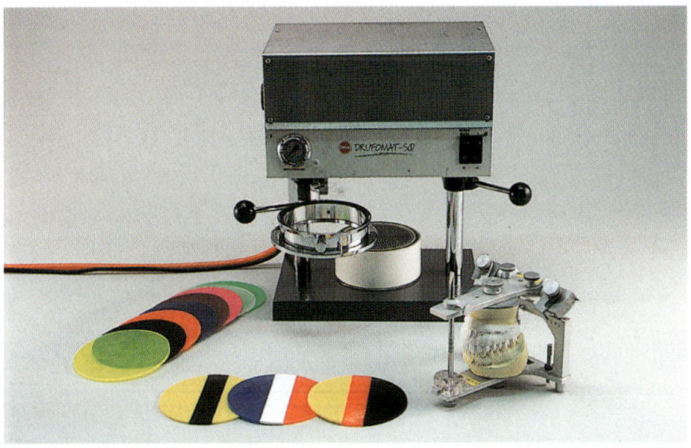

그림 2. 가압성형기와 마우스가드 재료 등.

❶ 첫 번째 층 제작

1 외형선 기입
2 분리재 도포
3 마우스가드 재료의 가열 · 연화 · 가압성형
4 성형기의 냉각 · 감압
5 마우스가드 재료 추출 · 분리
6 복제모형 제작, 주모형 교합기 장착
7 마우스가드의 형태 수정
8 교합조정
9 두 번째 층을 라미네이트하기 전 작업: 적절한 두께의 확보와 접착력 향상
10 두 번째 층을 라미네이트하기 전 작업: 이름표, 로고 등의 부여

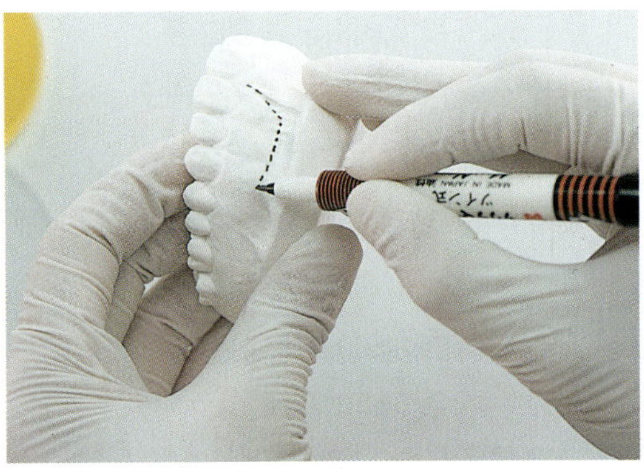

1 외형선 기입

① 첫 번째 층 외형선(전치부 순측)

외상이 많은 전치부에서는 외상 예방 효과를 높이기 위해 순측면을 최대한 넓게 피복한다. 따라서 소대 및 치은협 이행부를 수 mm 피하는 외형으로 한다(두 번째 층과 유사하거나 다소 짧게 덮는다). 이것은 윗입술, 순측면의 치은 보호와 치근을 순측으로 탈구시키는 외력이 가해진 경우에 치조골 · 치은을 위에서부터 서포트하기 위해서이다. 또한 외형선 기입은 유성펜으로 한다.

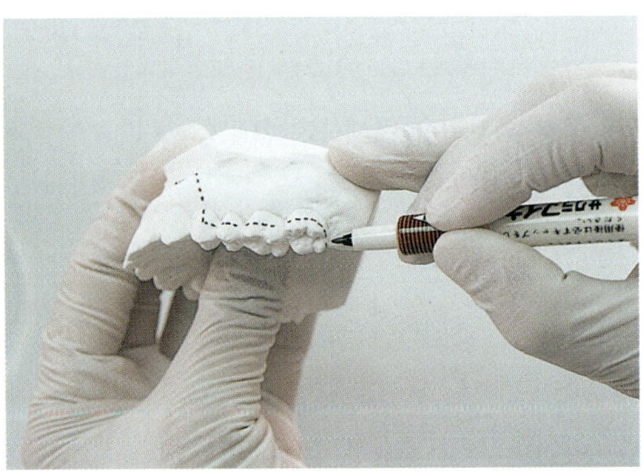

② 첫 번째 층 외형선(구치부 협측)

뇌진탕 예방과 교합관계를 확립하기 위해 두께가 필요한 구치부에서는 교합면에서 협측의 중앙 부근까지 덮도록 한다.

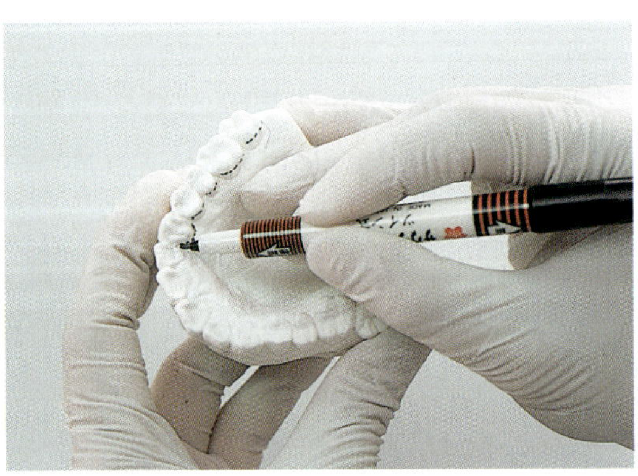

③ 첫 번째 층 외형선(구개측)

구치에서는 치관의 중앙 부근, 전치에서는 치경선을 연결한 외형선으로 한다. 형태 수정 시에는 외형선을 기준으로 위화감 완화를 위해 교합하고 있는 부분만을 남겨 가능한 한 교합면부를 작게 한다. 단, 마우스가드 제작에 생소한 단계에서 너무 작게 설정하면 구치부의 마우스가드 재료가 변형되어 적합불량이 될 수 있다.

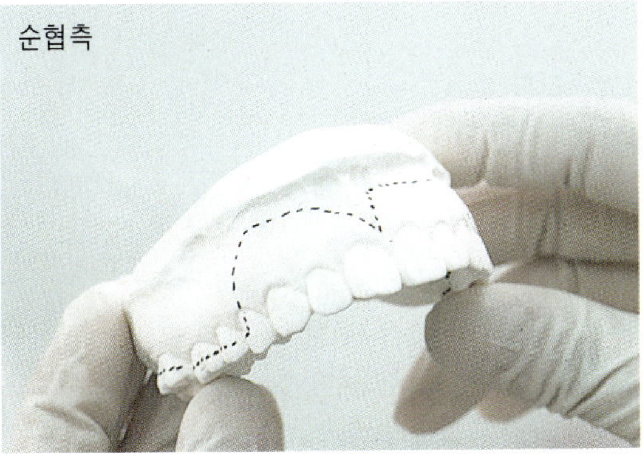

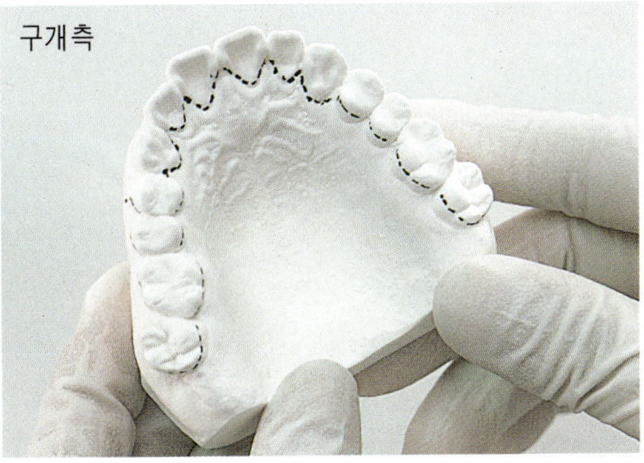

④ 첫 번째 층 외형선 기입 완료

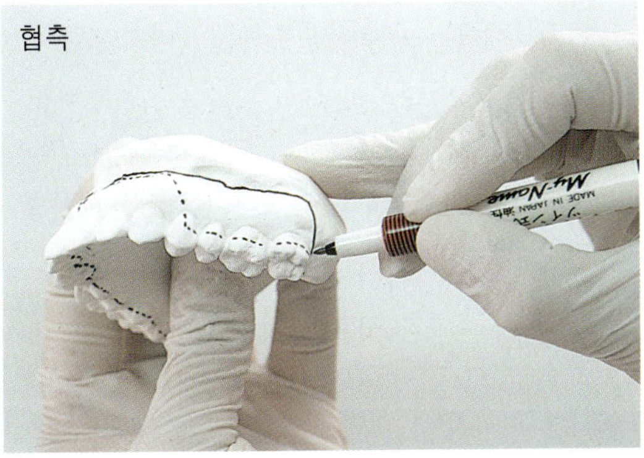

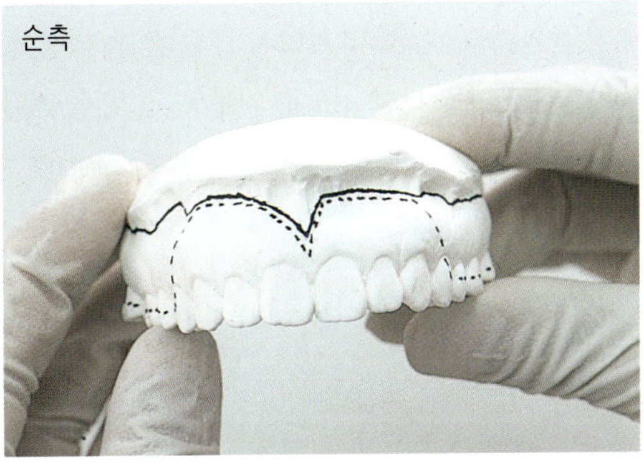

⑤ 두 번째 층 외형선(순협측)

치은협 이행부로부터 구치부까지 수 mm 치경부측으로 기입해서 소대의 움직임을 방해하지 않도록 한다.

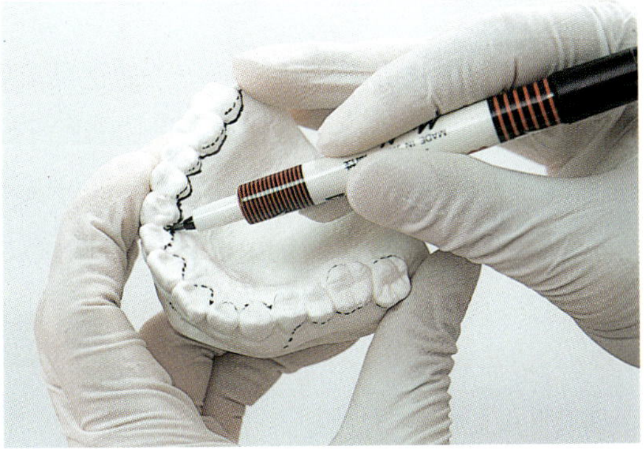

⑥ 두 번째 층 외형선(구개측)

호흡, 발음 등을 저해하지 않고 위화감의 발현을 억제하기 위해 치경선을 연결한 외형으로 한다. 그러나 안전성을 중시한다면, 전치 치근의 설측 방향으로의 이동을 초래할 수 있는 경우에는 전치부에서는 10mm 정도 치은 부분을 피복하는 것이 치은과 뼈 위에서 치근 부분을 서포트할 수 있어 외상 예방과 경감에 유리하다.

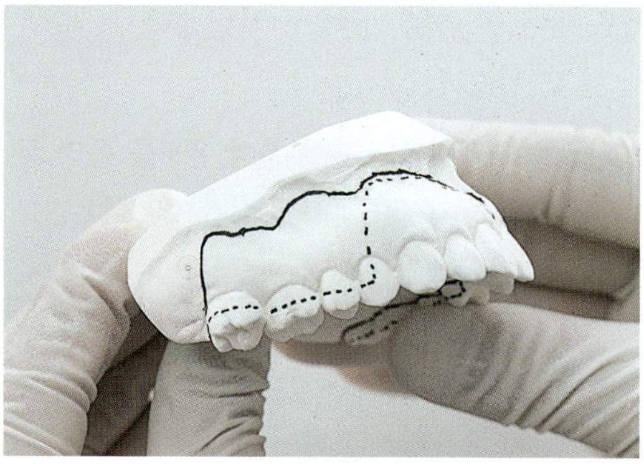

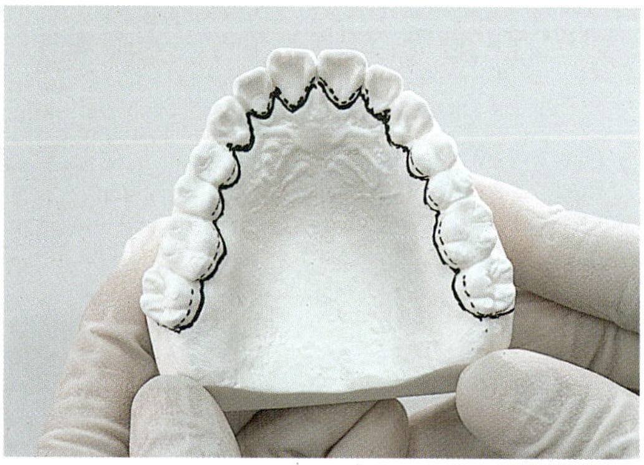

⑦ 후연 설정

기본적으로는 교합에 참여하는 제3대구치가 있는 경우를 제외하고 제2대구치 원심부까지로 한다. 제2대구치 원심부까지 피복함으로써 강한 위화감이나 구토감을 호소하는 경우에는 제2대구치 교합면의 절반 또는 제1대구치 원심부까지 단축할 수 있다(24쪽 참조). 그러나 그 이상의 단축은 안전면,[1] 스포츠 퍼포먼스 면에서도[2~5] 피해야 한다.

---

1) 武田友孝, 中島一憲, 島田 淳 他:マウスガードの装着ならびに咬合状態の相違が顎顔面の安全性に及ぼす影響. 日歯医師会誌, 52:155, 2000.
2) 武田友孝, 石上惠一, 島田 淳 他:顎口腔系の状態と全身状態との関連に関する研究-咬合支持領域の大小が頭頸肩部筋力に及ぼす影響. デサントスポーツ科学, 18:89-100, 1997.
3) 中島一憲:顎口腔系の状態と全身状態との関連に関する研究–咬合支持領域の大小が頸部後屈力と頸部筋及び咀嚼筋筋活動とに及ぼす影響. 日補綴歯会誌, 41:593–603, 1997.
4) 小川 透:顎口腔系の状態と全身状態との関連に関する研究–水平的顎間関係位の変位が頸部後屈力, 頸部周囲筋及び咀嚼筋の筋活動量に及ぼす影響. 日補綴歯会誌, 42:729–739, 1998.
5) 月村直樹, 中島一憲, 武田友孝 他:顎口腔系の状態と全身状態との関連に関する研究-咬合支持領域の相違が背筋力と動心動揺に及ぼす影響. スポーツ歯学, 1:16—23, 1998.

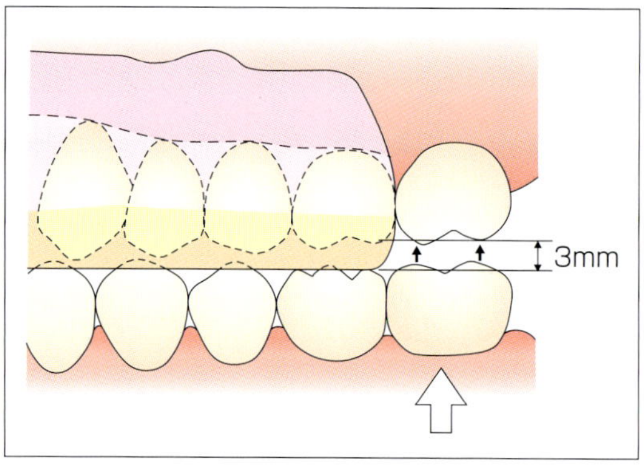

⑧ 후연 설정 시 유의점

후연을 설정할 때 주의할 것은 피복하지 않는 후방 구치가 있는 경우에 교합면의 두께를 구치부에서 3mm 가깝게 확보하는 것이다. 이것은 하악의 충격으로 상하악 치아가 급격한 외상성 접촉이 일어날 때 후방 구치의 치관이 파절되는 것을 방지하기 위함이다. 이러한 일련의 적절한 설계에 의해 위화감을 최대한 줄이면서 외상이 많은 전치를 보호하고 올바른 교합관계를 확보하여, 뇌진탕을 예방한다.

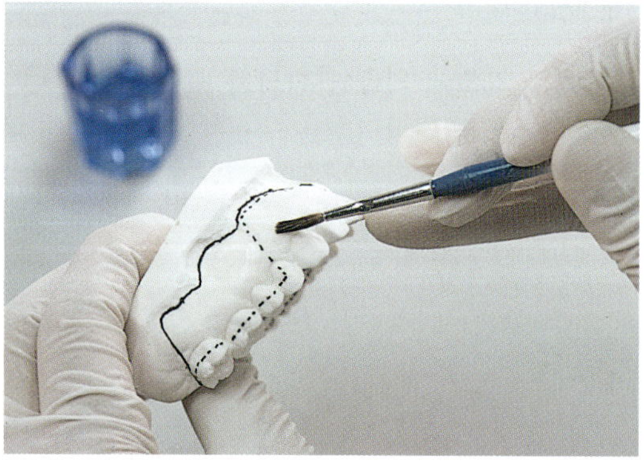

2 분리재 도포

마우스가드 재료를 압착하기 전에 모형에 분리재(알긴산 계 등)를 도포한다. 외형선 부분을 피해 도포하거나 분리재를 도포한 후 다시 외형선을 그려 두면 마우스가드 재료 및 복제모형에 보다 명확한 라인이 복사된다.

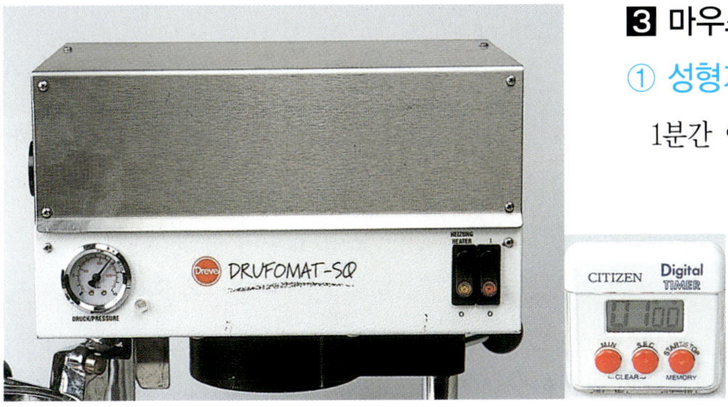

3 마우스가드 재료의 가열 · 연화 · 가압성형

① 성형기 예비 가열(1분)

1분간 예비 가열로 성형기의 히팅 부분의 온도를 올려 두면 메이커가 지시하는 가열 시간으로 마우스가드 재료의 충분한 연화가 이루어진다.

주의: 히팅 부분의 온도가 전혀 오르지 않은 경우 프레임 금속의 두꺼운 부분에 열이 빼앗겨 버려 마우스가드 재료의 연화가 불균일해져 부분적으로 충분한 적합성을 얻지 못할 수 있다.

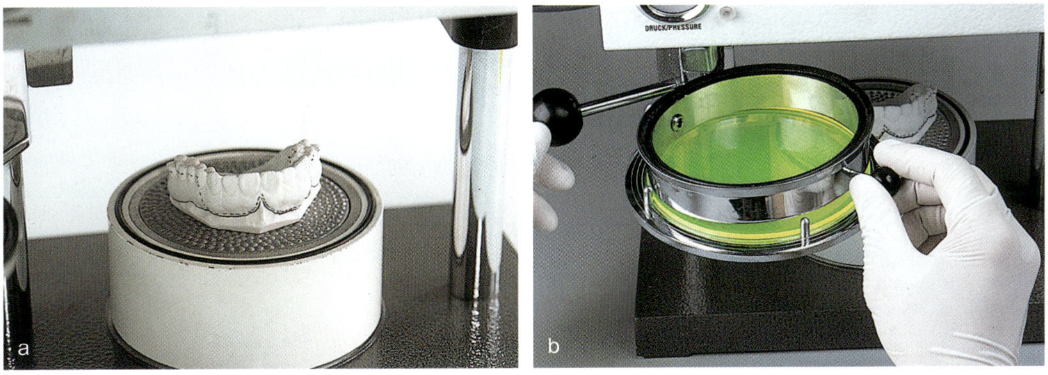

② 마우스가드 재료 설치

예비 가열이 끝나면 모형을 받침대 위에 놓고(a) 마우스가드 재료를 세팅하여 소정의 위치에 놓는다(b). 모형의 크기에 따라 다르지만, 전치부를 중앙 가까이에 둔다.

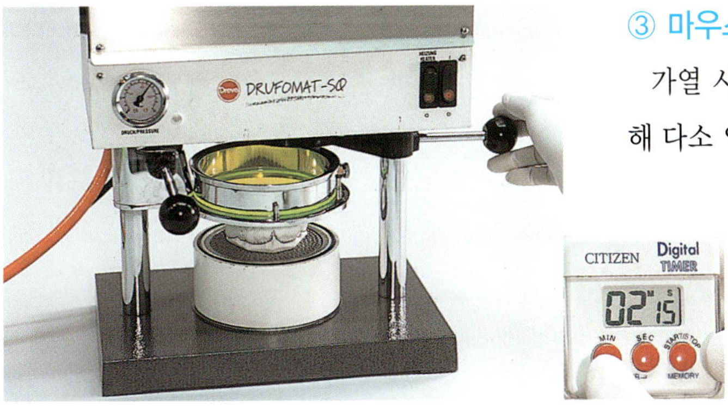

③ 마우스가드 재료의 가열(2분 15초)

가열 시간은 재료의 두께, 색상, 실내 온도, 대류 등에 의해 다소 영향을 받으므로, 연화 상태에 충분히 주의한다. 또한 가열 시간을 초과하면 모형에 눌러 붙기 때문에 타이머를 설정하는 것을 권장한다.

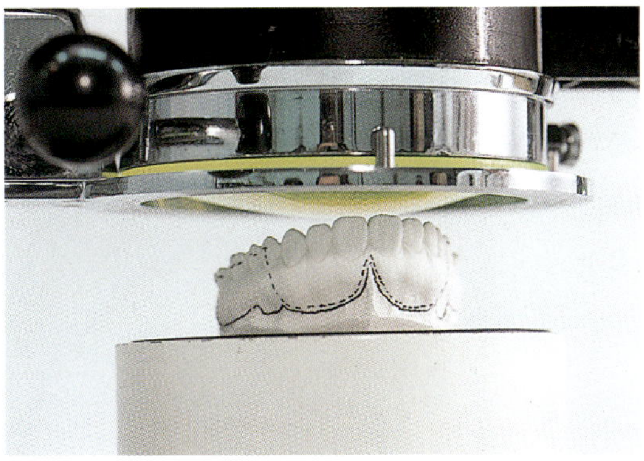

④ 마우스가드 재료의 연화

마우스가드 재료가 가열에 의해 연화되어 내려온다.

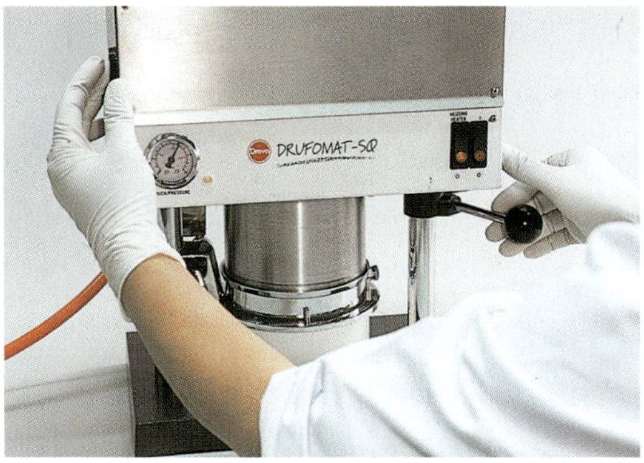

⑤ 성형기의 가압 조작

재료가 충분히 연화(재료에 따라 다르지만 1~2cm 처진 상태)한 것을 확인하고 압력 표시등이 켜질 때까지 오른손으로 핸들을 조작하고(고정될 때까지 잡아당기면), 왼손으로 압력 버튼을 눌러 가압한다. 이것은 양손으로 동시에 조작하여 고압으로 작동하는 기계에 손가락 등이 끼지 않도록 하기 위함이다. 다른 사람이 옆에 있을 경우에도 주의한다. 손을 떼는 순서는 압력 버튼을 누르고 있는 왼손을 반드시 먼저 뗀다. 반대로 하면 압력이 빠져 나가 가압이 불충분해질 수 있다.

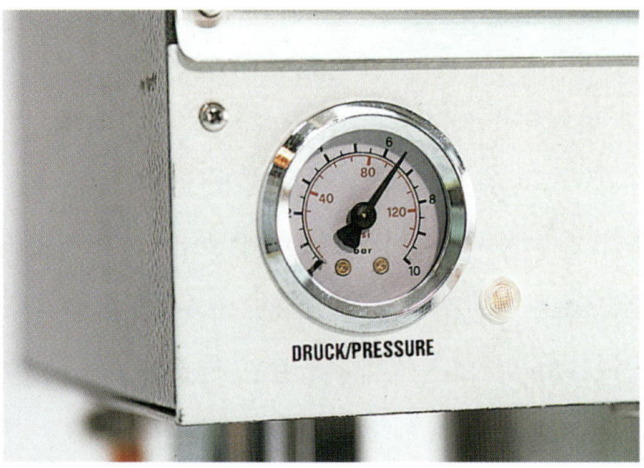

⑥ 성형기의 압력(6.5기압)

성형기의 압력은 라미네이트 시에 강력한 접착을 얻을 수 있는 6.5기압 정도로 설정한다. 이 이하의 압력에서는 접착 강도가 저하되고, 7기압 이상에서는 기계에 부하가 걸린다.

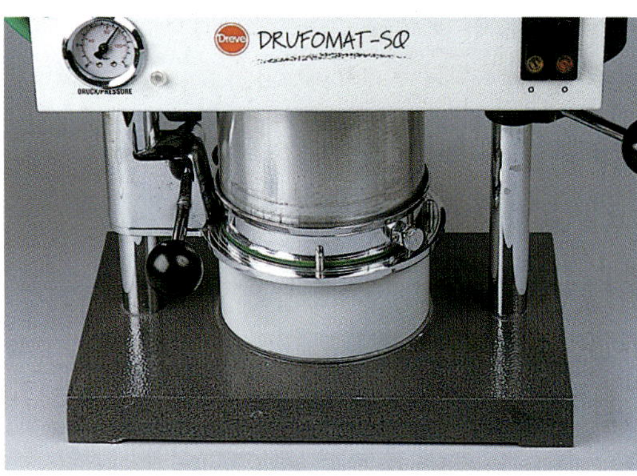

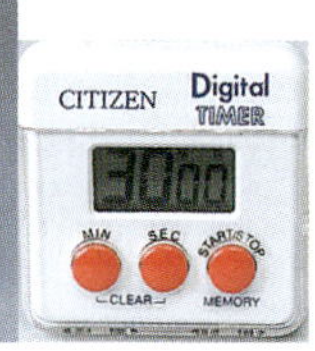

4 성형기의 냉각 · 감압

① 성형기의 냉각 · 감압

적어도 15분, 가능하면 30분 정도 냉각한 후 감압한다. 이 시간이 짧으면 꺼낼 때 변형의 원인이 된다.

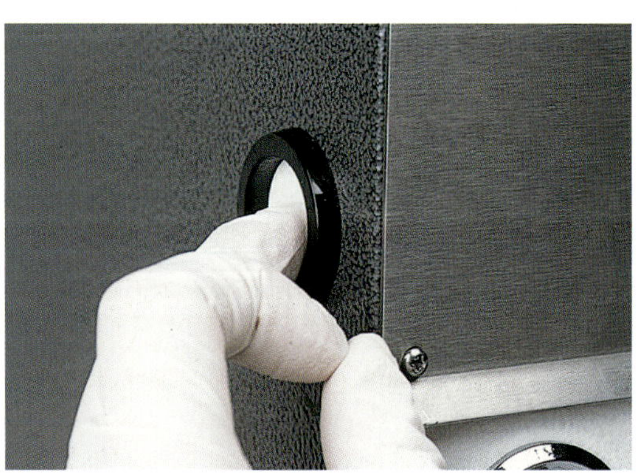

② 성형기의 감압

압력 버튼을 눌러 감압한다. 이 기종의 신형에는 감압용 녹색 버튼이 따로 존재한다.

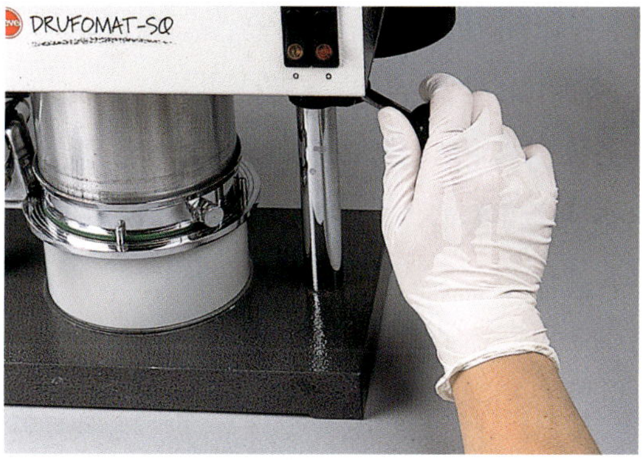

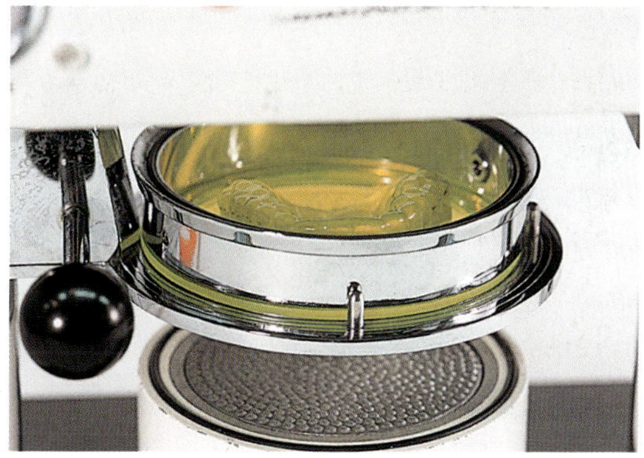

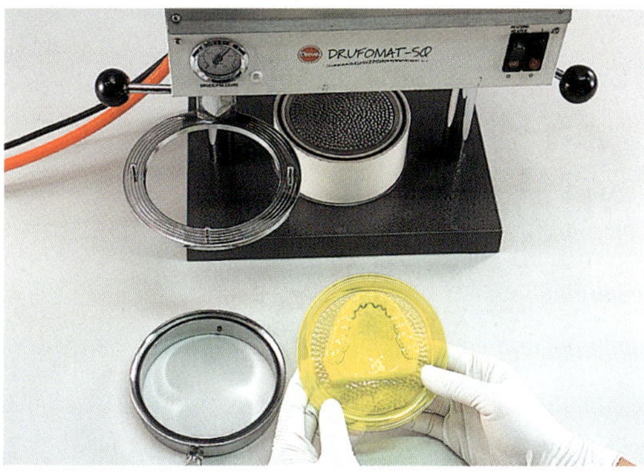

5 마우스가드 재료 추출 · 분리

① 마우스가드 재료 및 모형 꺼내기

오른쪽 핸들 조작에 의해 피스톤부를 올리고 성형기에서 모형과 마우스가드 재료를 꺼낸다.

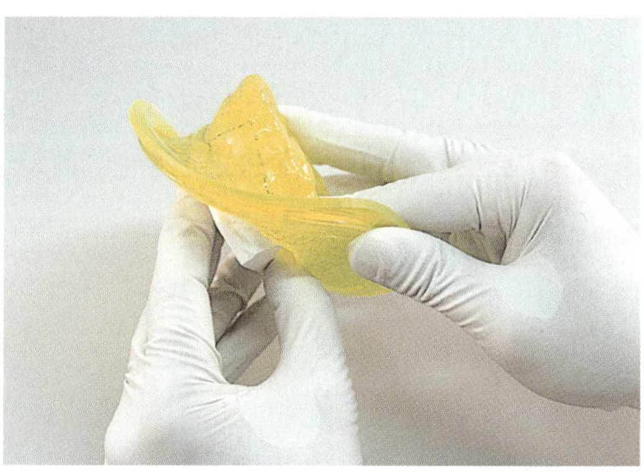

② 마우스가드 분리

성형 후 마우스가드 재료를 모형에서 조심스럽게 분리한다. 이때 온도가 충분히 내려가 있는지 확인하고 무리한 힘을 가하지 않도록 한다.

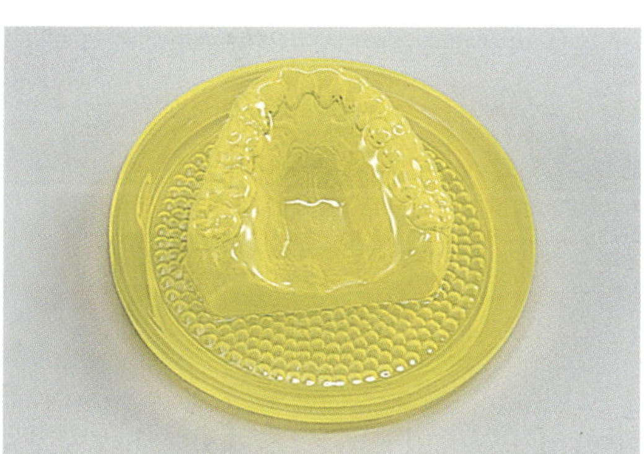

③ 성형된 마우스가드 분리

주모형에 그린 외형선이 마우스가드 재료에 복사되어 있다.

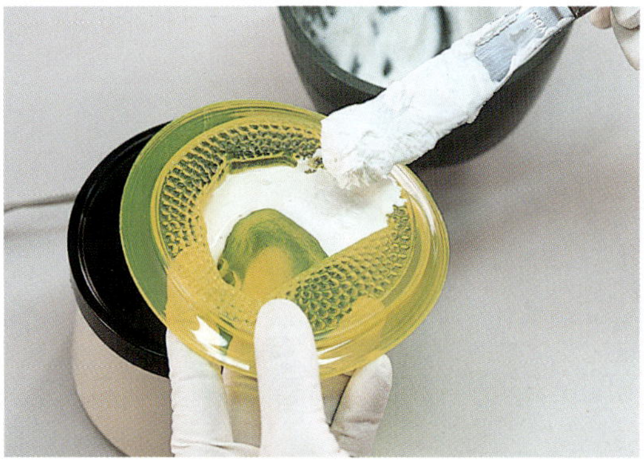

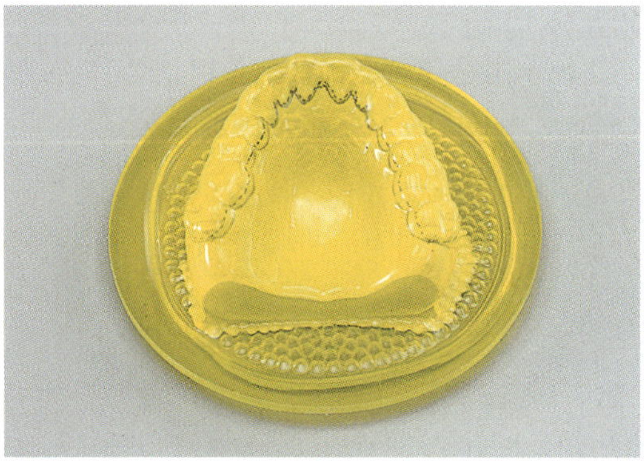

6 복제모형 제작, 주모형 교합기 장착

① 복제모형 제작

분리한 마우스가드에 석고를 부어 복제모형을 제작한다. 절단, 연마 등의 작업은 복제모형에서 실시하므로 주모형을 양호한 상태로 보존할 수 있다. 따라서 마우스가드를 분실한 경우에도 신속하게 대응할 수 있다.

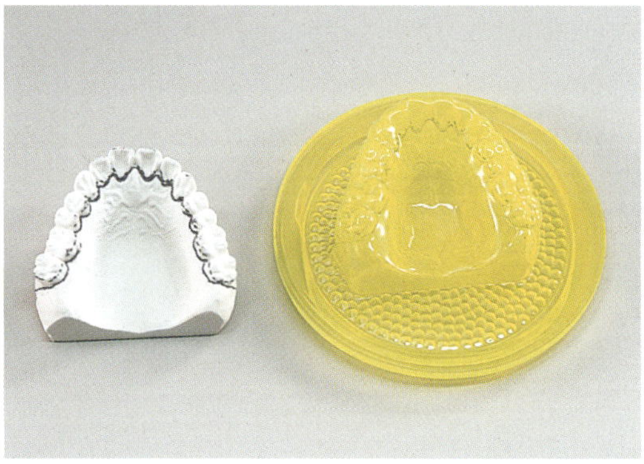

② 완성된 복제모형과 커팅 전의 마우스가드

복제모형에 외형선이 복사되어 있다. 복제모형의 외형선이 잘 보이지 않는 경우에는 유성펜으로 명료하게 하는 것이 좋다.

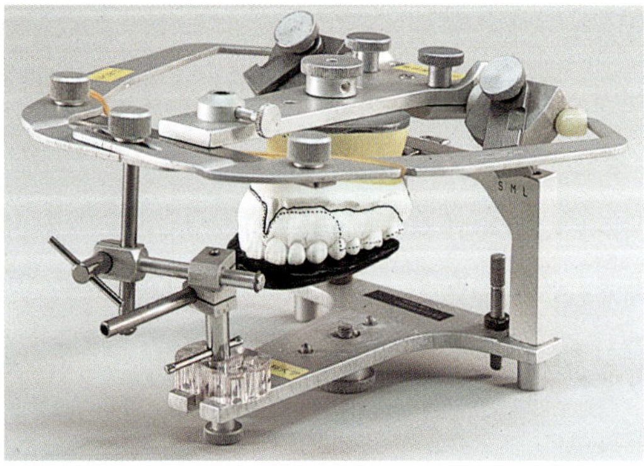

③ 주모형의 교합기 장착

주모형은 교합조정 등에 사용한다. 가능한 한 안궁 이전을 하고, 재료와 노력을 낭비하지 않도록 한다.

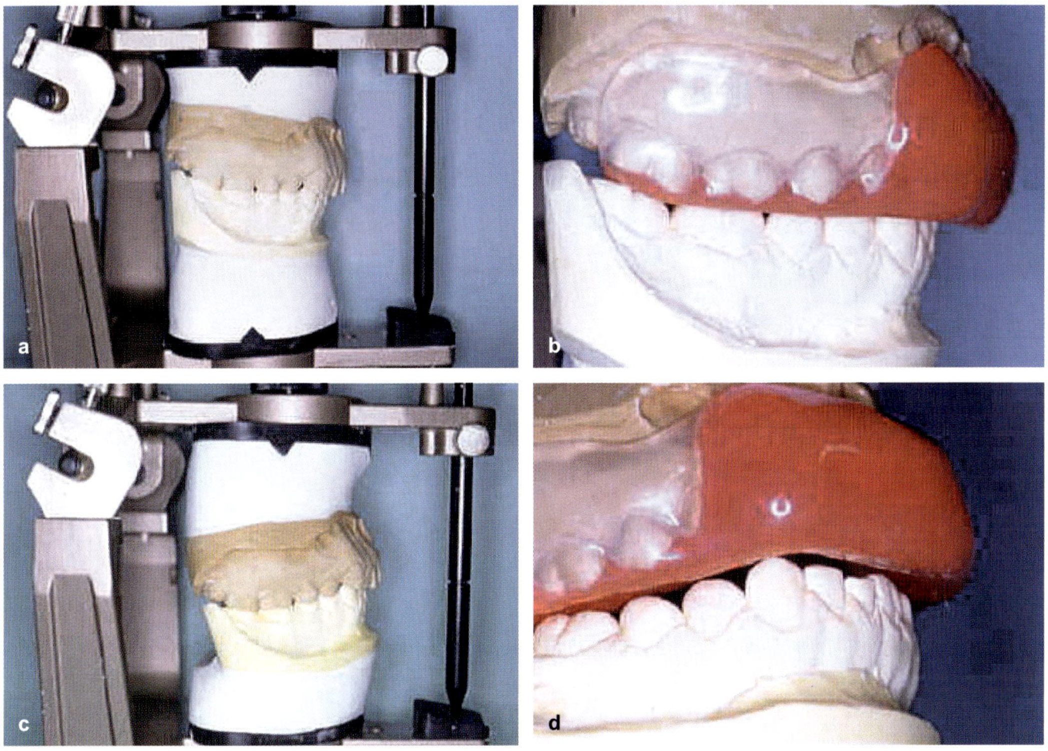

④ 주모형의 교합기 장착 시 유의점

a, b: 올바르게 장착된 교합기에서는 마우스가드의 교합면을 적절하게 교합할 수 있다.

c, d: 교합기에 평균치로 장착한 경우 기준(FH) 평면에 대한 교합면의 각도, 특히 구치부가 낮아진 상태로 장착되면 최후방 구치만 교합하게 되어 교합조정이 불가능해진다.

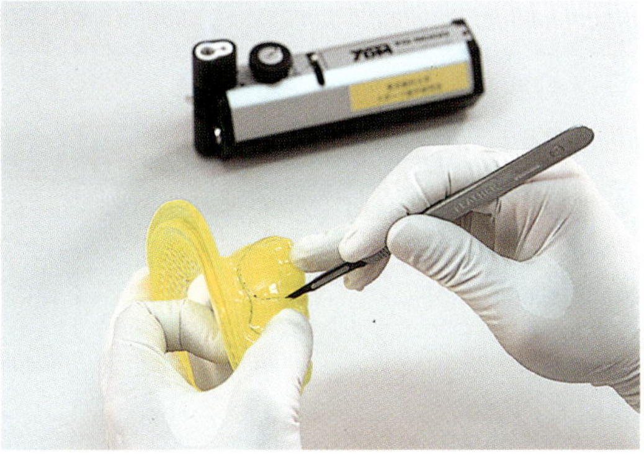

7 마우스가드의 형태 수정

① 나이프로 커팅

일반적으로 가열한 나이프를 사용하여 외형선의 약간 외측으로 자른다.

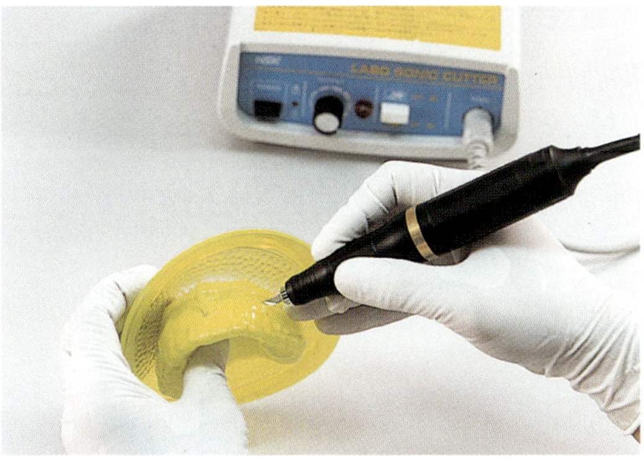

② 초음파 커터에 의한 커팅

초음파 커터에 의한 절단은 부드럽고 작업이 효율적이지만, 날을 모형에 닿을 때까지 강하게 밀지 않으면 마우스가드를 자를 수 없다. 이때 모형 표면에 흠집이 생기지만, 주모형은 따로 있기 때문에 문제는 없다.

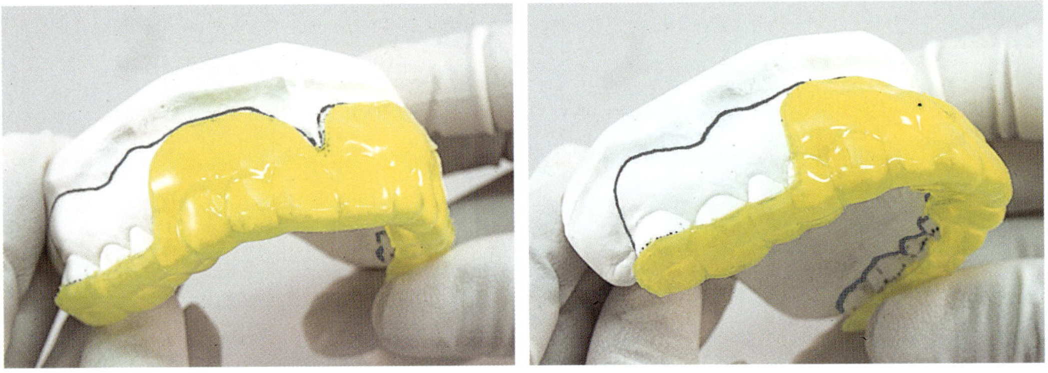

③ 첫 번째 층 커팅이 끝난 상태

전치부 전면에서 구치부 교합면을 덮고 있다.

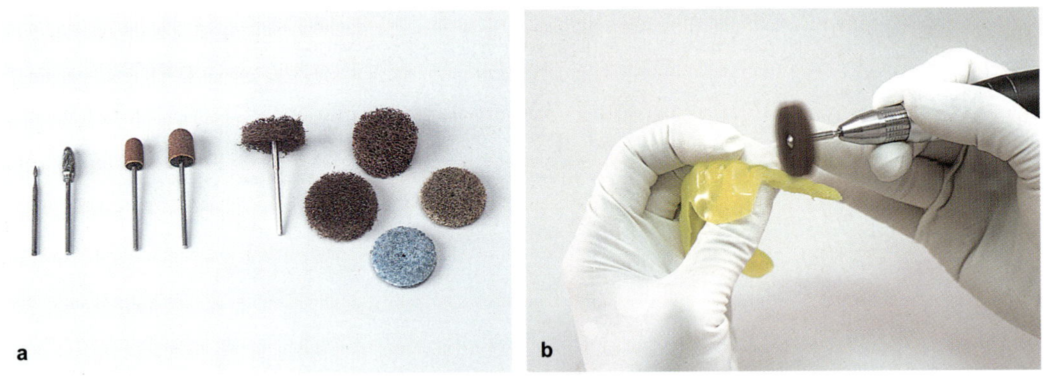

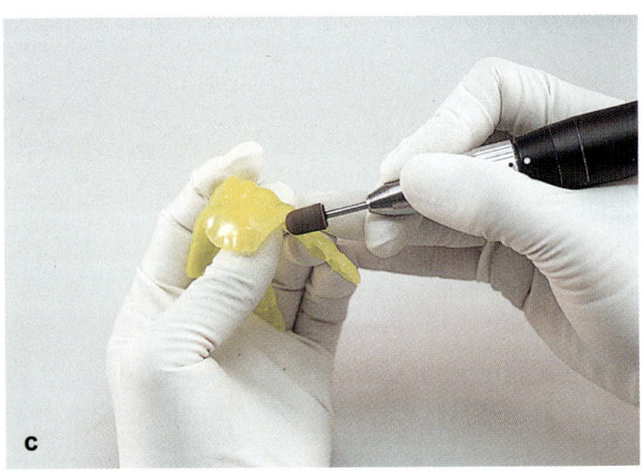

④ 형태의 수정

형태 수정용 버, 디스크(a, 146쪽 참조). 처음에는 거칠고 큰 디스크(b, 울트라 트림; Rinkai)를 사용한 다음, 그라인딩 포인트(c, Rinkai) 등으로 형태 수정을 하면 효율적이다.

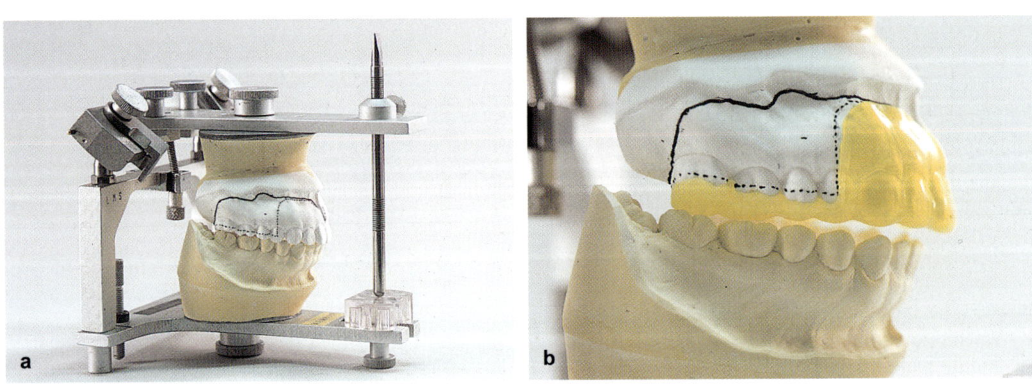

8 교합조정

① 교합기에 주모형 장착

형태 수정이 거의 완료되면 교합기에 주모형을 장착하여 교합조정을 한다. 이때 교합면의 마우스가드 두께를 확보하기 위해 절치 핀 조정으로 구치부에서 1.5~2.0mm 거상한다(a). 이 단계에서 전치부는 접촉하지 않는다(b).

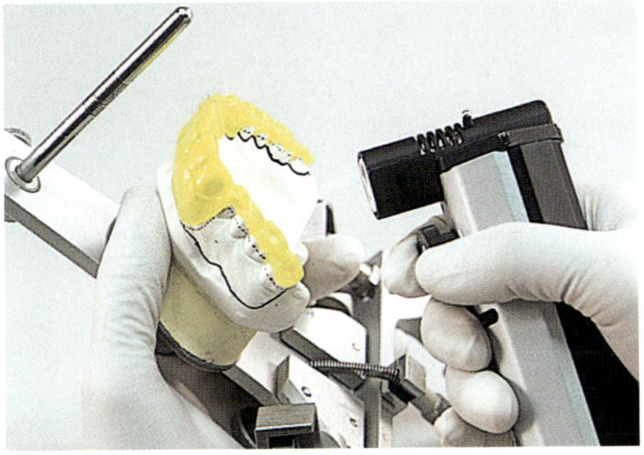

② 교합면의 연화

토치 또는 핫 에어 버너(Smart Practice Japan)를 사용하여 교합면 부위만 주의하며 연화시킨다.

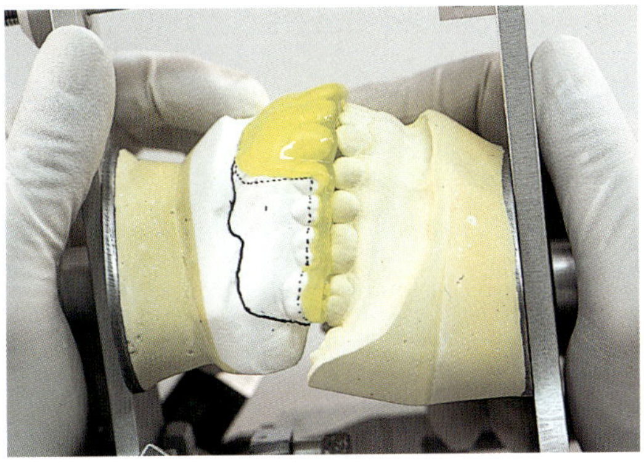

③ 대합치의 압흔 인기

교합기를 폐구하고 대합치의 압흔을 인기한다. 한 번에 전체를 교합시키려 하지 않고 수차례에 걸쳐 부드럽게 하는 것이 마우스가드의 변형을 막을 수 있다. 그러나 과도한 연화는 마우스가드의 열화를 일으키기 쉬워지므로 주의할 필요가 있다.

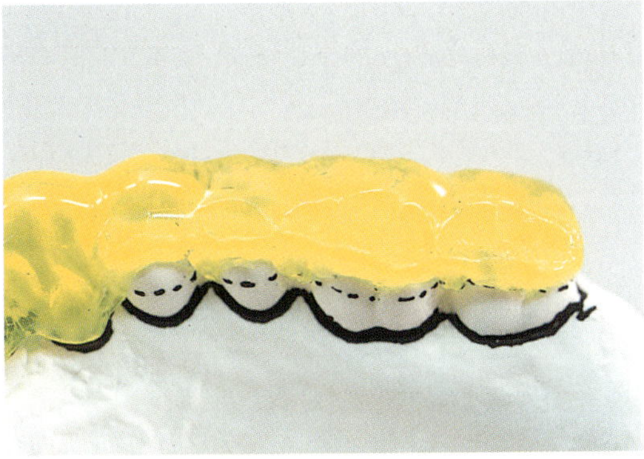

④ 대합치의 압흔

대합치의 압흔이 인기되어 있다.

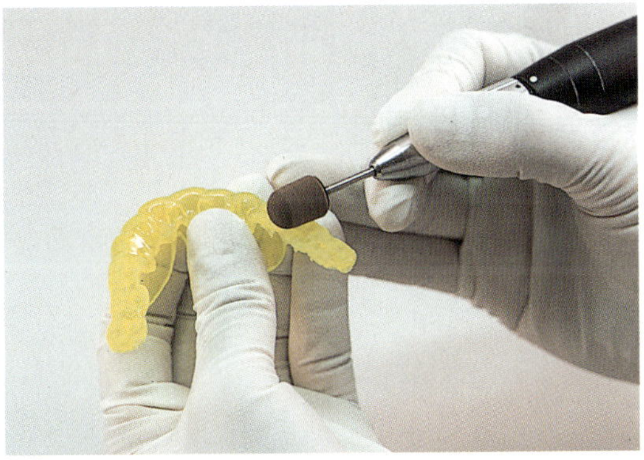

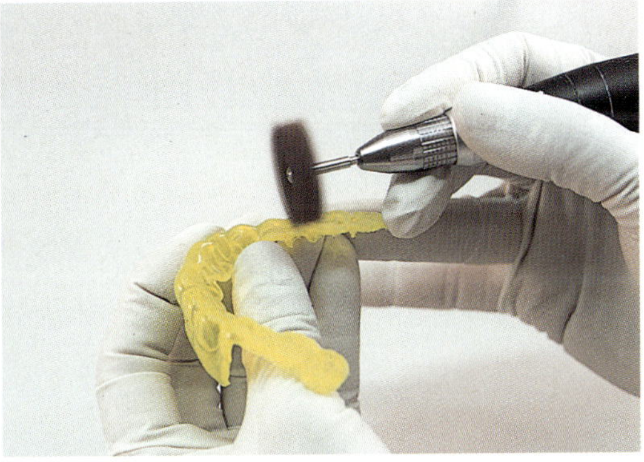

⑤ 잉여부의 삭제, 연마

교두정 부분의 압흔만 0.5~1.0mm 정도 남기고 포인트나 디스크를 사용하여 삭제, 연마한다.

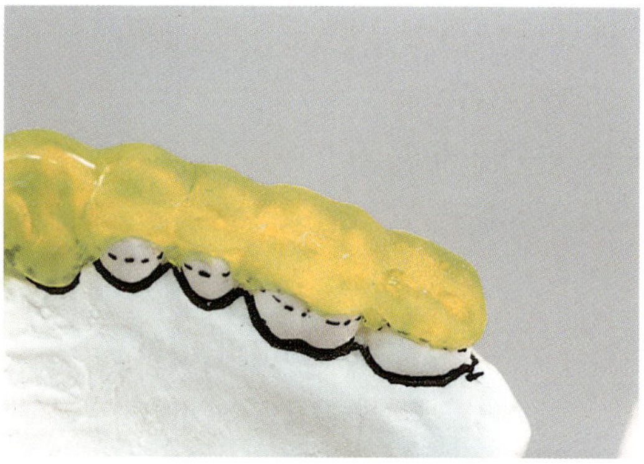

⑥ 교합조정 완료

대합치의 압흔을 남기고 조정을 실시한다.

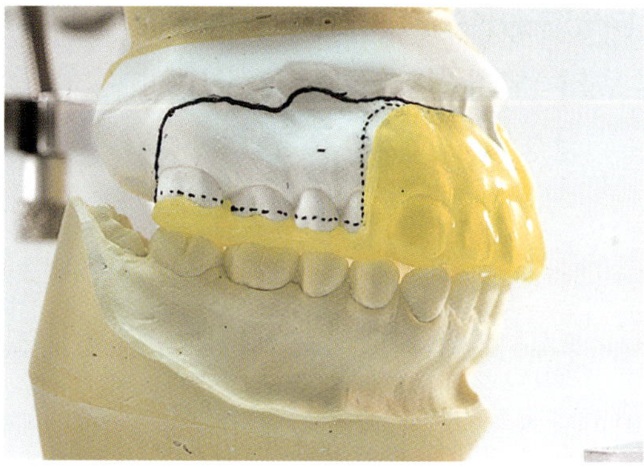

⑦ 교합기상에서 교합조정 완료 확인

첫 번째 층의 조정이 끝나고 하악 전체 치아가 접촉하는 상태이다. 이후 가능한 한 협설측 재료를 얇게 하고, 각지지 않게 하여 최대한 위화감을 경감시킨다.

가압성형 장치는 고온, 고압으로 라미네이트하기 때문에 높은 접착력을 얻을 수 있다. 그러나 더 정확한 접착을 위해, 그리고 연화에 의한 재료의 두께 감소를 억제하고 성형 후 마우스가드의 두께를 확보하기 위해 다음과 같은 작업을 수행한다.

① 재료 표면을 한 층 삭제
② 필요한 경우에는 EVA용 프라이머 등을 도포
③ 성형기의 1분간 예비 가열
④ 접착면의 직접 가열
⑤ 첫 번째 층보다 다소 긴 가열
⑥ 성형기의 압력은 라미네이트 시에 강력한 접착을 얻을 수 있음(6.5기압)

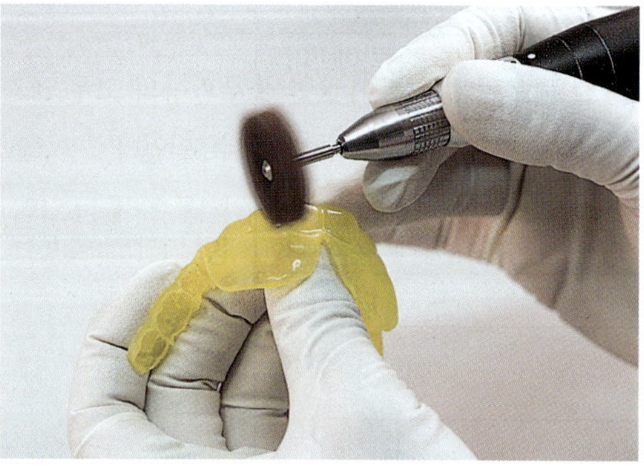

9 두 번째 층을 라미네이트하기 전 작업: 적절한 두께의 확보와 접착력 향상

① 표면 한 층 삭제

먼저 조정이 완료된 마우스가드 첫 번째 층의 표면 오염을 제거하는 동시에 부드럽게 하기 위해 표면을 한 층 삭제한다. 특히 치간부의 오목 부위 등은 신중하게 작업하여, 기포의 혼입을 방지하고 높은 접착력을 얻는다.

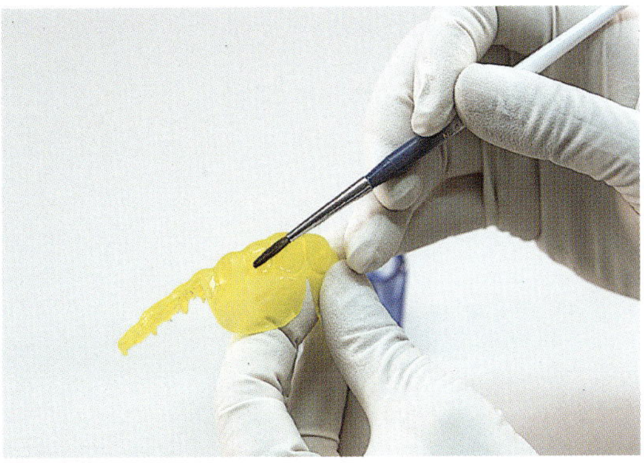

② 표면의 젖음성 개선

다음으로 필요한 경우에는 EVA용 프라이머 등의 용제를 도포하고, 표면의 젖음성을 높인다.

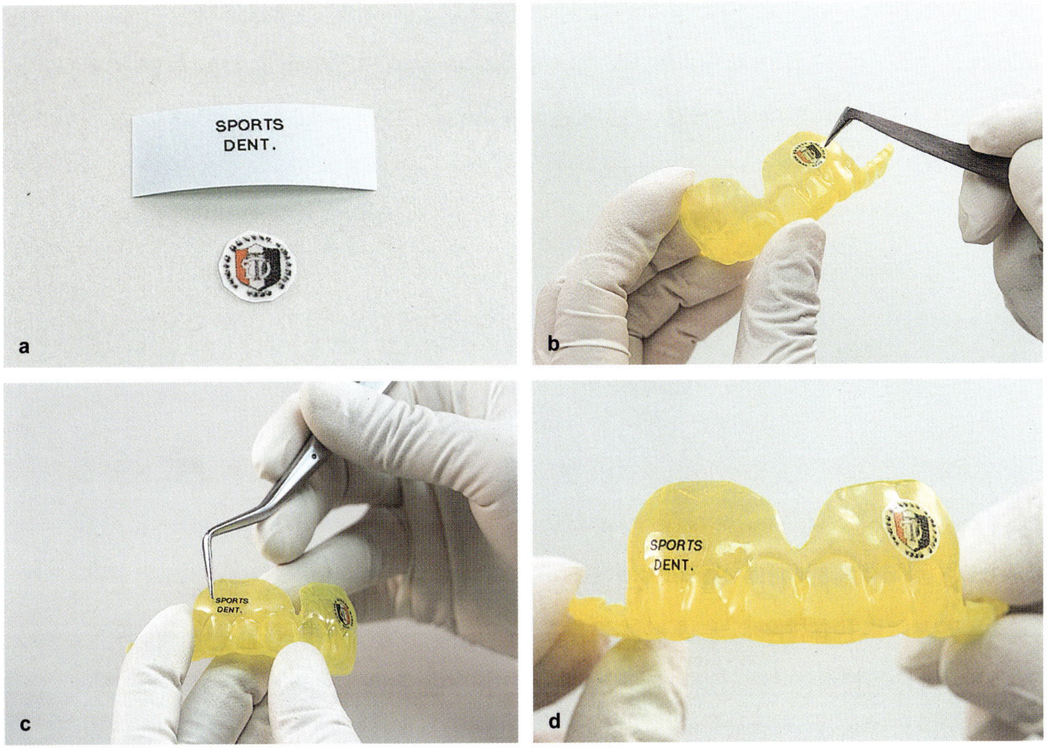

10 두 번째 층을 라미네이트하기 전 작업: 이름표, 로고 등의 부여

① 이름표, 로고 부착

a: 이름표, 로고 등은 두 번째 층의 압접을 하기 전에 부여한다.

b, c: 핀셋으로 잡고, 변연에서 수 mm 떨어진 부위에 부여한다. 너무 변연에 가까우면 접착을 실패할 수 있다.

d: 부착 완료

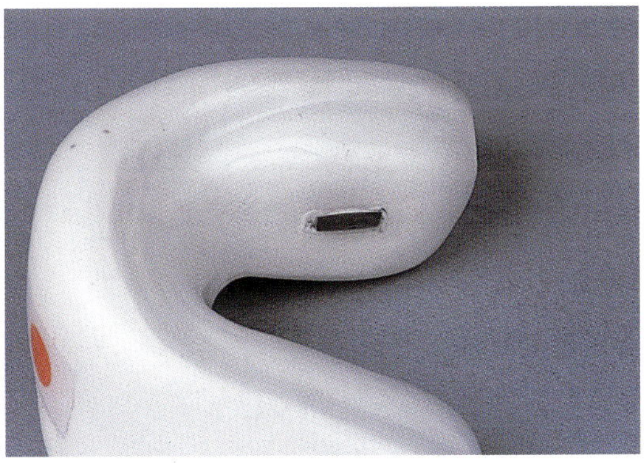

② 마우스가드 설측에 고무 조각을 부여한 예

잘못해서 삼킬 경우에 대비하여 X선 불투과성의 고무 조각(Radiopaque Stripe; Rinkai)을 넣어 둘 수도 있다.

② 두 번째 층 라미네이트

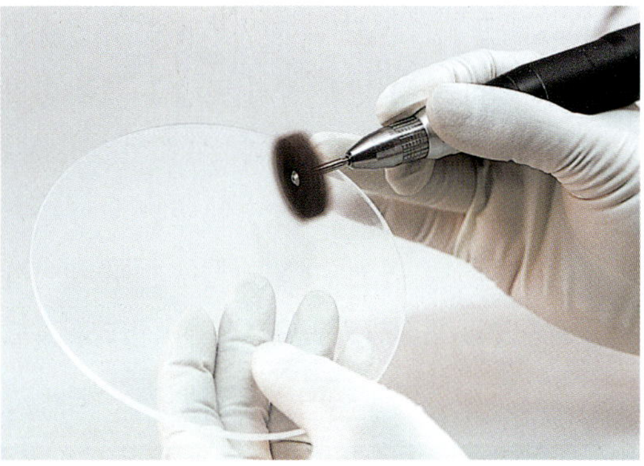

1 두 번째 층 마우스가드 재료의 준비

① 표면 한 층 삭제

두 번째 층의 마우스가드 재료도 표면을 한 층 삭제한다.

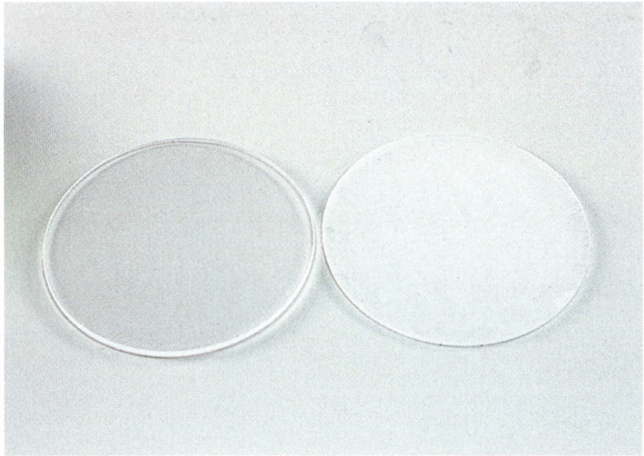

② 삭제 후

삭제하여 투명감이 없어졌다.

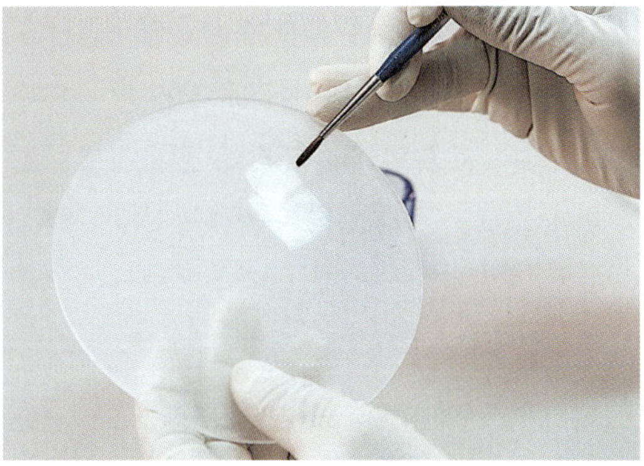

③ EVA용 프라이머의 도포

첫 번째 층과 마찬가지로 EVA용 프라이머를 도포하는 경우도 있다.

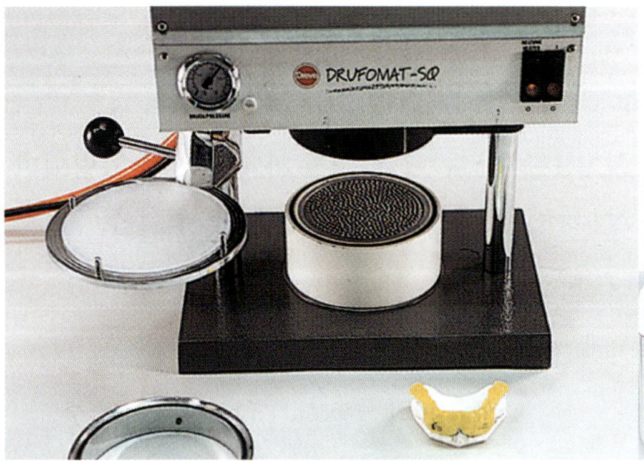

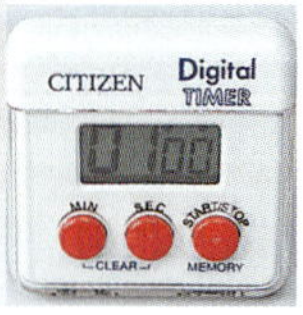

2 두 번째 층 마우스가드 재료의 라미네이트

① 성형기 예비 가열(약 1분)

성형기를 1분 정도 예열해 둔다.

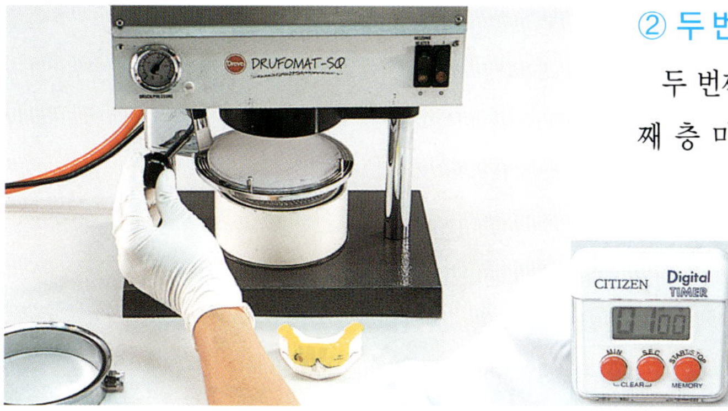

② 두 번째 층 마우스가드 재료의 접착면 직접 가열(약 1분)

두 번째 층의 접착면을 약 1분 가열한다. 성형이 끝난 첫 번째 층 마우스가드와 접하는 두 번째 층의 표면을 직접 가열함으로써 접착력이 향상된다. 이때 마우스가드 재료 위에 링을 두지 않는 것이 반전 시의 수고를 덜 수 있다. 또한 가열 시간이 너무 길어서 지나치게 연화시키면 반전 조작이 어려워지므로 주의한다.

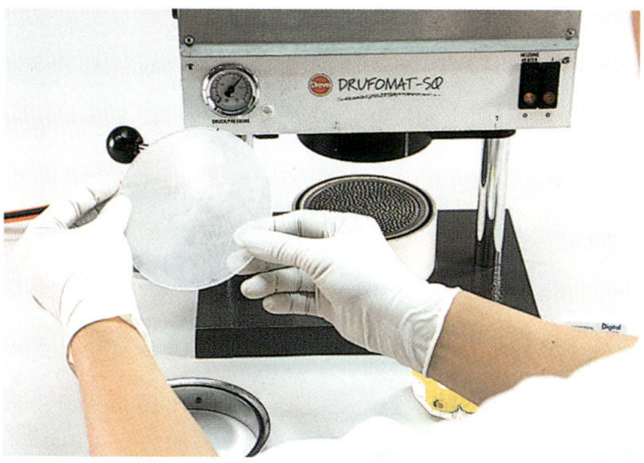

③ 두 번째 층 마우스가드 재료의 반전 설치

접착면 가열이 끝나면 두 번째 층 마우스가드 재료를 반전시켜 첫 번째 층 마우스가드 재료 및 모형을 받침대 위에 놓는다.

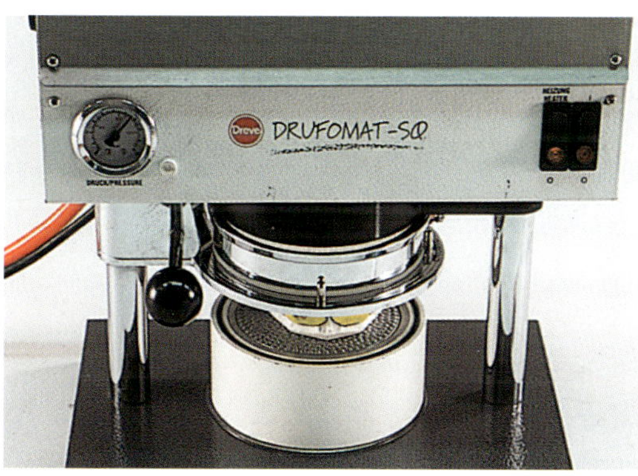

④ 두 번째 층 마우스가드 재료의 뒷면 가열

반전시켜 가열, 연화시킨다. 접착력을 확보하기 위해 첫 번째 층보다 다소 긴 가열(약 2분 15~30초 정도)이 좋다. 또한 마우스가드 재료의 색이 짙은 것은 투명감이 강한 것에 비해 접착하기 어렵다는 보고[6]도 있기 때문에 여러 색이 섞인 것은 더욱 주의를 요한다. 그러나 이 재료는 다소 긴 가열에도 기포가 들어가지는 않는다.

6) 武田友孝, 島田 淳, 中島一憲 他:顎口腔系の状態と全身状態との関連に関する研究-ラミネートマウスガードの接着強さについて. 日補綴歯会誌, 43(101回特別号):142, 1999.

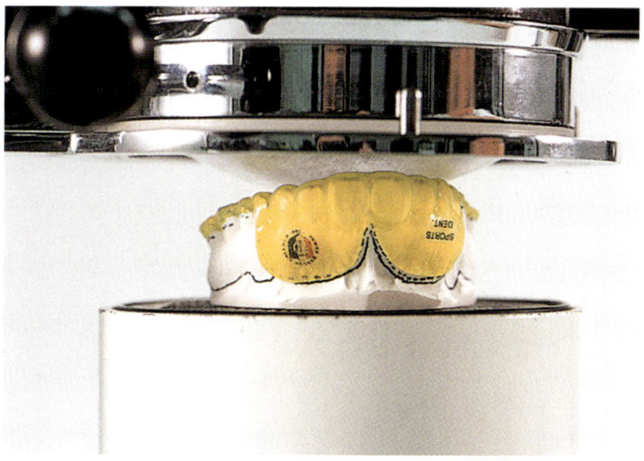

⑤ 성형기의 연화 · 가압(6.5기압)

모형에 마우스가드 재료가 닿는 정도까지 충분히 가열되면 첫 번째 층과 같은 순서로 가압한다. 이때 견고한 접착을 얻을 수 있는 6.5기압으로 되어 있는지 반드시 확인한다.

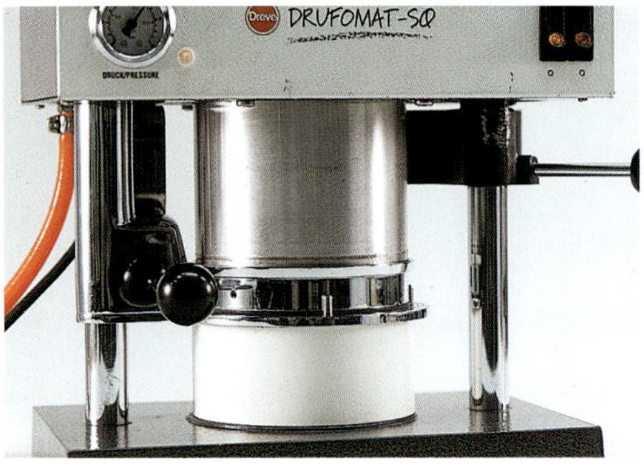

⑥ 성형기의 냉각 · 감압

첫 번째 층처럼 충분히 냉각한 후 감압한다.

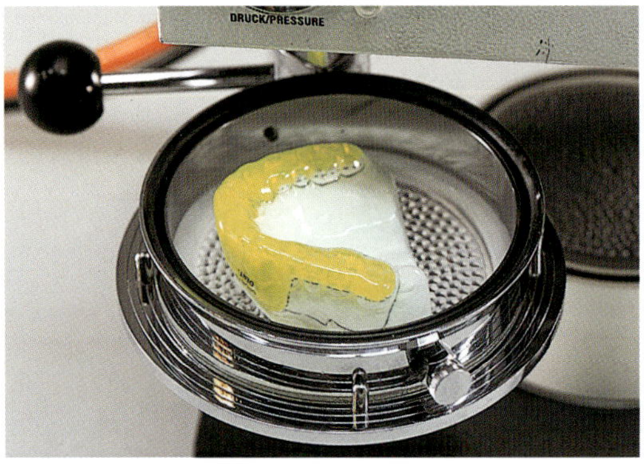

⑦ 두 번째 층 라미네이트한 마우스가드 꺼내기

성형기에서 꺼낸다.

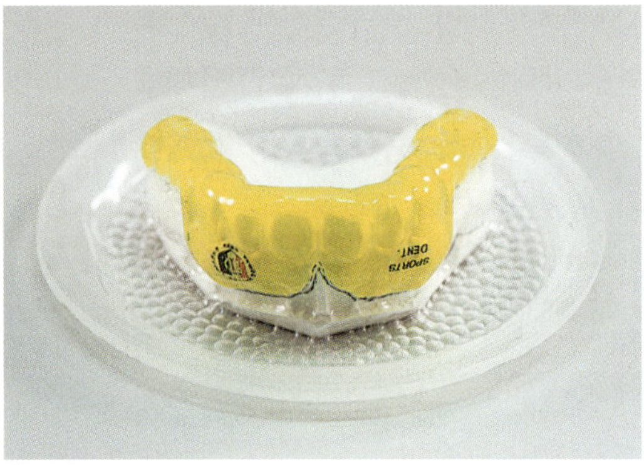

⑧ 꺼낸 두 번째 층 라미네이트 마우스가드

표면을 한 층 삭제했기 때문에 반투명으로 되어 있던 두 번째 층 마우스가드 재료가 투명감을 되찾고 심미성도 좋다.

❸ 두 번째 층 형태 수정

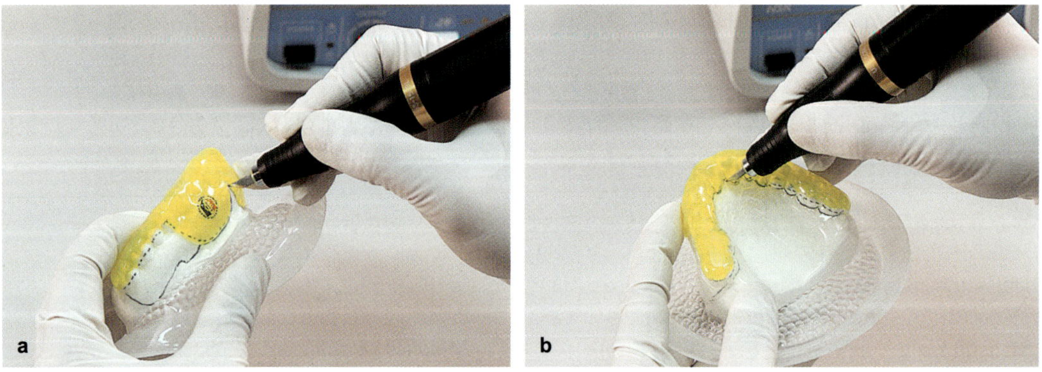

① 외형 커팅

a: 외형선을 따라 조심스럽게 커팅한다.

b: 특히 구치부 협측의 외형선은 첫 번째 층과 다르기 때문에 주의한다.

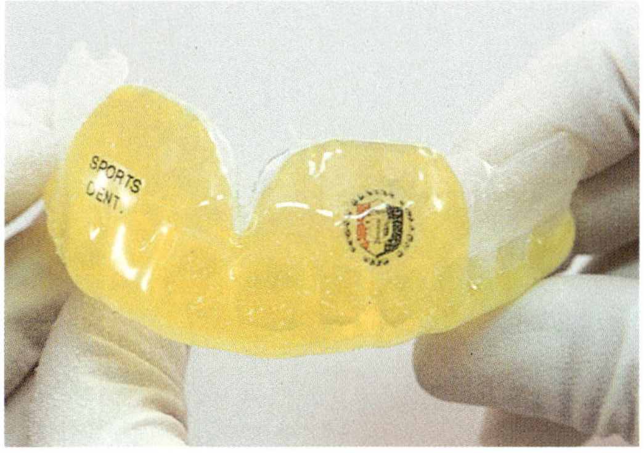

② 커팅 완료 후 상태

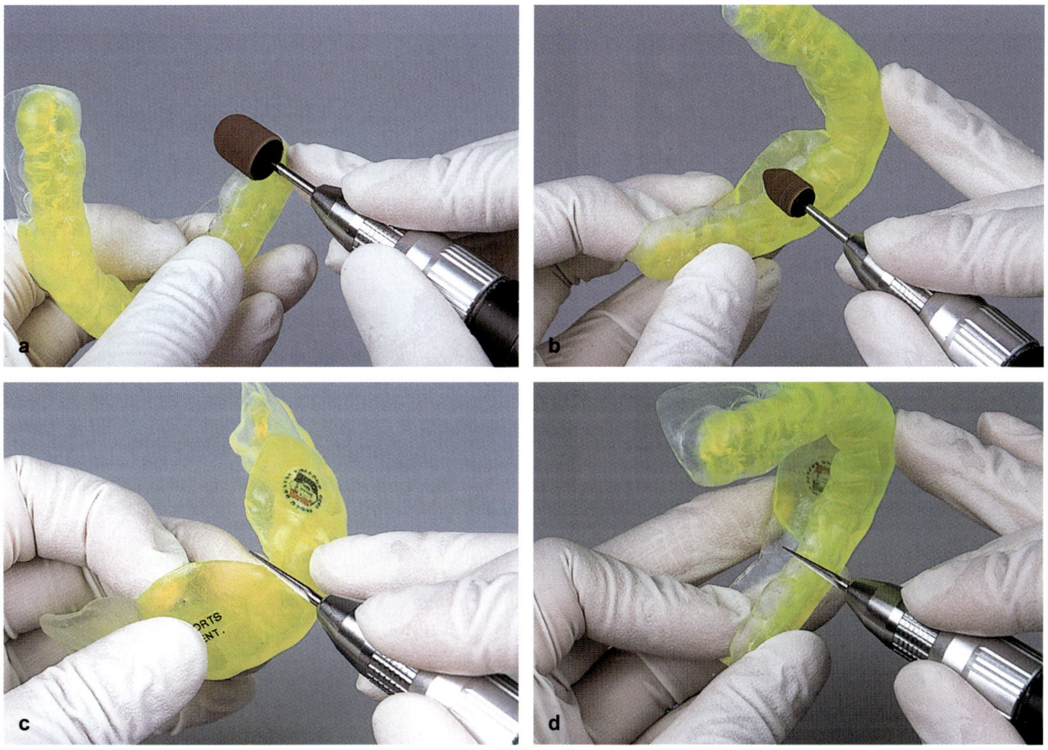

③ 변연 연마 및 최종 형태 수정

a, b: 포인트(디스크도 가능)로 연마하지만, 가능한 한 삭제 부분을 적게 하는 것이 마무리 시 표면 활택을 잃지 않고, 위화감이 경감된다.

c, d: 소대나 치경부 등 섬세한 부분은 특수 카바이드 버(146쪽 참조)로 마무리한다.

4 두 번째 층 교합조정

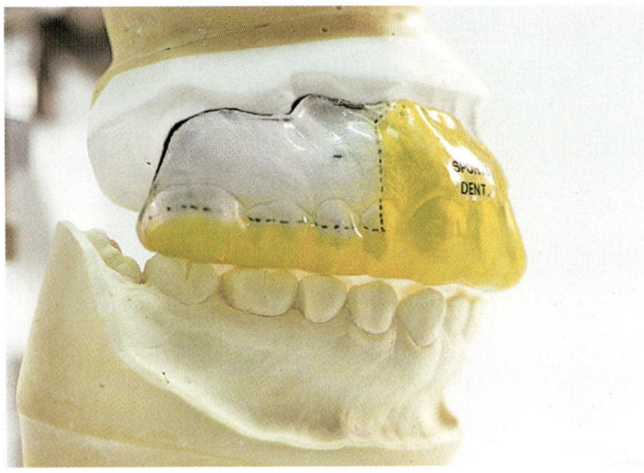

① 교합기의 주모형 세팅

교합기에 주모형을 넣고 다시 교합조정한다. 절치 핀을 조정하여 구치부에 필요한 두께 2~3mm를 확보한다. 아직 전치부가 접촉하지 않는다.

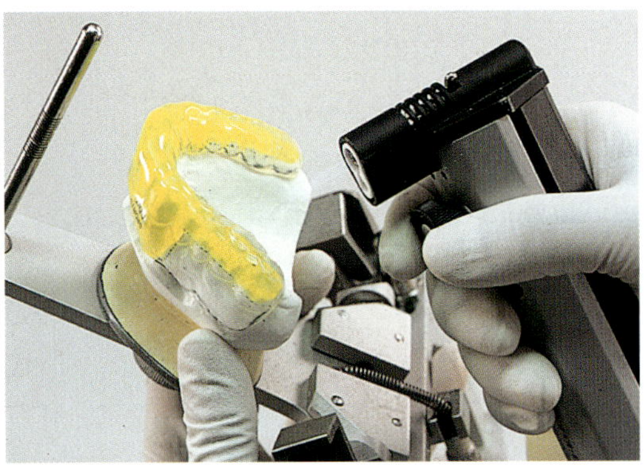

② 교합면 연화

교합면 부위만 주의 깊게 연화한다. 과도한 연화는 마우스가드 재료의 열화를 발생시키기 쉬우므로 주의를 요한다.

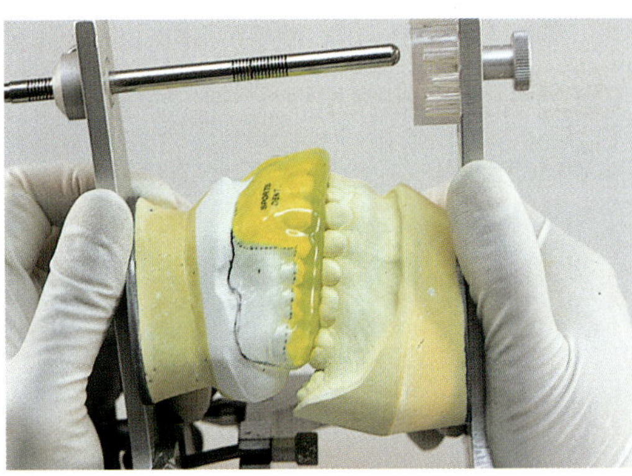

③ 대합치의 압흔 인기

교합기를 폐구하고 압흔을 인기한다.

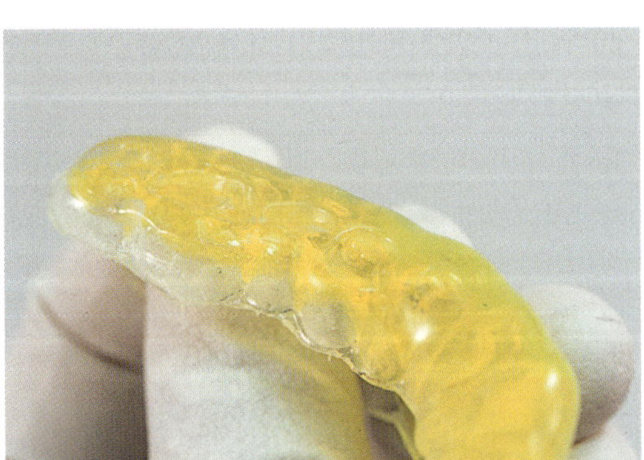

④ 대합치의 압흔

대합치의 압흔이 명확하게 인정된다.

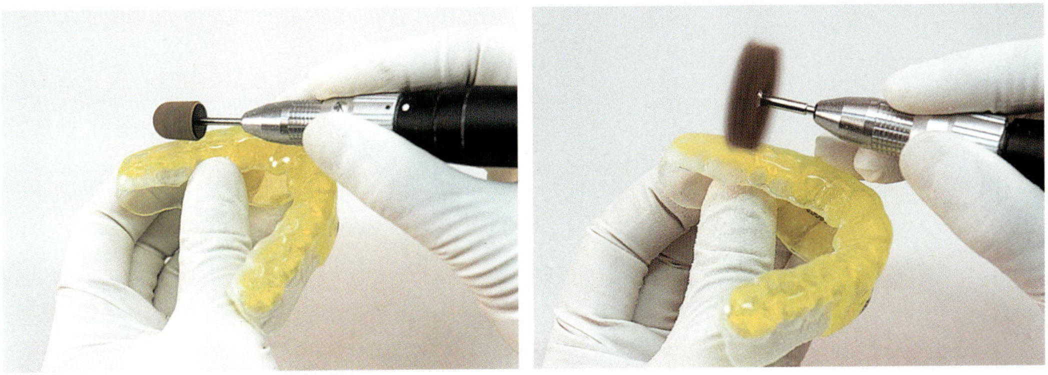

⑤ 잉여부 삭제

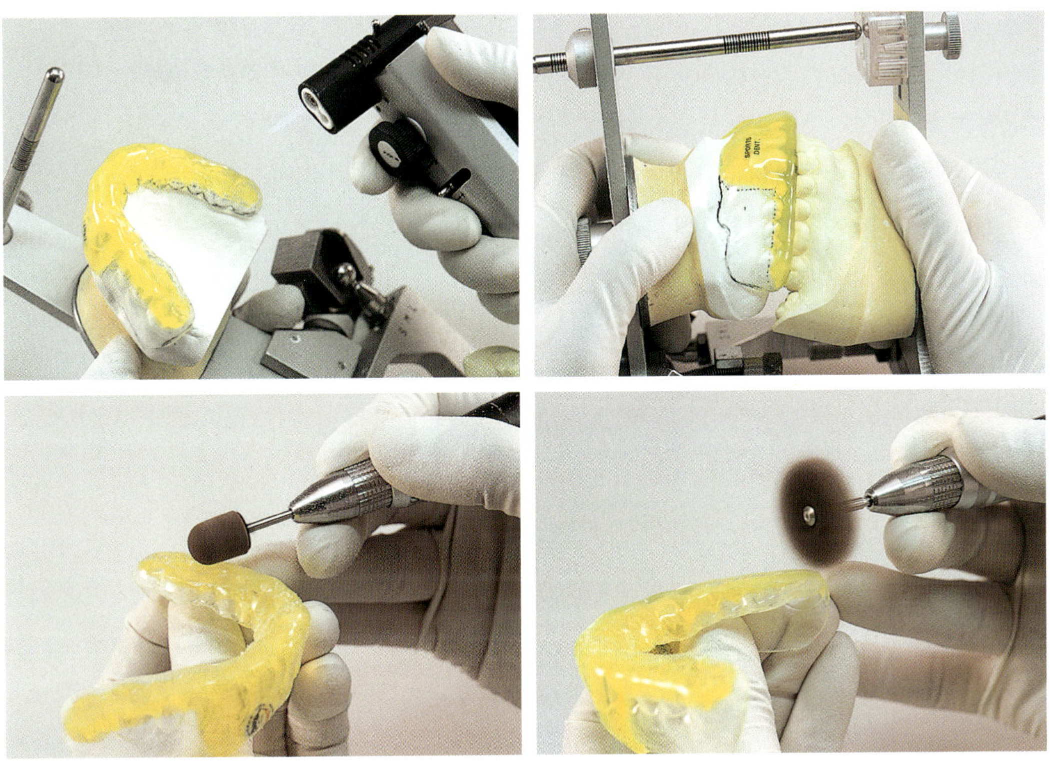

⑥ 2회차 연화 · 삭제에 의한 조정

연화 · 삭제에 의한 조정은 마우스가드의 변질, 변형 방지의 관점에서 여러 차례 나누어 시행한다. 마우스가드에 의한 악위 변화에 의해 악관절에 보통 이상의 부하가 가해지거나 장시간 사용하는 경우 교합 접촉에 변화가 생길 수 있기 때문에 교합관계의 신중한 부여가 요구된다. 연화할 때 첫 번째 층과 마찬가지로 토치 또는 '핫 에어 버너'(Smart Practice Japan)를 사용한다. 교합기에서 주모형을 세팅할 때 구치부를 거상하여 절치 핀이 절치 테이블에 닿도록 설정하기 때문에, 이때의 교합조정은 절치 핀이 절치 테이블에 닿도록 조정한다.

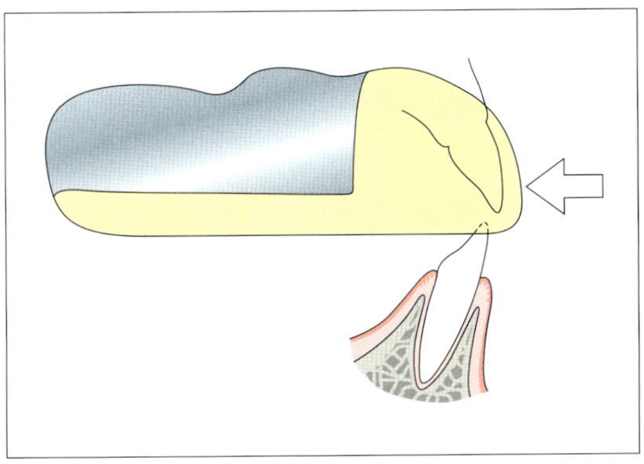

⑦ 전치부의 보호

직접적인 외력에 의해 상악 전치가 설측으로 이동하는 것을 마우스가드를 통해 하악 전치가 서포트할 수 있기 때문에 전치부의 손상은 어느 정도 방지할 수 있다.

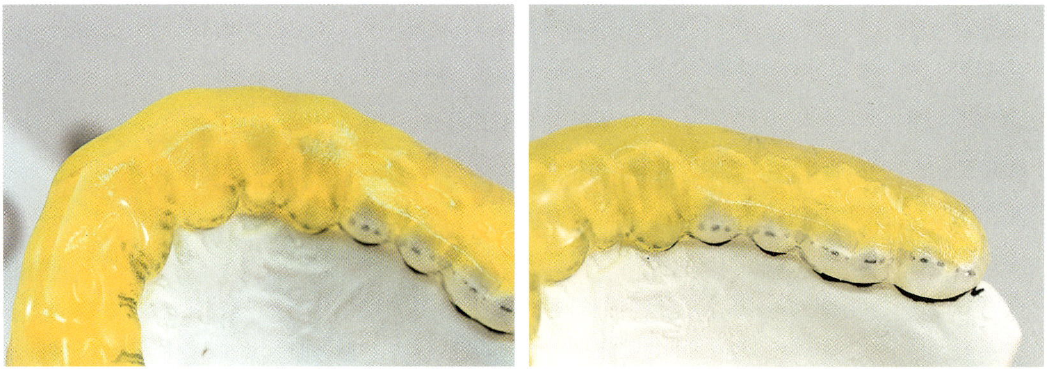

⑧ 교합조정 완료

대합치 교두정의 압흔이 0.5~1.0mm 남게 한다.

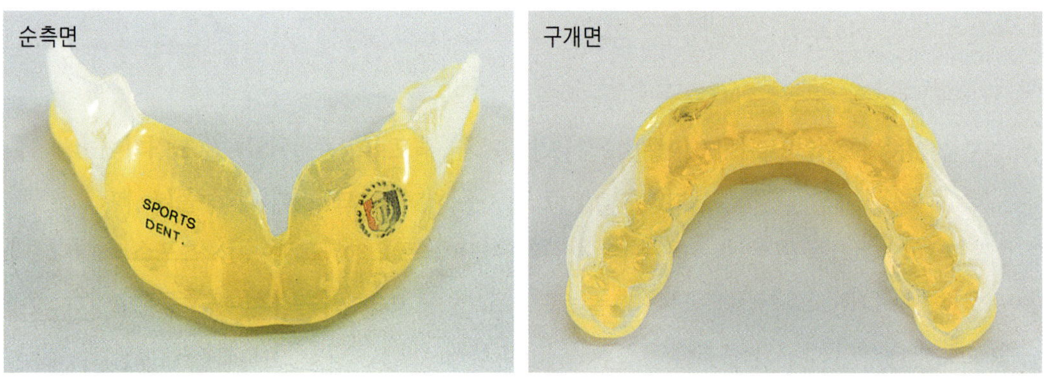

⑨ 교합조정이 끝난 상태

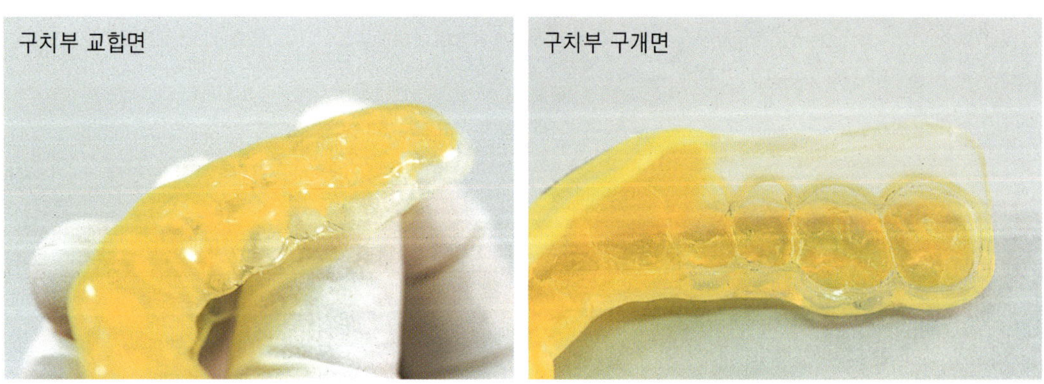

⑩ 구치부의 두께 확인

구치부에도 충분한 두께가 확보되는 동시에 세부 사항이 재현되어 있으며, 양호한 적합성을 얻었다.

❺ 두 번째 층 연마, 마무리

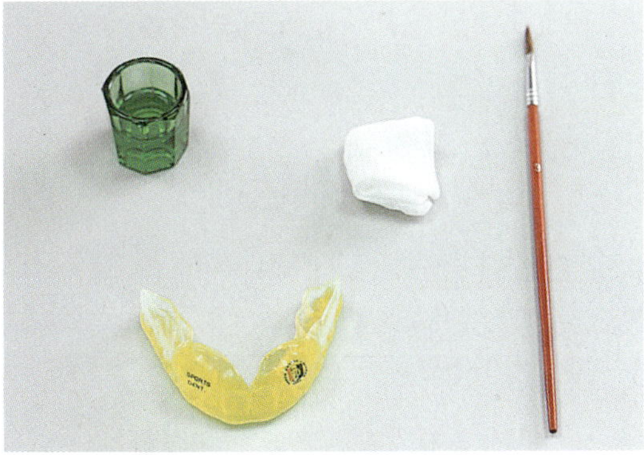

① 시작 전 연마, 마무리에 사용하는 재료

피니싱 리퀴드 등의 용액과 거즈, 붓 등을 사용한다.

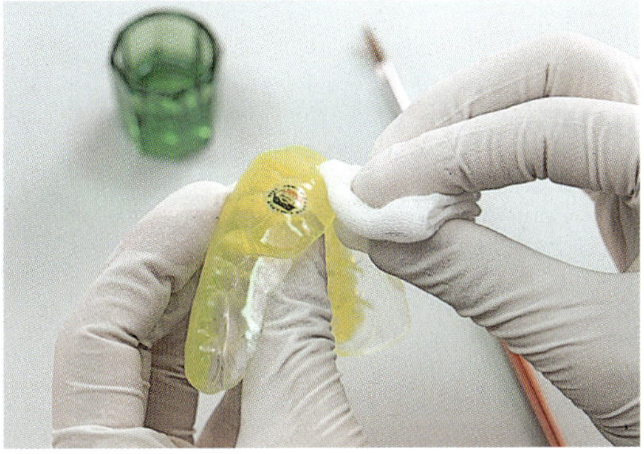

② 연마

거즈로 피니싱 리퀴드 용액을 스며들게 하고 연마한다. 이때 삭제한 부분 이외는 변형을 방지하기 위해 가급적 만지지 않는다.

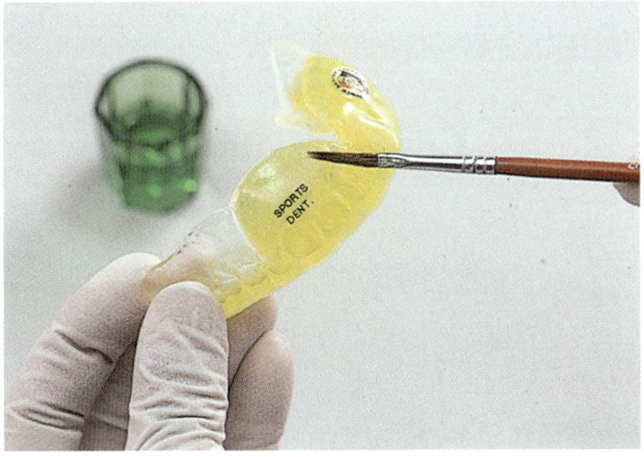

③ 마무리

표면을 활택하게 하기 위해 붓으로 용액을 표면에 도포하고, 몇 분간 방치한다.

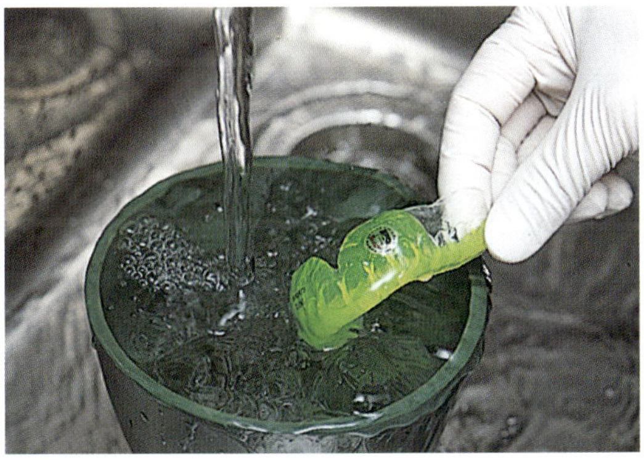

④ 세척

흐르는 물로 몇 분간 세척한다.

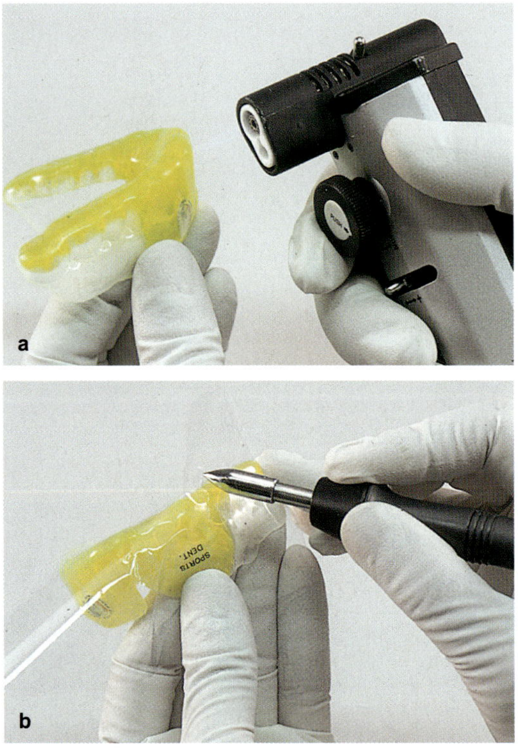

⑤ 그 외의 마무리법

a: 토치(알코올 토치라도 좋다)로 표면을 가볍게 가열한다.

b: '폴리싱 롤러'(Smart Practice Japan)와 내열 시트 등을 이용하여 표면을 활택하게 한다.

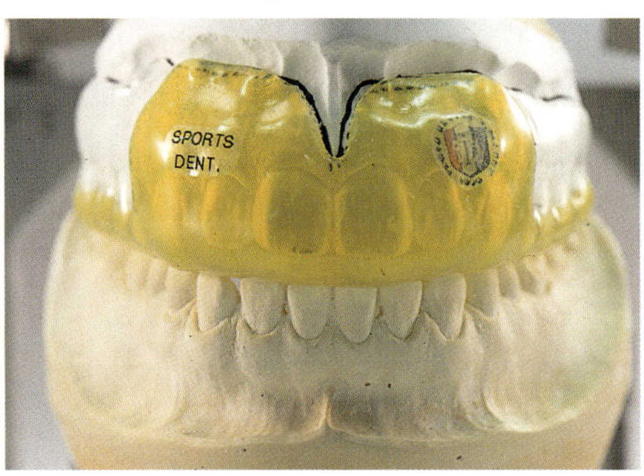

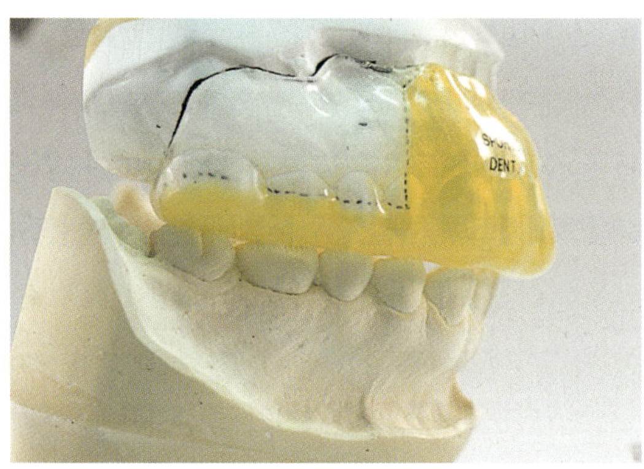

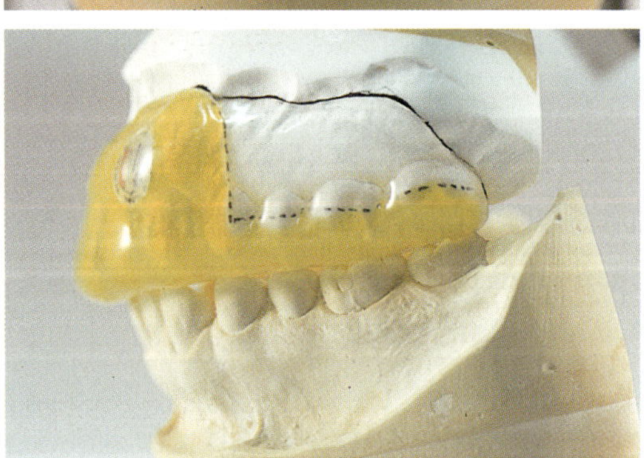

⑥ 기공작업이 완료된 마우스가드

교합면에도 충분한 두께가 확보되어 있다.

6 마우스가드 시적 · 최종 조정

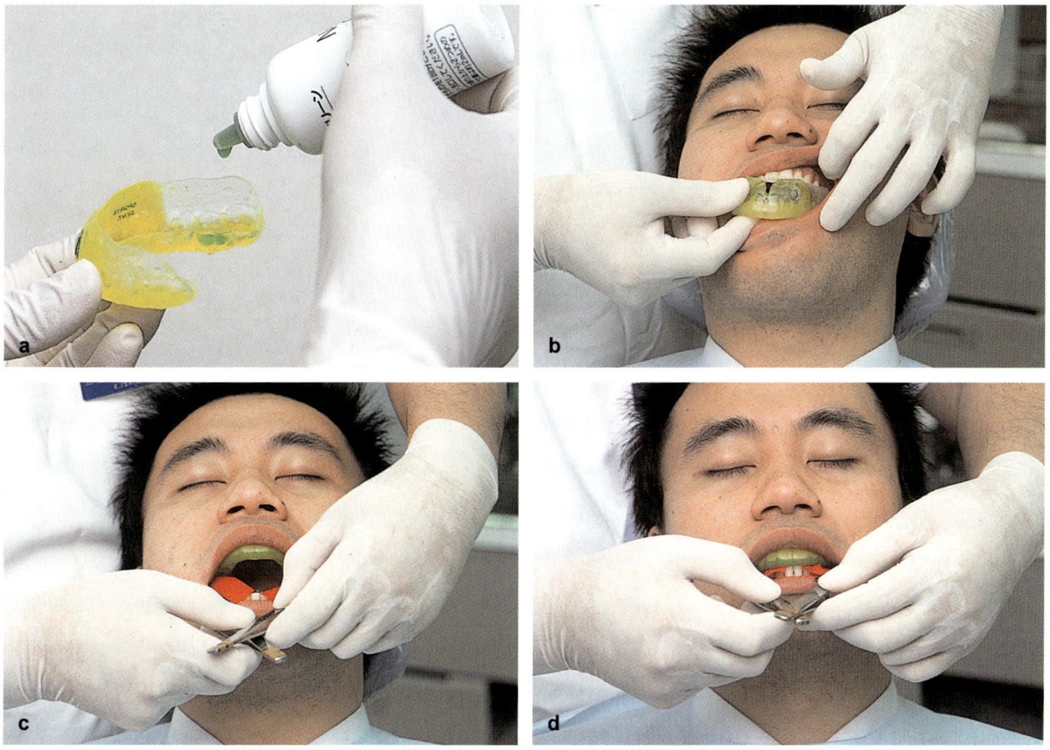

① 마우스가드의 시적

a, b: 장착 시 성인은 민트 맛, 소아는 과일 맛 등 좋아하는 맛과 향이 있는 것으로 내면에 한 방울 떨어뜨려 두면 좋은 결과를 얻을 수 있다.

c, d: 마우스가드를 구강 내에 장착하고, 교합지를 가볍게 물게 한다. 이때 교합지는 반드시 좌우 양쪽을 동시에 물린다.

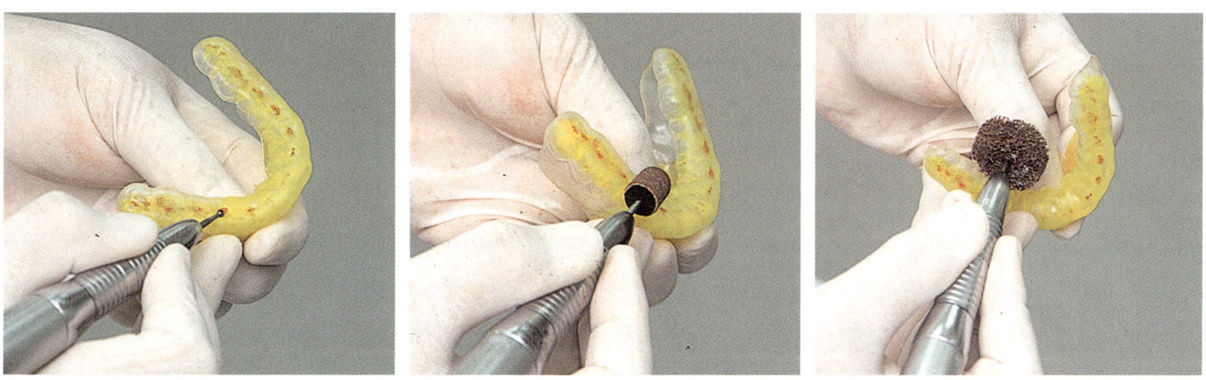

② 최종 조정

교합지를 가볍게 문 상태에서 모든 치아가 고르게 접촉하도록 조정한다. 적절하게 제작된 마우스가드의 교합조정은 쉽지만, 경우에 따라 교합면을 토치로 연화하고 하는 경우도 있다. 마우스가드의 후연, 설측부의 두께와 길이는 선수의 위화감이 최소화되도록 신중하게 삭제 · 조정한다. 선수의 마우스가드에 대한 의식은 장착 당일의 인상이 강하기 때문에 미세한 조정도 가능한 한 장착 날에 진행하는 것이 좋다.

7 마우스가드 최종 마무리

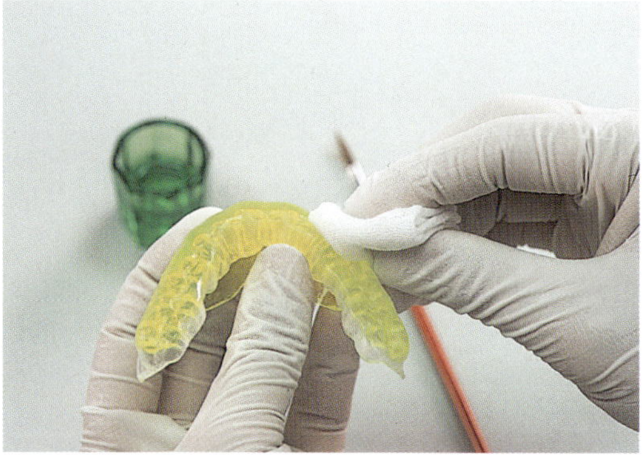

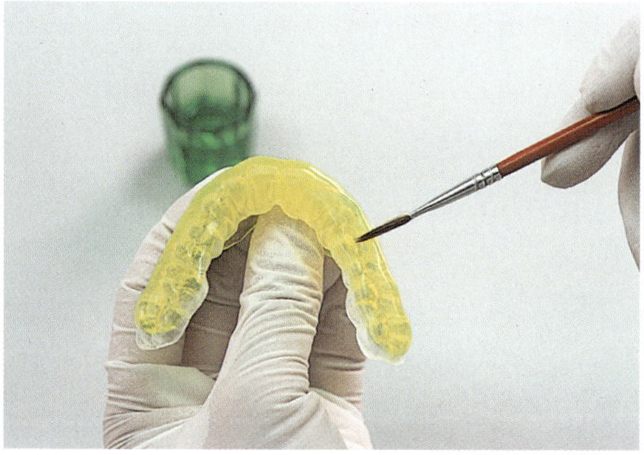

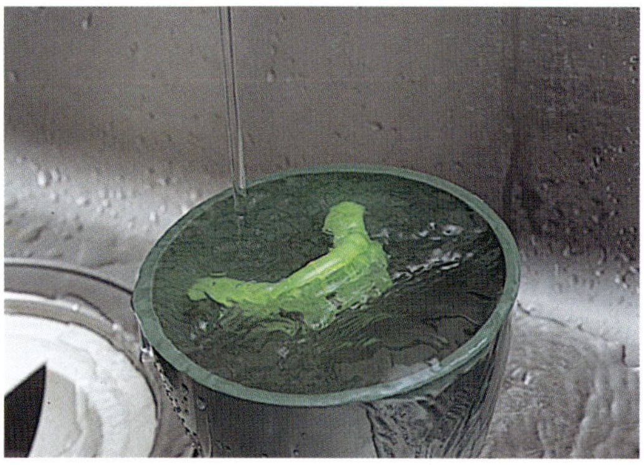

적절한 교합관계와 선수의 납득을 얻으면 최종 마무리를 한다. 마지막 표면 활택화를 위해 피니싱 리퀴드 등의 용액을 도포한 다음 흐르는 물에 씻는다. 이상으로 라미네이트 타입 마우스가드 제작의 모든 공정을 마쳤다.

8 라미네이트 타입 마우스가드의 완성

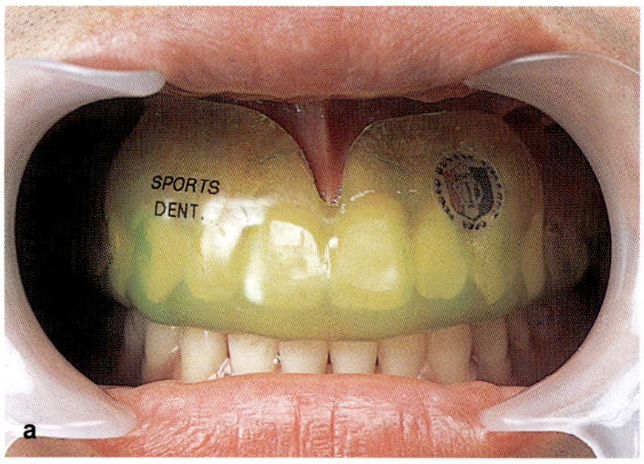

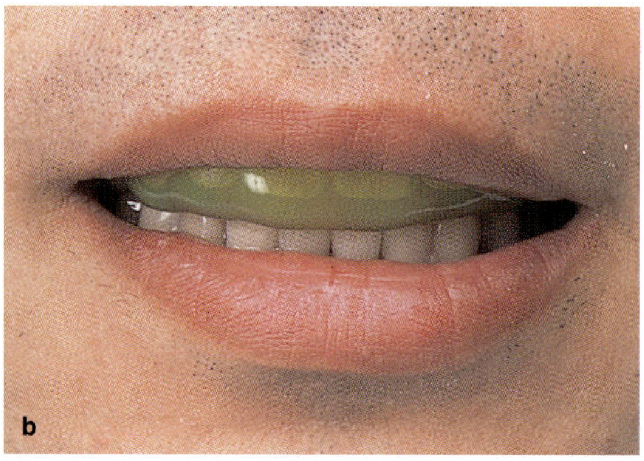

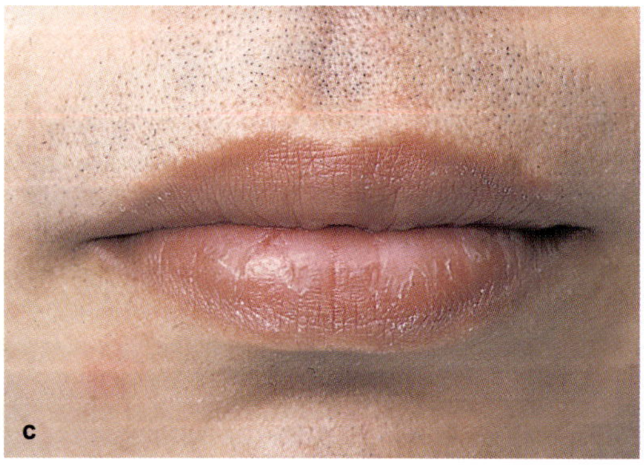

a: 완성된 마우스가드. 선수의 구강 내에 장착된 상태

b, c: 착용감이 좋고, 입술의 과도한 긴장 없이 자연스러운 폐구가 가능하다.

3. 하드 & 스페이스 타입 마우스가드 제작

외상의 예방 효과 강화

스포츠용 마우스가드는 치과 관련 외상을 예방 또는 경감하는 것을 주된 목적으로 사용한다. 실제로 많은 연구에서 그 효과가 높은 것으로 보고되었다. 그러나 마우스가드를 착용해도 막을 수 없는 외상이 있는 것도 사실이다.[1] 현재 가장 사용 빈도가 높은 에틸렌 비닐 아세테이트 소재(EVA 소재)나 연성 재료를 이용한 마우스가드의 외상 예방 효과는 그 두께에 의존하고 있다.[2,3] 충격 흡수 능력의 향상을 위해 두께를 증가시키는 것도 하나의 방법일 수 있지만, 과도한 두께는 장착 시 위화감을 일으켜 착용을 방해하기 때문에 모처럼의 안정성이 발휘되지 못할 수 있다.

그래서 재질, 디자인을 고려한 보다 충격 흡수성이 높은 마우스가드를 찾아 다양한 연구가 이루어져 왔다. 에어 셀,[4] Sorbothane[5] 등을 삽입한 유형은 그 효과가 보고되고는 있지만, 제작의 복잡성, 특이성 등에 따라 실제 사용에는 이르지 못한 것 같다. 또한 보다 제작이 용이하고 (라미네이트 유형에 가까운) 효과적인 마우스가드로 Patric 등[6]은 경성재료의 삽입에 의해 직접적인 외력의 분산능력을 높인 타입을 보고했다. 이 유형은 EVA 소재만으로 제작된 것에 비해 높은 안전성을 가지고 있음이 실험적으로 증명되고 있다.

그러나 보다 안전성을 높이기 위해 경성 재료의 삽입 이외에 마우스가드와 치아 표면 사이에 1mm 정도의 공간을 마련하는 유형이 보고[7,8]되어 있다(그림 1). 이 유형의 마우스가드의 자세한 제작법도 보고[9]되어 그 유효성도 임상적으로 밝혀지고 있으며 보급이 기대된다.

하드 & 스페이스 타입 마우스가드 제작법

기본적으로 라미네이트 타입과 동일하지만, 3층 구조이기 때문에 다소 복잡하다(그림 2, 3). 다음에 단계마다 제작 시 팁, 주의 사항에 대해 요점을 설명한다. 인상채득에 앞서 우식, 치은의 상태, 보철장치의 장착을 진단할 뿐 아니라 악관절, 악구강계의 근육, 뇌진탕 기왕력 등을 포함한 구강 내외의 충분한 진단을 실시해 필요한 경우 적절히 대응한다. 또한 스포츠의 종류, 포지션, 수준 등에 대한 배려도 필요하다.

접촉 스포츠에서 사용하는 마우스가드를 제작하는 경우에는 치은협 이행부의 최심부까지 정확히 인상채득하여 작업모형을 제작하는 것이 중요하다. 모형의 주의점으로 순측의 언더컷이 강하고, 전치부 치축이 순측으로 많이 기울어져 있으면 완성된 마우스가드가 얇아지므로, 기저면 트리밍 시 가급적 치축이 수직이 되도록 조정한다. 또한 예각을 남기지 않도록 한다. 교합 채득은 증례에 적합한 재료 및 방법으로 할 필요가 있다. 가압성형 장치를 사용하는 경우, 작업모형에 6기압의 압력이 가해지는 장비가 있기 때문에 작업모형 제작에 있어서는 파절되지 않도록 반드시 초경석고를 사용한다.

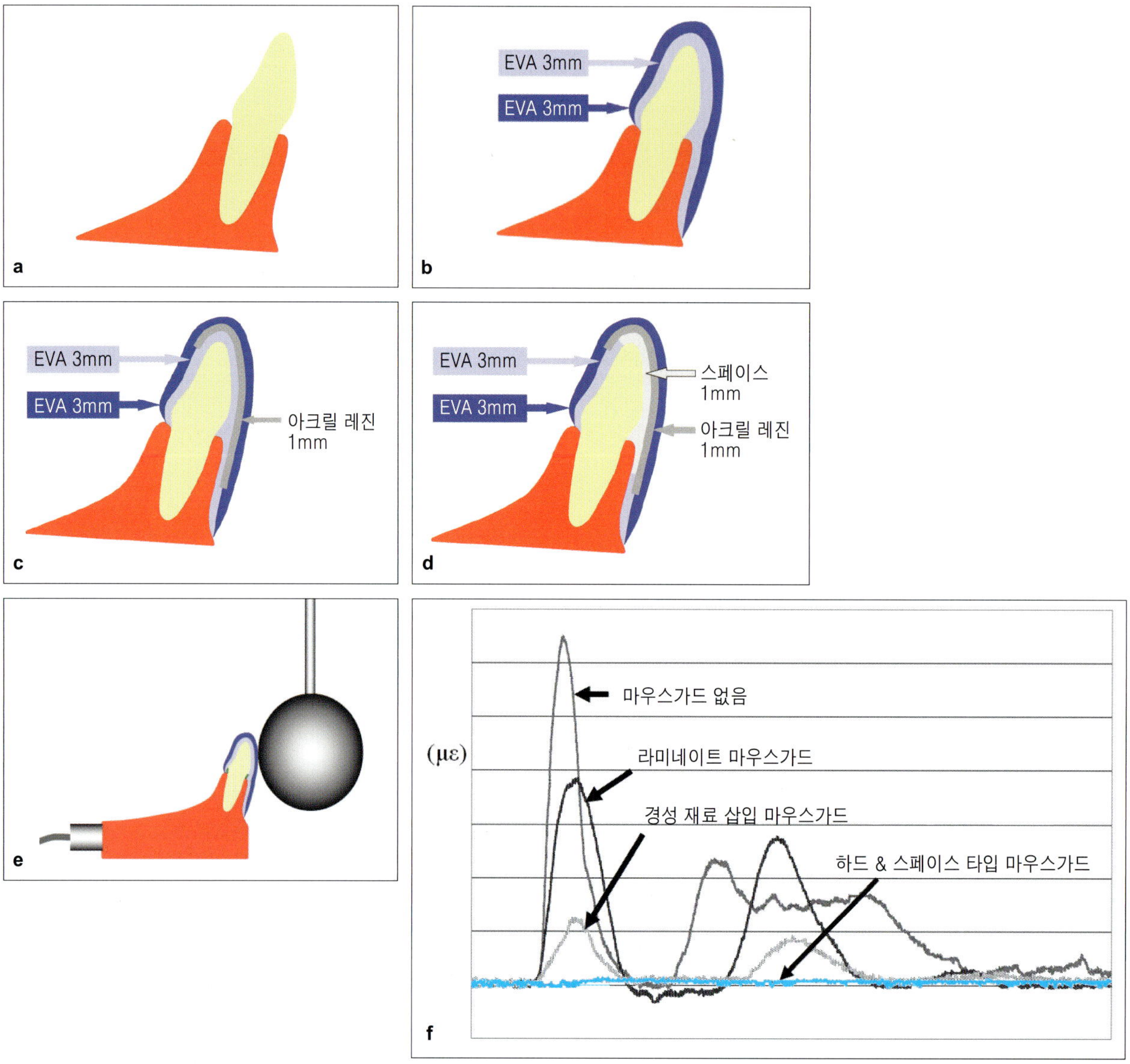

그림 1. 마우스가드에 가해진 충격에 의한 치아 왜곡의 비교. a: 마우스가드 없음. b: 라미네이트 마우스가드(3mm + 3mm). c: 경성 재료 삽입 마우스가드(EVA 3mm + 아크릴 레진 1mm + EVA 3mm). d: 하드 & 스페이스 타입 마우스가드(EVA 3mm + 아크릴 레진 1mm + 스페이스 1mm). e: 실험 조건. f: 충격이 가해진 치아의 뒤틀림은 모든 마우스가드에서 감소했지만, 하드 & 스페이스 마우스가드는 거의 모든 가압 충격 에너지를 흡수, 분산하는 것을 알 수 있다(참고문헌[8] 인용).

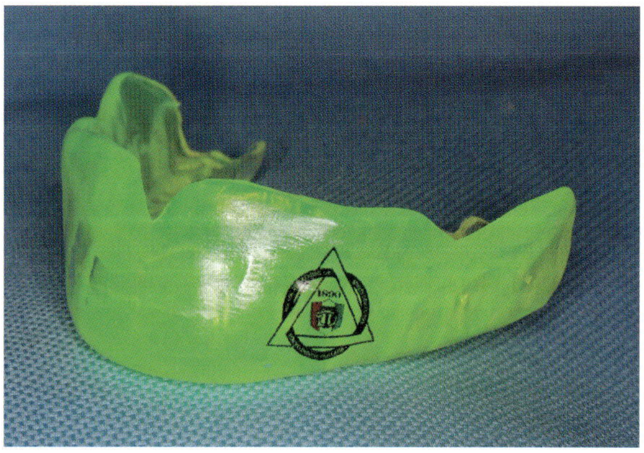

그림 2. 하드 & 스페이스 타입 마우스가드의 완성 예시.

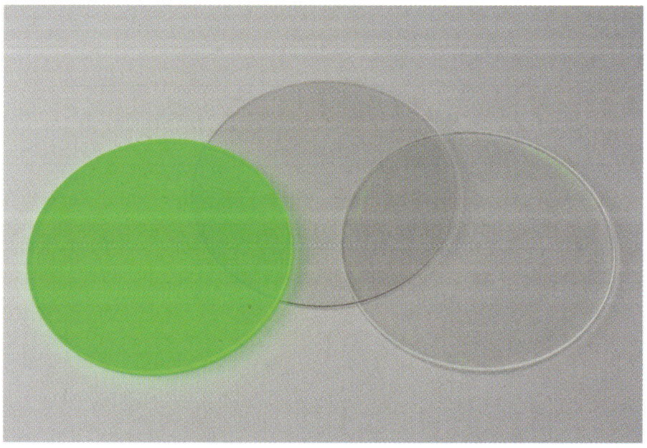

그림 3. 첫 번째~세 번째 층의 마우스가드 재료.

❶ 첫 번째 층 제작

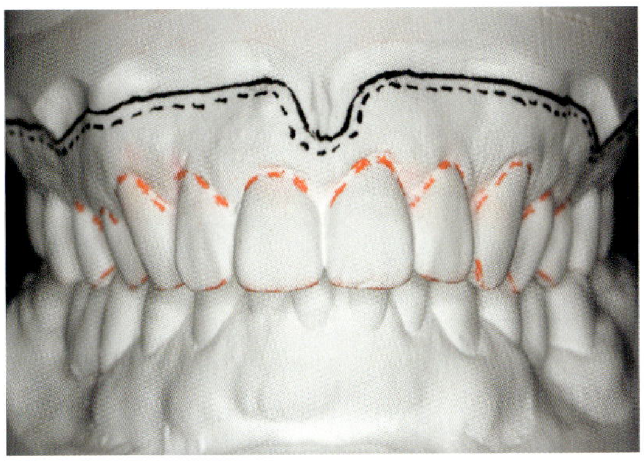

1 외형선 기입: 3개 층의 외형선 기입

① 첫 번째 층 외형선

3mm 마우스가드 재료(EVA 소재)의 외형선(검은 점선), 'Drufosoft'(Rinkai). 첫 번째 층은 외상 예방 효과를 높이기 위해 순협측면을 최대한 넓게, 또한 하방에서의 충격력에 저항하며 적절한 교합을 부여하기 위해 대구치 교합면까지 피복하도록 그린다.

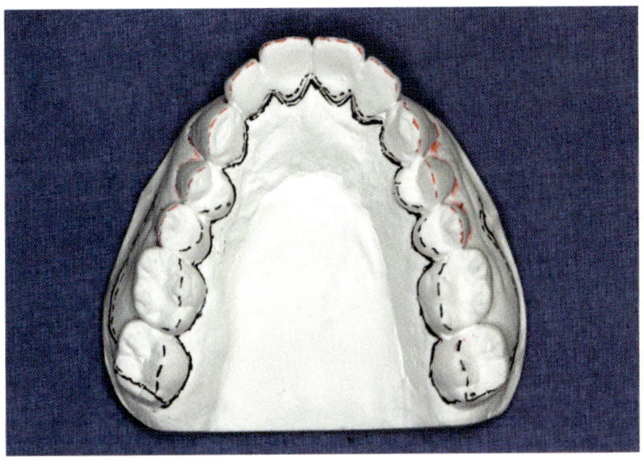

② 두 번째 층 외형선

1mm 마우스가드 재료(아크릴 경성 재료)의 외형선(붉은 점선), 'Biolon'(Rinkai). 두 번째 층의 경성 재료는 충격을 광범위하게 분산시키기 위해 양측 제2소구치까지의 순협측 치관부를 피복하도록 한다.

③ 세 번째 층 외형선

2mm 마우스가드 재료(EVA 소재)의 외형선(검은 실선). 세 번째 층은 순협측, 교합은 첫 번째 층과 같게 하고, 구개측은 치경부까지 피복한다.

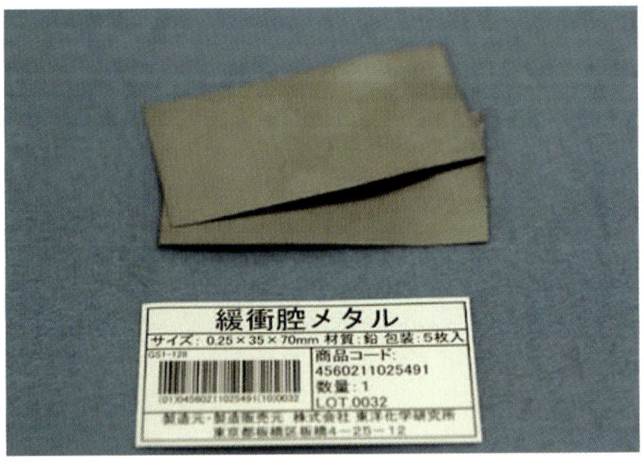

2 공간의 설정

① 완충 공간 금속의 제작 · 부착

가장 부상이 많은 양측 중절치 절단측 1/2의 순측면에 0.5mm의 공간을 마련하기 위해 두께 0.25mm의 '완충 공간 메탈'(동양화학연구소)을 두 장 겹쳐 크기에 맞춰 잘라 접착제로 부착한다. 공간은 경우에 따라서는 1.0mm로 할 수도 있고, 또 다른 전치에 보철장치나 임플란트가 있는 경우에는 그 부위에도 설정한다.

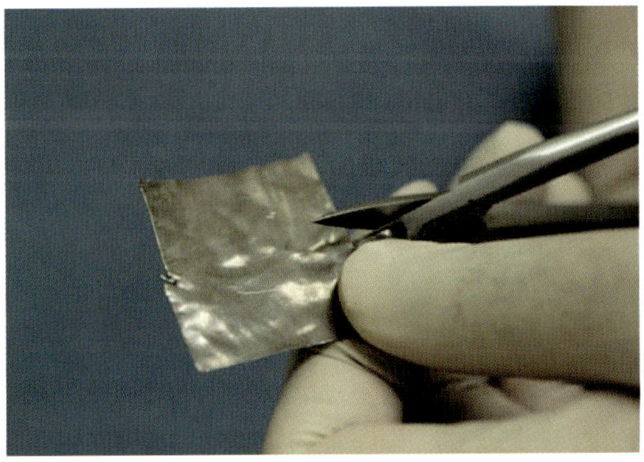

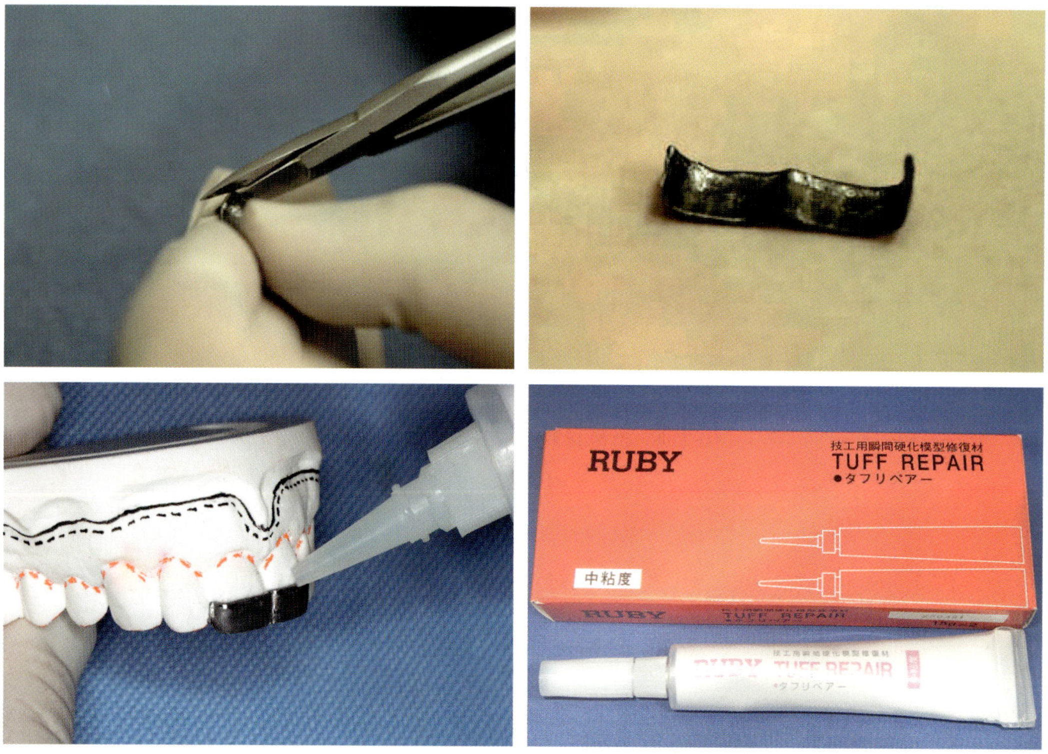

② 단차 수정

이때 금속과의 단차가 신경 쓰이는 경우에는 'TUFF REPAIR'(RUBY)나 '모델 리페어'(덴츠플라이시로나) 등으로 수정한다.

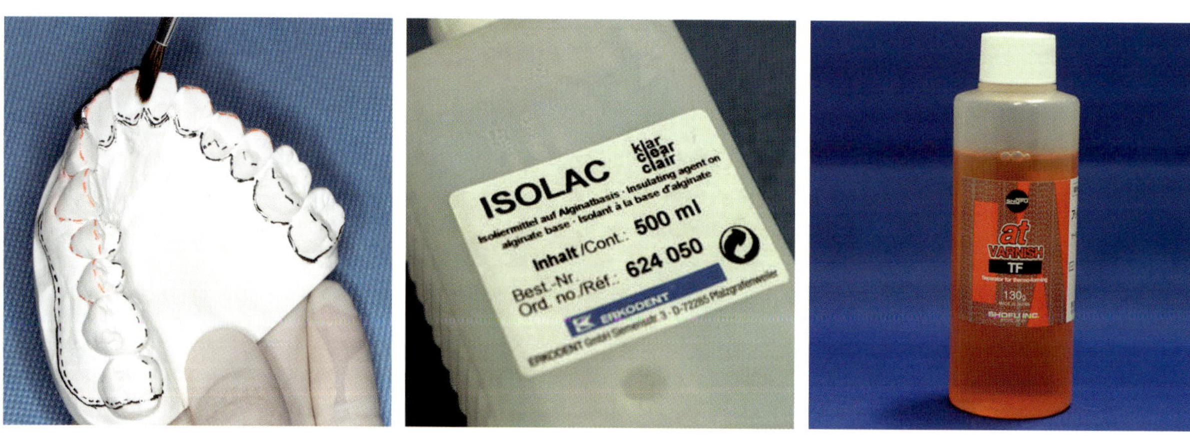

3 분리재 도포

마우스가드 재료를 압접하기 전에 모형에 분리재로 'ISOLAC'(Erkodent)나 'at varnich TF'(Shofu) 등을 도포한다.

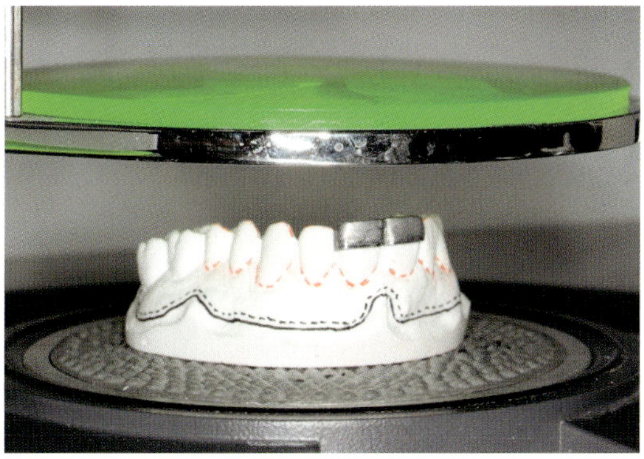

4 첫 번째 층의 가압성형

첫 번째 층 마우스가드 재료의 성형을 가압성형 장치(DRU-FOMAT; Rinkai, Erkopress; Erkodent / Smart Practice Japan, 바이오스타; JM Ortho, Model Capture; Shofu 등)를 이용하여 실시한다.

① 모형과 마우스가드 재료 세팅

모형을 세팅하고 마우스가드 재료를 텐션 링에 세팅한다.

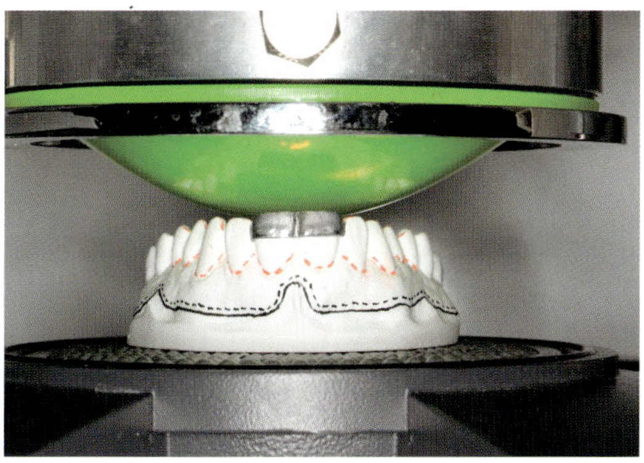

② 마우스가드 재료의 가압성형

성형기의 온도가 낮은 경우에는 제조사가 제시하는 가열 온도에서는 연화가 불충분한 경우도 있어, 히팅 유니트를 1분 정도 예열한다.[10] 또한 높은 적합성을 얻기 위해 약 1분간 압접면을 가열하고 반전하는 것도 효과적이다.[11] 충분한 연화 후, 가압을 실시한다. 12분 정도 가압 상태에서 자연적으로 식힌 다음 감압한다. 이 시간이 짧으면 변형의 원인이 된다.

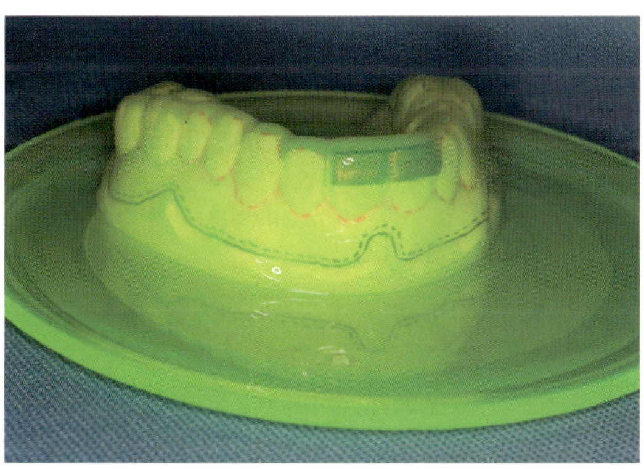

5 성형된 마우스가드 꺼내기

모형과 성형 마우스가드를 텐션 링을 풀고 꺼내 충분히 가압되어 적합이 양호한지를 확인한다.

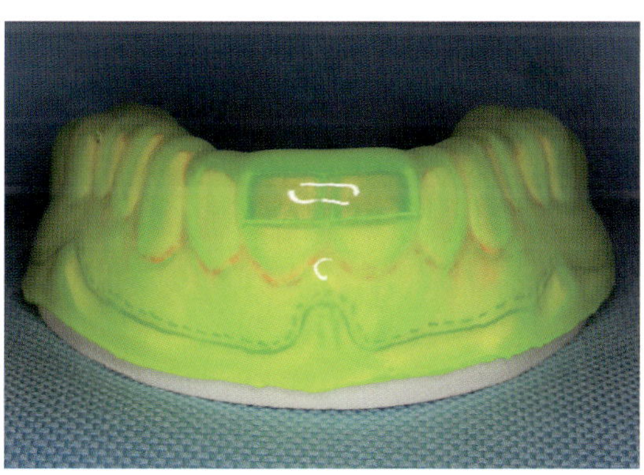

6 성형 마우스가드의 외형 컷

확인 후, 가열된 메스 또는 초음파 커터를 이용하여 첫 번째 층의 외형선(검은 점선)보다 큰 불필요한 부분을 자른다. 크게 잘라 두면 연화, 압접하는 방법에 의한 교합조정 시에 일어나는 변형을 방지할 수 있어, 치열이나 마우스가드 형태에 따라 이 방법을 사용하는 경우도 있다.

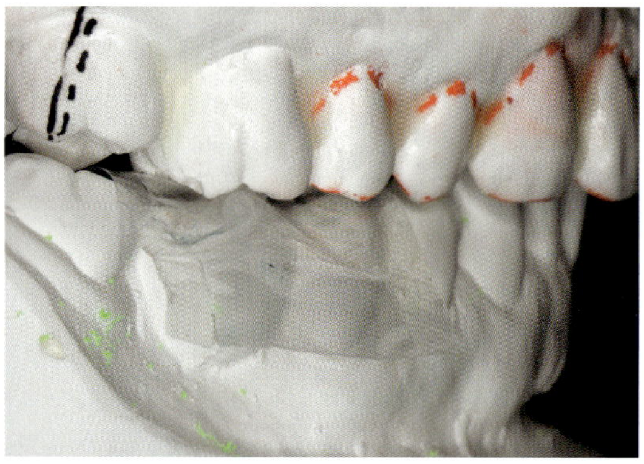

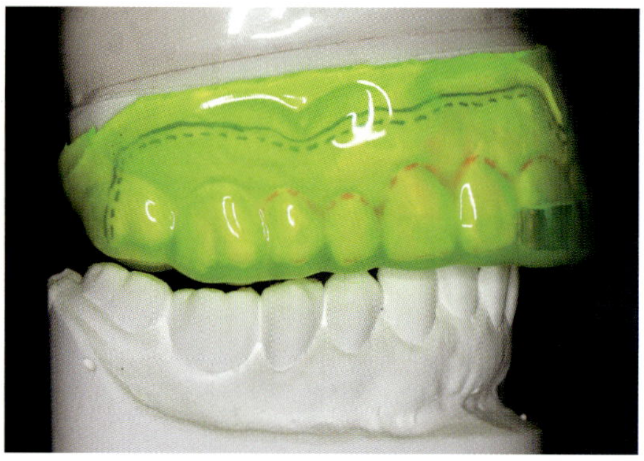

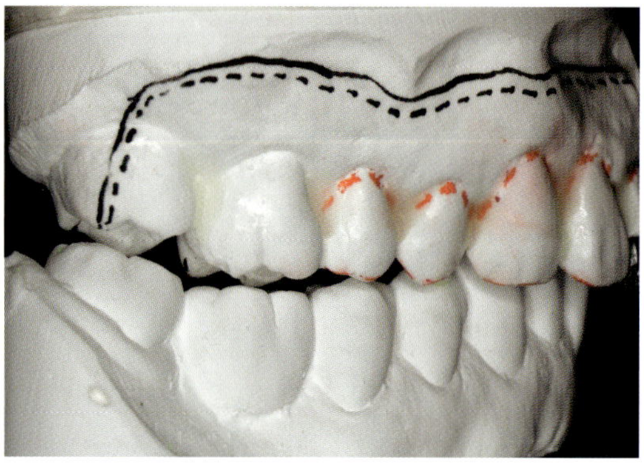

7 교합기 장착(스플릿 캐스트법) · 교합 거상량 설정

교합기상에서 바이트 업 비즈[12)](2mm)를 상하악 모형의 제1대구치 부위에 위치시켜 교합 거상량의 설정을 실시한다. 이때 절치 핀이 절치 테이블에 닿도록 조정한다.

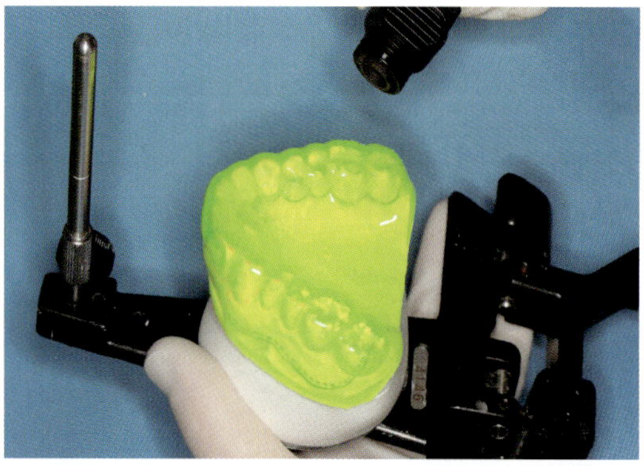

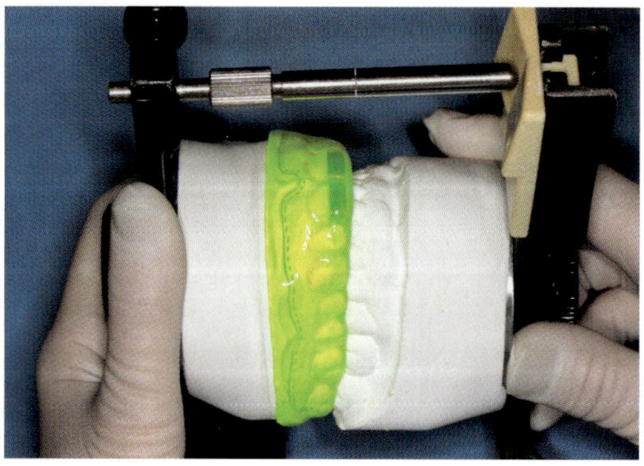

8 성형 마우스가드 교합면에 대합치의 압흔 부여

토치를 이용하여 교합면만 작은 불꽃으로 조심스럽게 연화시켜 절치 핀을 절치 테이블에 닿도록 교합기를 폐구시켜 대합치의 압흔을 인기한다. 이때 사용하는 토치(포켓 버너; PRINCE 등)는 교합면의 필요 부분만 핀 포인트로 연화하는 것이 바람직하다. 조정량이 많다고 생각되는 경우에는 연화 전에 삭제할 수도 있다. 첫 번째 층의 시점에서 어느 정도 교합조정을 해 두면 최종 조정의 부담을 상당히 줄일 수 있다. 또한 결손부나 최종적으로 구치부 교합면에 필요한 두께에 따라 전치부 등 재료를 첨가할 수도 있다(94쪽 개량형 1매법과 동일한 방법 참조).

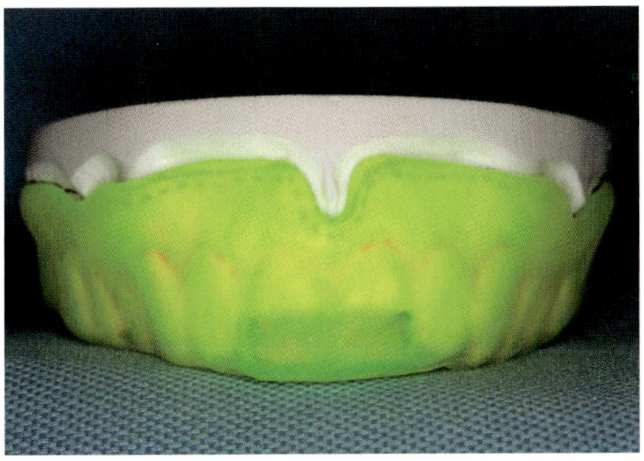

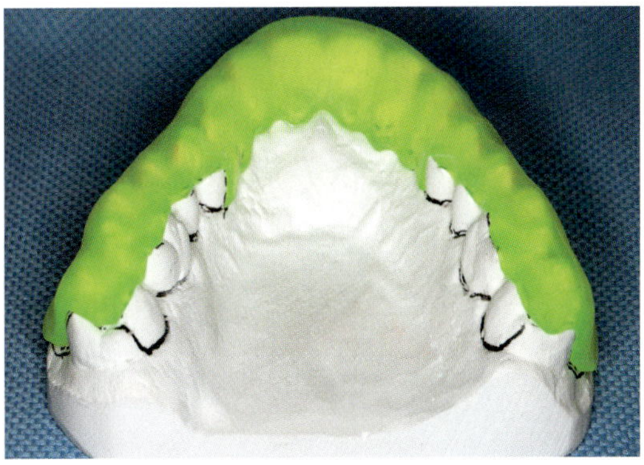

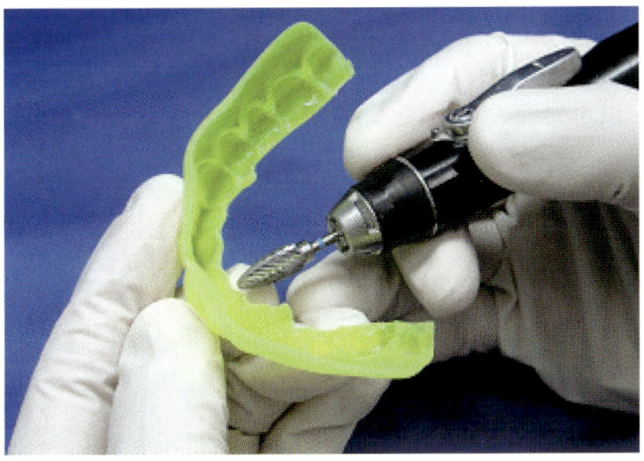

9 형태 수정

버(캡처 커버 – HP; Shofu, HSS 드릴; Erkodent), 포인트(그라인딩 캡, 그라인딩 홀더; Rinkai), 디스크(울트라 트림; Rinkai, 리스코 S; Erkodent, 우레탄 디스크; 야마하치 치재공업) 등을 이용하여 첫 번째 층의 변연이 매끄럽게 이행되도록 형태를 정돈한다.

2 두 번째 층 라미네이트

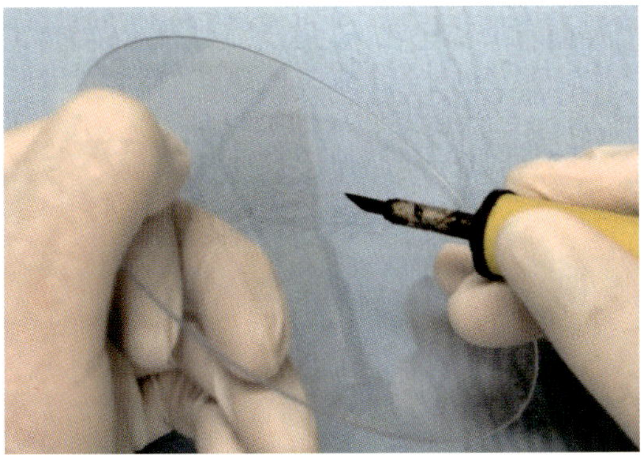

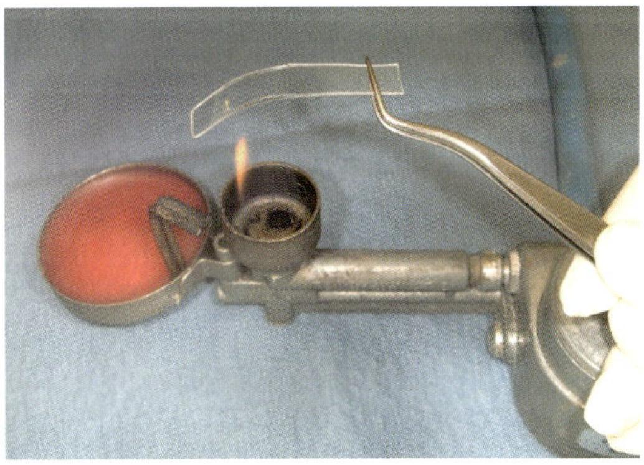

1 두 번째 층(경성 재료)의 절단 · 가열 · 연화

첫 번째 층에 이어 두 번째 층의 경성 재료를 압접한다. 두께 1mm의 아크릴 경성 재료를 양쪽 제2소구치까지 덮는 정도 길이의 직사각형으로 잘라 토치를 사용하여 주의 깊게 양면을 가열, 연화한다.

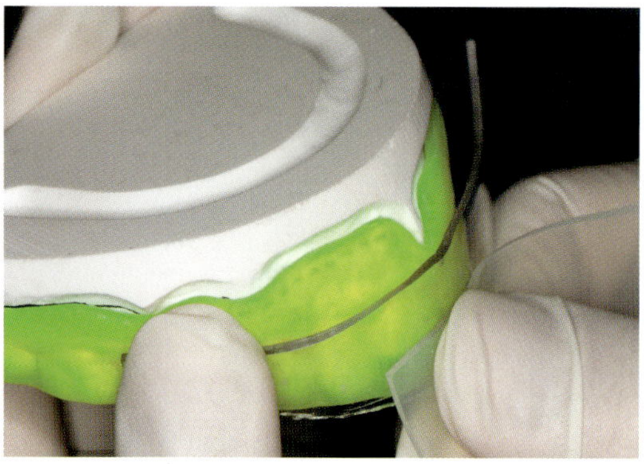

2 두 번째 층(경성 재료)의 압접 · 적합

실리콘 시트(슈퍼 시트; 덴탈에이드)를 이용하여 연화한 경성 재료를 압접 · 적합한다. 또한 위치 결정을 위해 정중부에 표시를 해 절연, 교두정을 조금 넘게 한다. 이 작업은 여러 번에 나누어 실시하면 좋다.

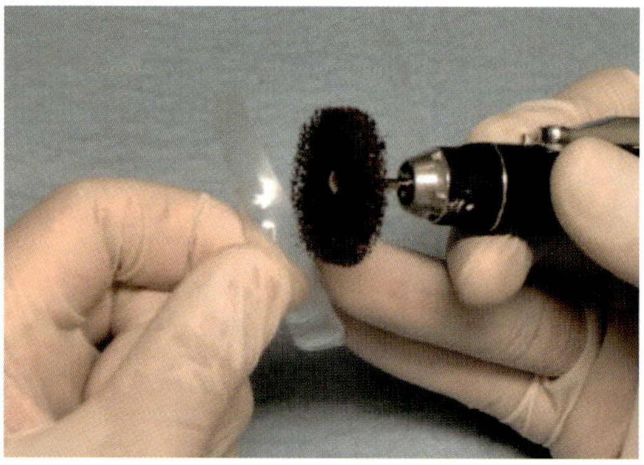

3 형태 수정

적합시킨 경성 재료를 양쪽 제2소구치까지 치관 순측면에 맞게 잘라 형태를 수정한다.

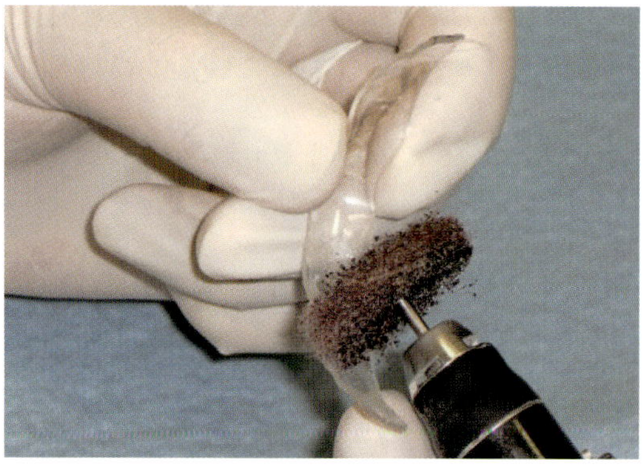

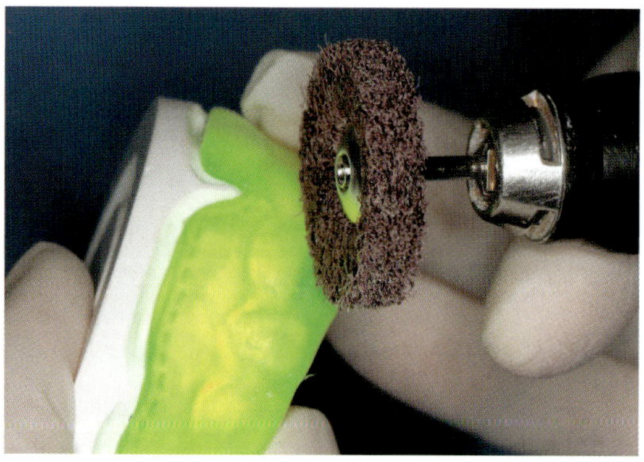

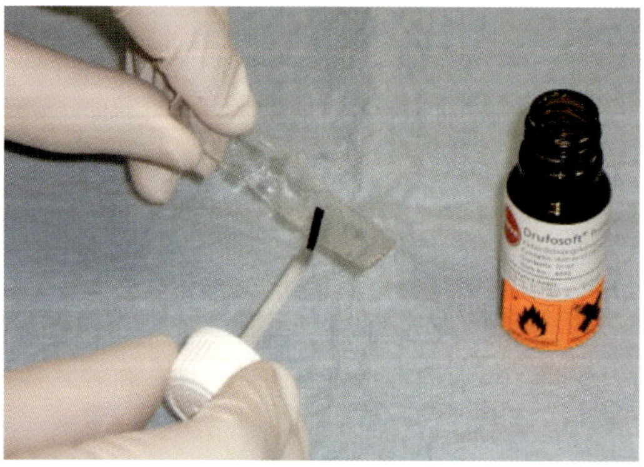

4 첫 번째 층과 두 번째 층의 표면 처리

이 경성 재료의 내면과 첫 번째 층 마우스가드에 붙이는 경성 재료 위치 표면에 EVA용 프라이머를 사용하여 표면 처리를 한다.

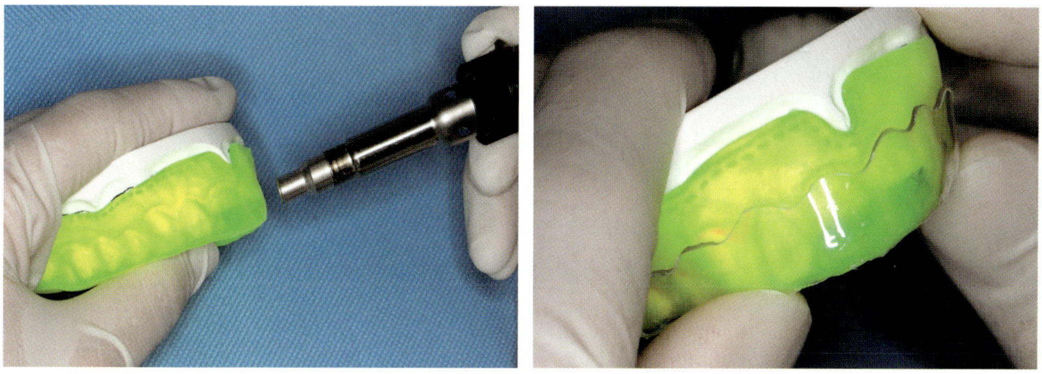

5 두 번째 층(경성 재료) 라미네이트와 형태 수정

① 경성 재료의 압접

핫 블로우 · '핫 에어 버너'(Smart Practice Japan) 등을 이용하여 표면을 가열하고(토치를 이용하면 산화막이 생겨 접착성이 저하된다) 경성 재료를 빠르게 첫 번째 층 마우스가드에 라미네이트한다.

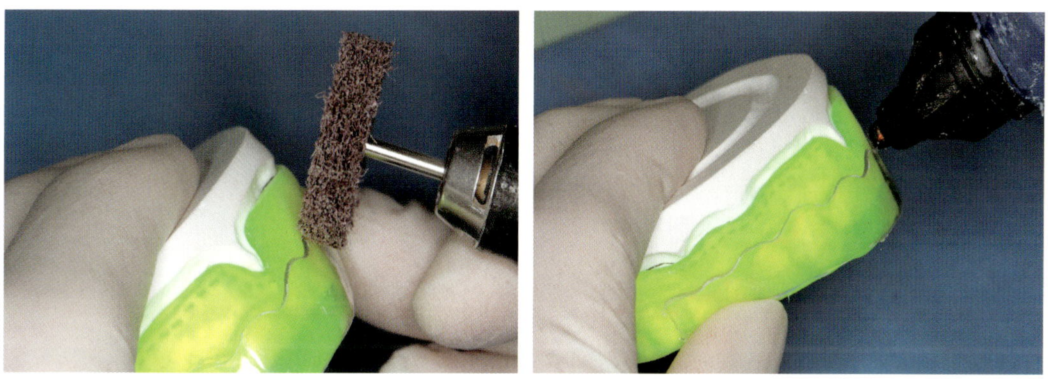

② 형태 수정

그 후 주의 깊게 형태 수정을 실시한다. 경성 재료와 첫 번째 층 마우스가드와의 단차가 신경 쓰이는 경우는 '핫 멜트 건'(Erkodent)과 '에르코 스틱'(Erkodent) 등을 이용하여 경계 부분에 연화시킨 EVA 소재를 첨가하여 부드럽게 이행되도록 한다.

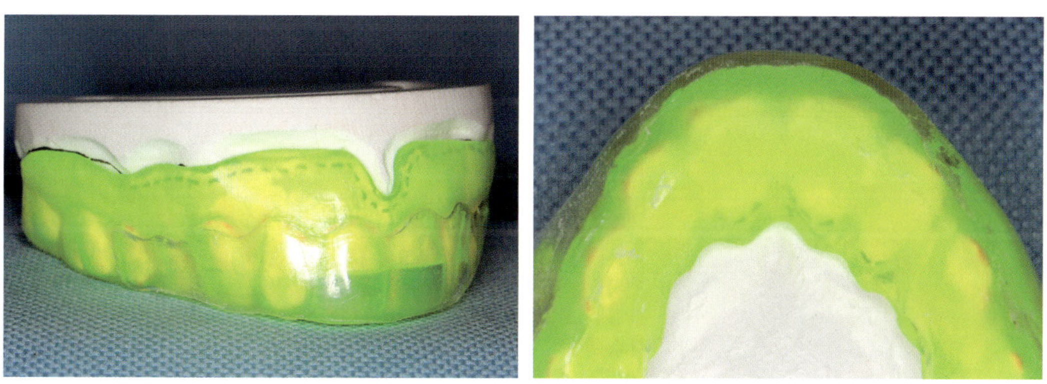

③ 두 번째 층(경성 재료) 라미네이트 완료

두 번째 층의 경성 재료가 첫 번째 층 마우스가드에 라미네이트된 상태

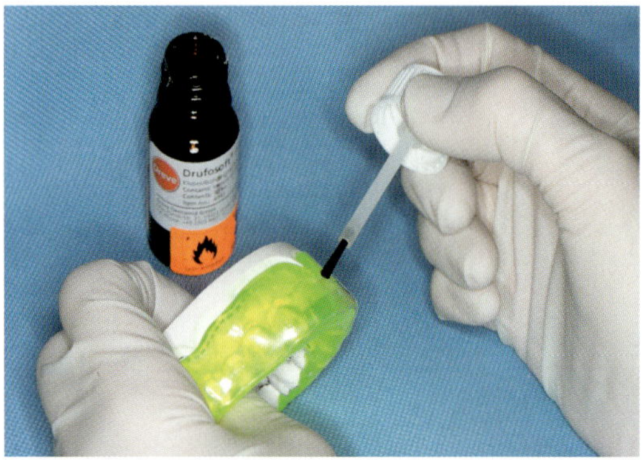

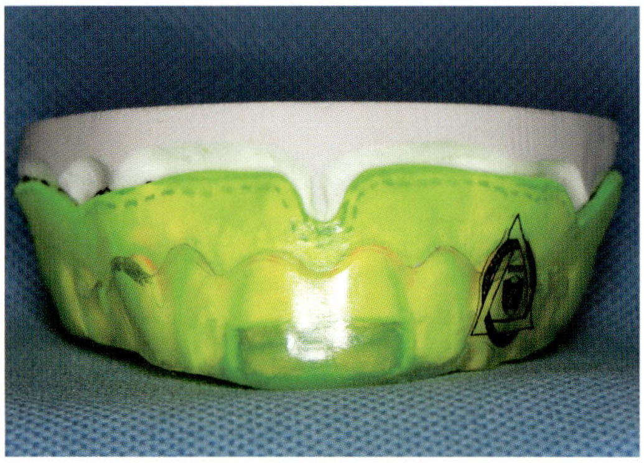

6 표면 처리

전면에 걸쳐 EVA용 프라이머를 도포하여 표면 처리를 한다. 표면 처리가 완료되면 필요에 따라 이름표, 로고 등을 적절히 부착한다. 이때 처리된 마우스가드 표면에 최대한 닿지 않도록 주의한다.

3 세 번째 층 라미네이트

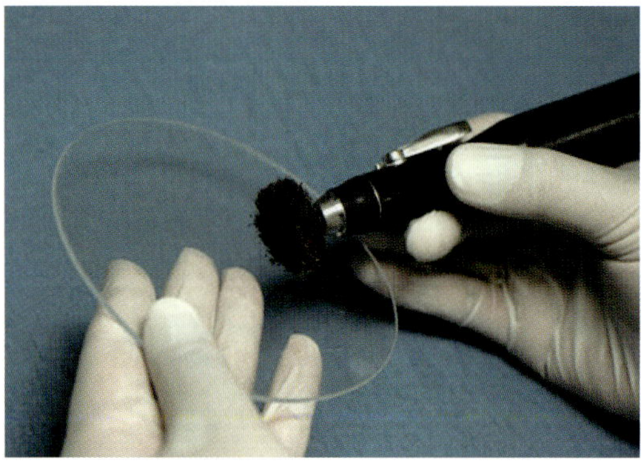

1 세 번째 층 마우스가드 재료의 준비

① 표면 한 층 삭제

세 번째 층 마우스가드 재료(EVA 소재)도 디스크 표면을 한 층 삭제하여 먼지 등을 제거한다.

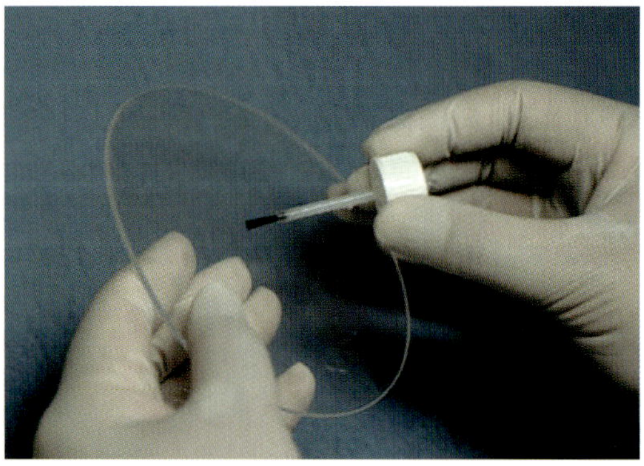

② 세 번째 층 마우스가드 재료의 표면 처리

보다 강력한 접착력을 얻기 위해 EVA용 프라이머를 사용하여 표면 처리를 실시한다.[14]

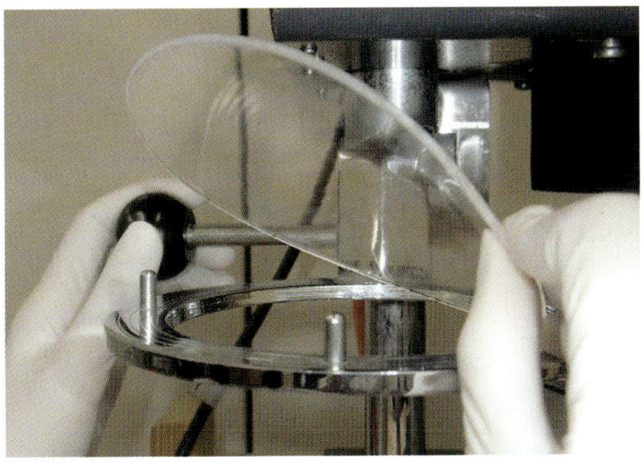

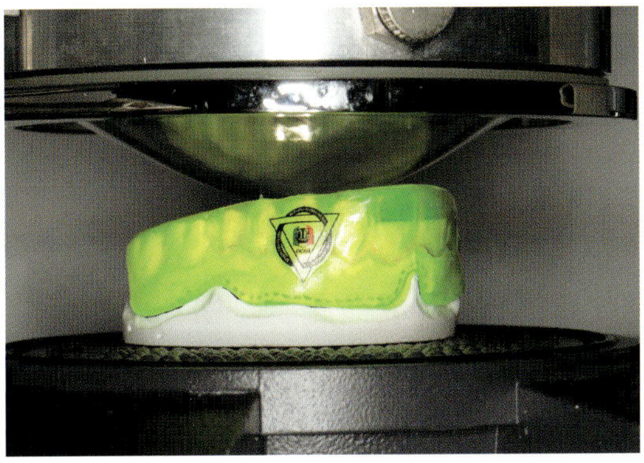

2 세 번째 층 마우스가드 재료의 가열 · 연화 · 라미네이트

첫 번째 층 성형 시와 마찬가지로 성형기의 예비 가열을 1분 정도 실시한 후, 세 번째 층의 접착면(표면 처리를 한 면)을 약 45초 먼저 가열해 둔다. 이로써 접착력이 향상된다. 직접 접착면을 가열하는 '바이오스타'(JM Ortho)는 접착력이 높아 본 접착면의 직접 가열, 연화, 반전은 다른 기종의 개선책도 될 수 있다.

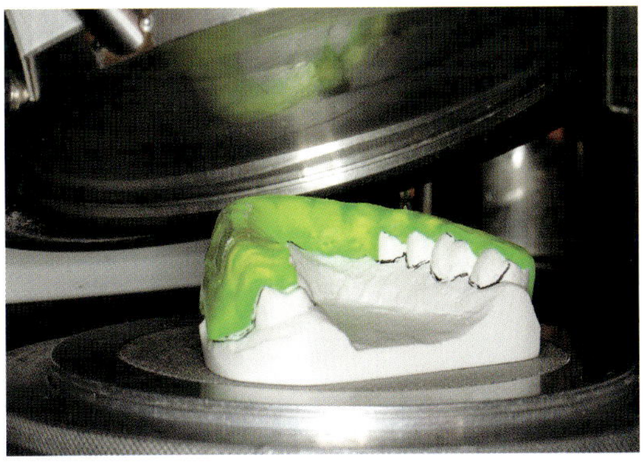

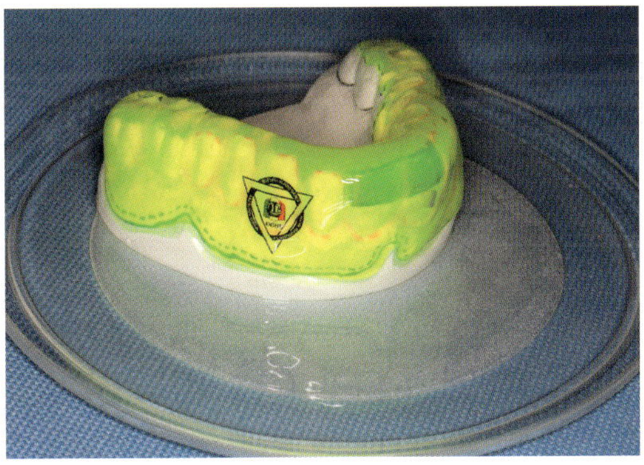

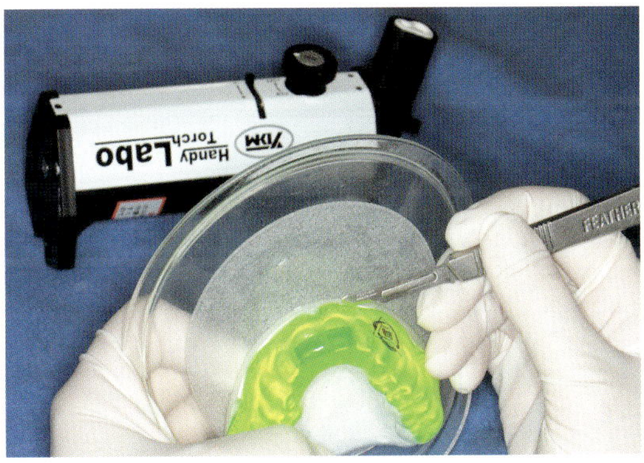

3 세 번째 층을 라미네이트한 마우스가드 추출, 외형 컷

충분히 냉각한 후 감압하여 성형기에서 꺼낸다. 라미네이트한 세 번째 층 외형선(검은 실선)보다 큼직하게 잘라 교합조정을 하기 전에 외형을 다듬으면, 변형을 일으키기 쉽다. 이때 세 번째 층 외형선, 특히 구치부는 첫 번째 층 외형선(검은 점선)과 다르므로 주의한다.

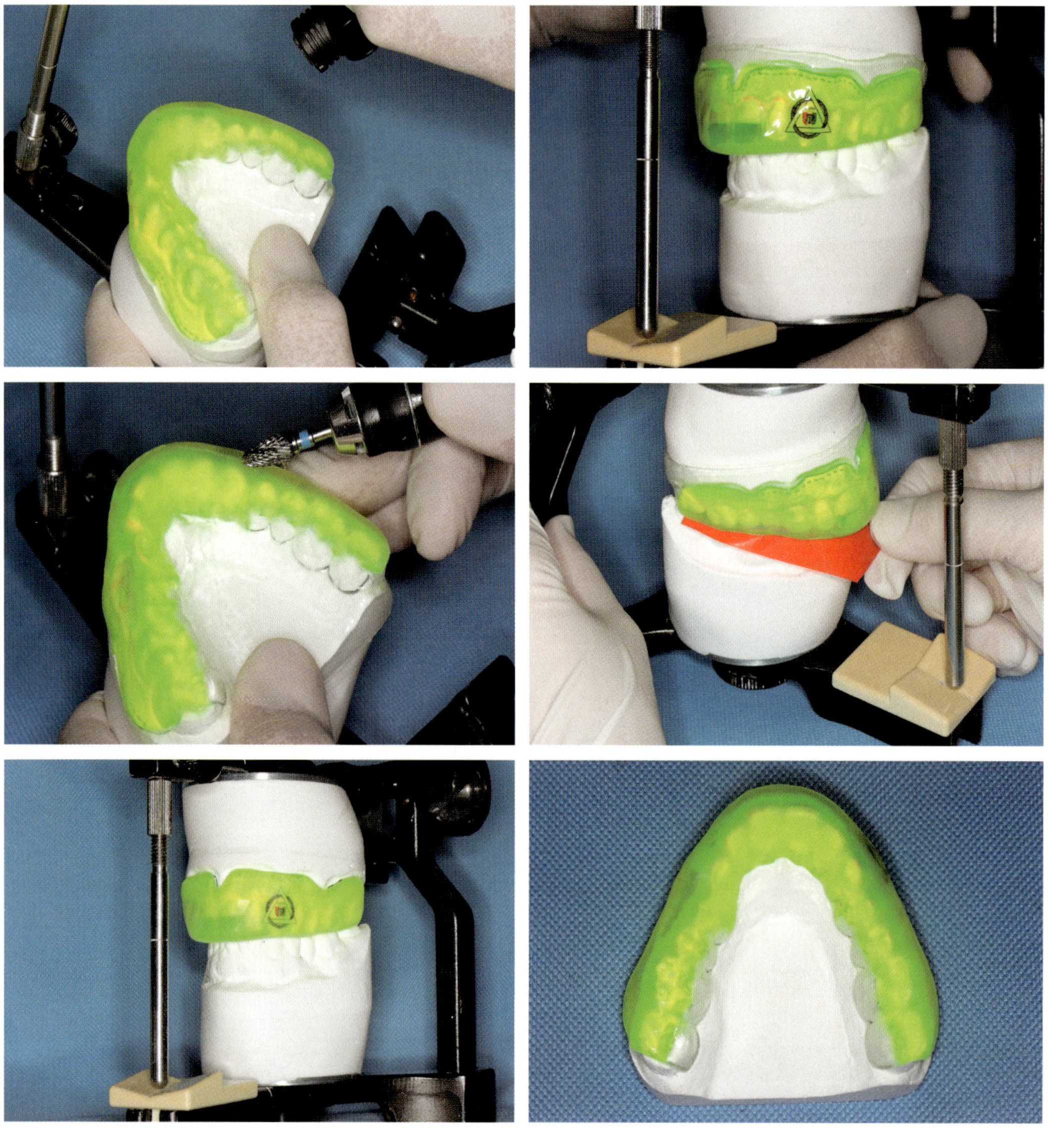

4 교합면에 대합치의 압흔 부여 · 교합조정

첫 번째 층과 마찬가지로 교합면만 주의 깊게 연화하여 교합기를 절치 핀과 절치 테이블에 닿게 폐구하고 대합치의 압흔을 부여하며 교합조정한다. 과도한 연화는 마우스가드의 변형을 발생시키기 쉬우므로 주의한다. 또한 연화 · 삭제는 마우스가드의 변질, 변형 방지의 관점에서 여러 번 나누어 실시한다.

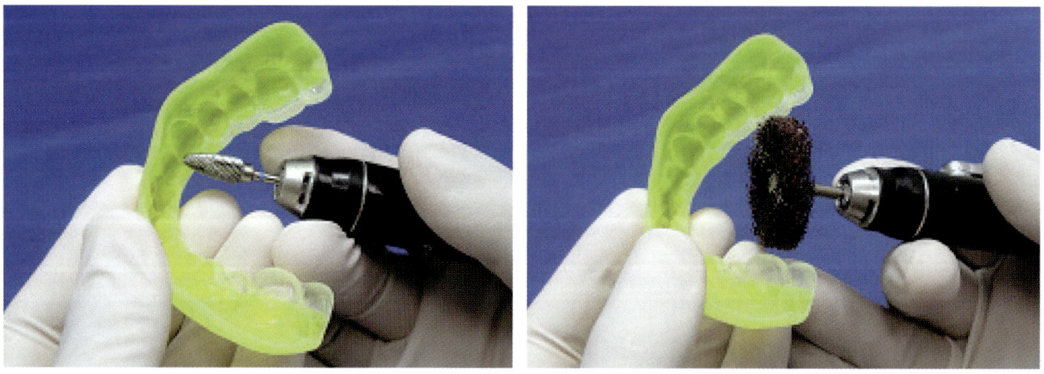

5 형태 수정

교합기에서 교합조정을 종료한 후 포인트나 디스크로 변연의 형태 수정을 실시한다.

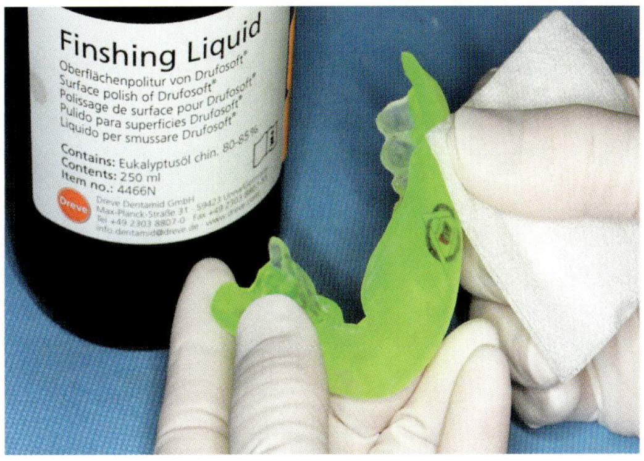

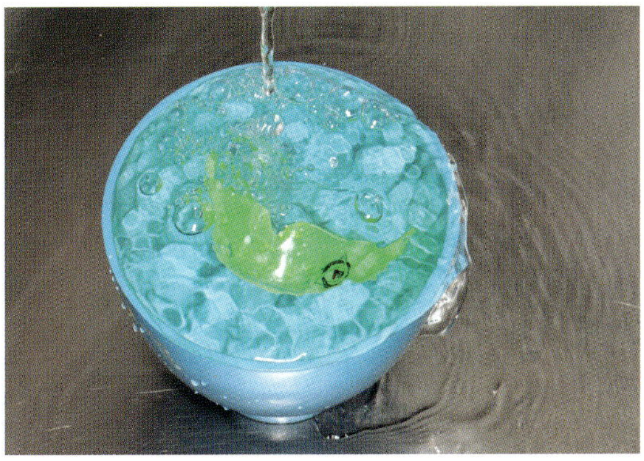

6 연마 · 세척, 구강 조정 · 최종 조정

형태가 갖추어진 후 전용 연마재(피니싱 리퀴드; Rinkai)를 이용하여 거친 부분의 연마를 실시하고 흐르는 물로 씻는다. 그 후 구강 내에 시적하여 교합지로 교합을 확인하고, 적절한 교합관계를 형성하며 통증 등이 없도록 마무리한다.

4 하드 & 스페이스 타입 마우스가드의 완성

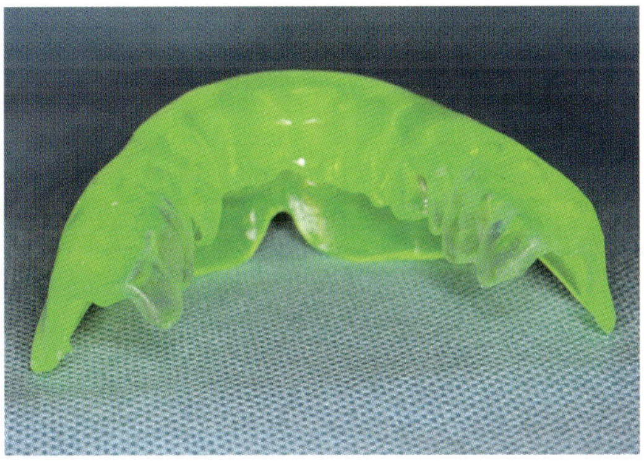

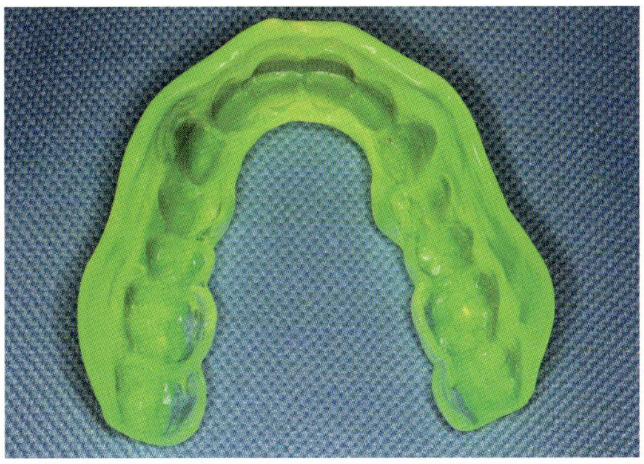

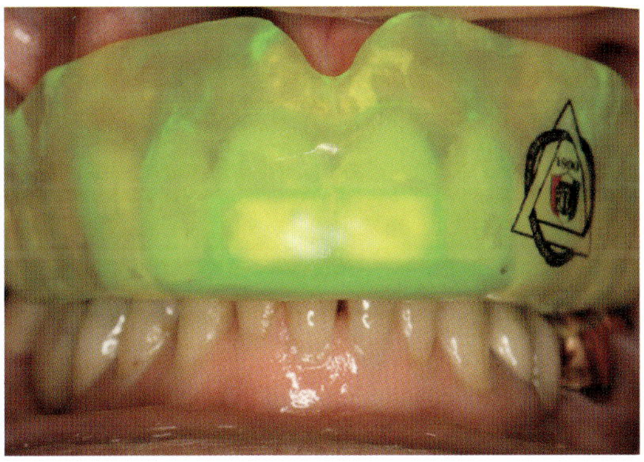

참고문헌

1) 石上恵一 編著, 武田友孝, 島田 淳 他:カスタムメイドタイプ マウスガードのつくり方. 医歯薬出版, 東京, 2007.
2) Jagger RG, Abbasbhai A, Patel D et al:The prevalence of dental, facial and head injuries sustained by schoolboy rugby players. A pilot study. *Prim Dent Care*, 17(3):143–146, 2010.
3) Maeda M, Takeda T, Nakajima K et al:In search of necessary mouthguard thickness. Part 1:From the viewpoint of shock absorption ability. 日補綴歯会誌, 52(2):211–9, 2008.
4) Westerman B, Stringfellow PM, Eccleston JA:EVA mouthguards:how thick should they be? *Dent Traumatol*, 18(1):24–27, 2002.
5) Westerman B, Stringfellow PM, Eccleston JA:Beneficial effects of air inclusions on the performance of ethylene vinyl acetate(EVA)mouthguard material. *Br J Sports Med*, 36(1):51–53, 2002.
6) Bulsara YR, Matthew IR:Forces transmitted through a laminated mouthguard material with a Sorbothane insert. *Endod Dent Traumatol*, 14(1):45–47, 1998.
7) Patrick DG, van Noort R, Found MS:Scale of protection and the various types of sports mouthguard. *Br J Sports Med*, 39(5):278–281, 2005.
8) Takeda T, Ishigami K, Handa J et al:Does hard insertion and space improve shock absorption ability of mouthguard? *Dent Traumatol*, 22(2):77–82, 2006.
9) Handa J, Takeda T, Kurokawa K et al:Influence of pre–laminated material on shock absorption ability in specially designed mouthguard with hard insert and space. *J Prosthodont Res*, 55(4):214–220, 2011.
10) Takeda T, Ishigami K, Mishima O et al:Easy fabrication of a new type of mouthguard incorporating a hard insert and space and offering improved shock absorption ability. *Dent Traumatol*, 27(6):489–495, 2011.
11) Takeda T, Ishigami K, Mishima O et al:Adhesive strength and its improvement referring to the laminated–type mouthguard. *Dent Traumatol*, 22(4):205–214, 2006.
12) 大谷隆一郎, 苦瓜明彦, 上松信助 他:新素材マウスガードシートの基礎的, 臨床的検討. 岐阜歯科学会誌, 34(2):55–63, 2007.
13) Ishigami K, Nakajima K, Kurokawa K et al:Technique for establishing occlusal consistency in custom–made mouthguards. *Int J Sport Dent*, 3(1):7–12, 2010.
14) Takeda T, Ishigami K, Kawamura S et al:Adhesive strength and its improvement referring to the laminated–type mouthguard. *Dent Traumatol*, 22(4):205–214, 2006.

4. INNERFRAME LC(광중합 재료)를 이용한 하드 & 스페이스 타입 마우스가드 제작
- 외상 예방 효과가 높은 마우스가드의 간단한 제작법

앞에서 안전성이 높은 마우스가드로 하드 & 스페이스 타입 마우스가드의 제작 방법을 소개했다. EVA 소재 두 장을 이용한 라미네이트 타입을 개량한 것으로, 외상의 호발 부위인 상악 중절치, 보철 치아, 외상 병력 치아 등을 적극적으로 보호하는 것을 목적으로 하고 있다. EVA 재료에 의한 충격력 흡수 작용 외에 두 장의 EVA 소재 사이에 경성 재료(아크릴이나 PET 재료)를 삽입하여 충격력을 널리 분산시킬 수 있어 보다 안전성을 높이는 것이다. 또한 효과를 더욱 높이기 위해 마우스가드의 내면과 협측 치면 사이에 0.5mm 정도의 완충 공간을 마련한다.

게다가 하드 & 스페이스 타입은 일반 마우스가드와 마찬가지로 순면의 두께를 3mm 정도로 마무리할 수 있으며, 상당한 크기의 충격력에 대해서도 거의 100%에 가까운 흡수 분산 효과를 보여 준다. 주로 럭비 선수에게 제공하고, 좋은 결과를 보이고 있다. 안전성이 높아 보급이 바람직하지만, 제작 시에는 다른 마우스가드에 비해 다소 숙련을 요한다.

그래서 필자는 제작이 용이하며 안전성을 담보한 광중합 타입의 중간 경성 재료를 개발했다.[1] 이 광중합 재료(INNERFRAME LC; GC)는 2019년부터 시판되고 있다. 이 하드 & 스페이스 타입 마우스가드의 제작에는 INNERFRAME LC와 첫 번째, 세 번째 층에 EVA 재료를 사용한다(그림 1).

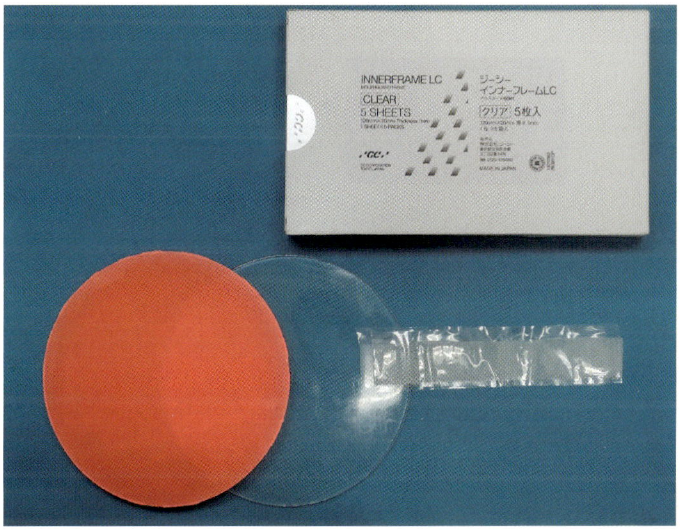

그림 1. 본 항목의 마우스가드 재료. 광중합형의 중간 경성 재료 'INNERFRAME LC'를 이용한 하드 & 스페이스 타입 마우스가드의 제작에는 첫 번째, 세 번째 층에 EVA 소재와 INNERFRAME LC를 사용한다.

❶ 첫 번째 층 제작

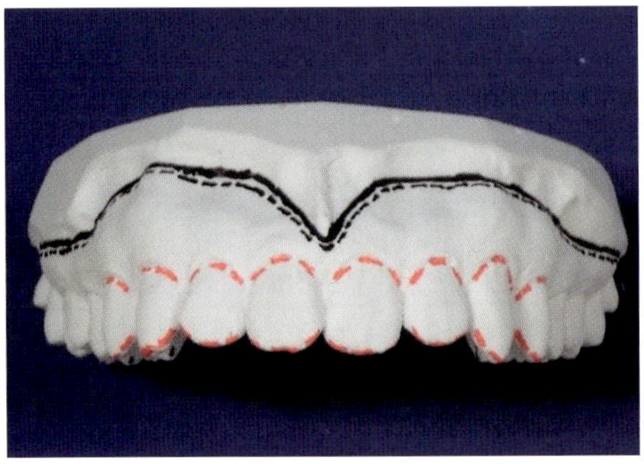

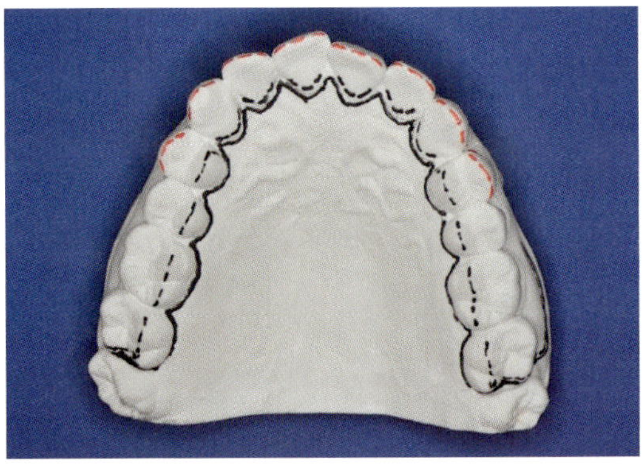

1 외형선 기입

고온 · 고압에서의 작업에 견딜 수 있도록 작업모형은 초경석고를 사용하지만, 모형의 전 처치는 라미네이트 타입 등과 동일하다. 외형선은 첫 번째 층의 3mm EVA 소재(검은 점선), 두 번째 층의 1mm 경성 재료, INNERFRAME LC(빨간 선) 및 세 번째 층의 2mm EVA(검은 실선)를 기입한다.

① 첫 번째 층 외형선

접촉 스포츠의 경우 첫 번째 층의 순협측 선은 소대를 피하고 치은협 이행부보다 2~3mm 떨어트린다. 또한 하방에서의 충격력에 저항하며 적절한 교합을 부여하기 위해 대구치 교합면까지 피복한다. 기본적으로 제2대구치의 근심 교두는 피복하는 것이 좋다. 구개측은 교합면에서 멈춰 피복하지 않는다.

② 두 번째 층 외형선

두 번째 층의 경성 재료는 충격을 광범위하게 분산시키기 위해 #14, 24(적어도 #13, 23 원심)까지의 순협측 치관부를 피복한다.

③ 세 번째 층 외형선

세 번째 층의 순협측은 첫 번째 층과 마찬가지로, 구개 측은 치경부까지 피복한다.

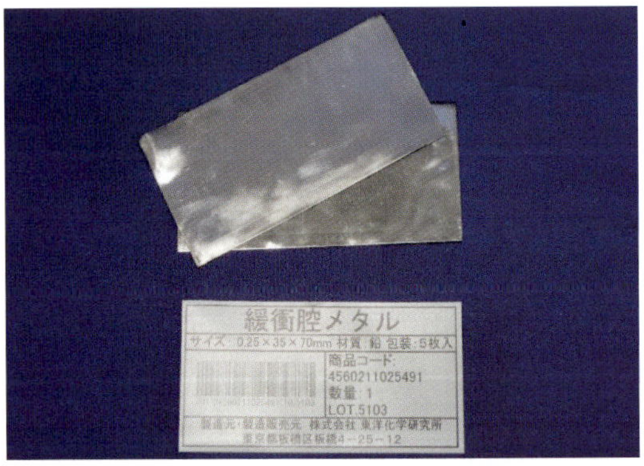

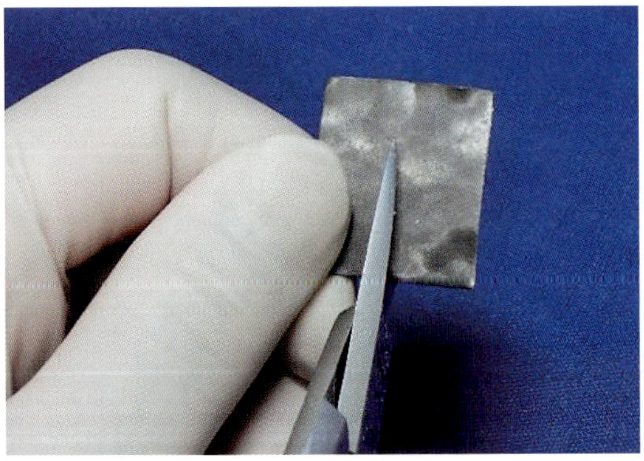

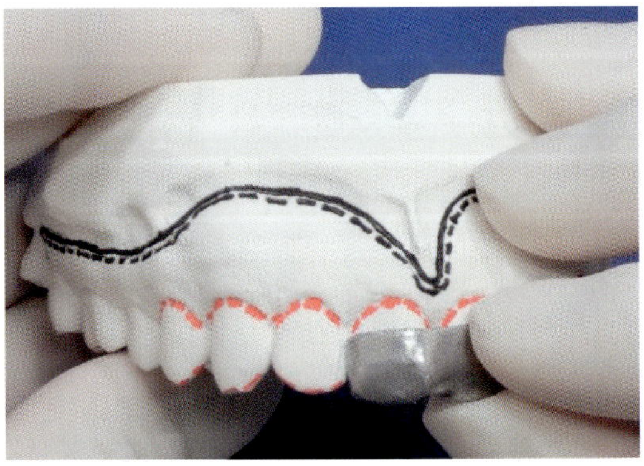

2 공간 설정

① 완충 공간 금속의 제작 · 부착

일반적으로 가장 부상이 많은 #11, 21 절연측 1/2 정도의 순측면에 0.5mm의 완충 공간을 마련한다. 두께 0.25mm의 '완충 공간 메탈'(동양화학연구소)을 두 겹 겹쳐 크기에 맞게 잘라 순간접착제로 고정한다. 다른 전치부 보철물과 임플란트가 있는 경우에는 이 완충 공간을 해당 부위에 설정한다.

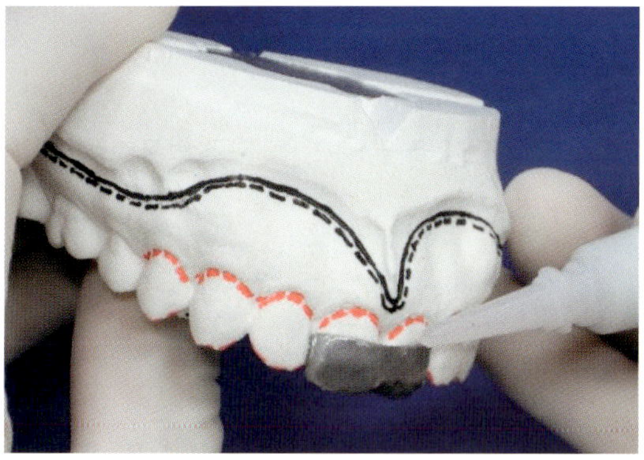

② 단차 수정

금속의 단차가 신경 쓰이는 경우에는 '모델 리페어'(덴츠플라이시로나)나 석고 등으로 이행적으로 수정한다.

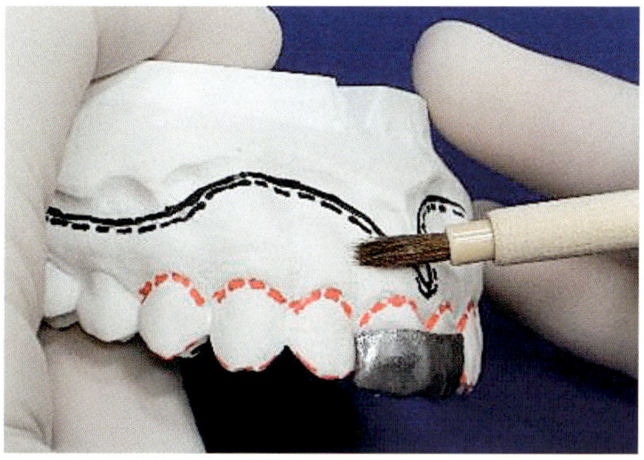

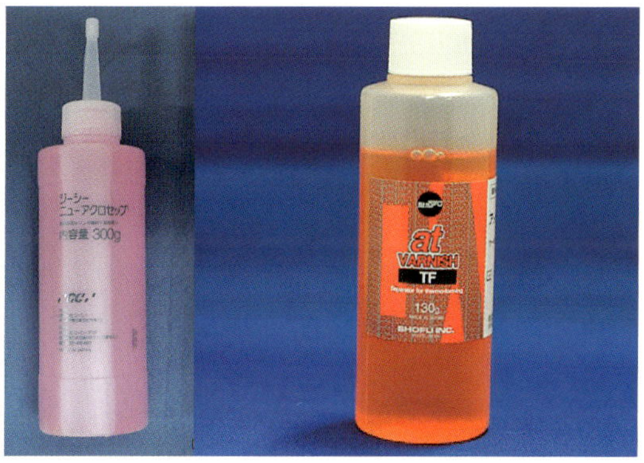

3 분리재 도포

가압성형기의 경우에는 모형의 통기성은 필요 없기 때문에 마우스가드 재료를 압착하기 전에 모형에 분리재 'at varnich TF'(Shofu)를 도포한다.

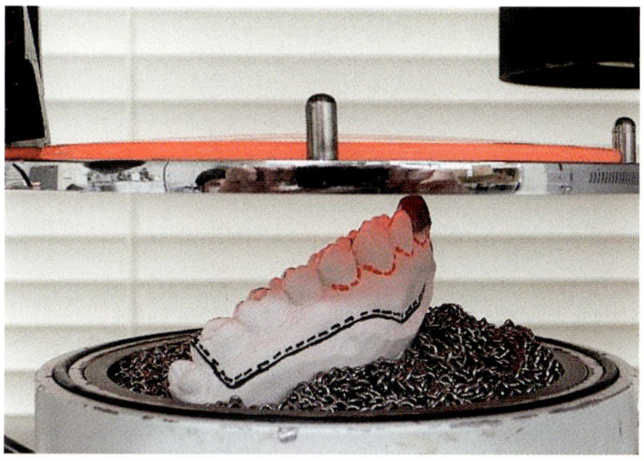

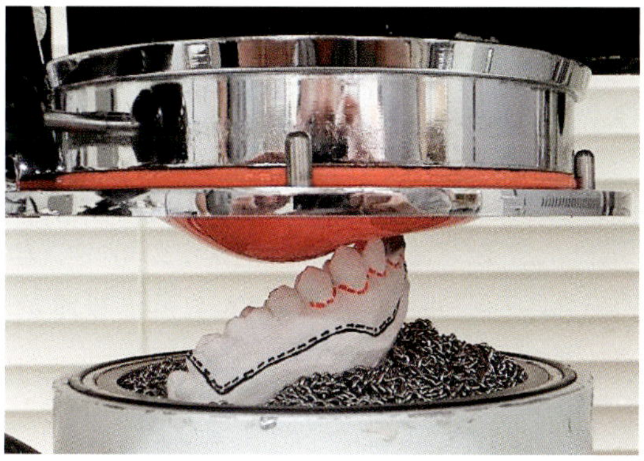

4 첫 번째 층의 가압성형

다음은 첫 번째 층 재료의 성형을 가압성형기를 이용하여 실시한다. 재료의 가열 시간 또는 가압의 세기 등은 각 재료, 기기의 지시에 따른다. 가압 세기는 6기압이 좋은 것으로 알려져 있다. 또한 전치부 순면의 두께를 충분히 확보한다. 교합면의 두께가 전치부에서 구치부로 갈수록 얇아지고 교합조정도 용이해지기 때문에, 그림과 같이 전치부 순면을 30° 정도로 하고 성형을 하면 된다. 장기간의 사용에 좋은 접착력을 얻기 위해 EVA 소재를 사용하는 것이 좋다고 생각된다.

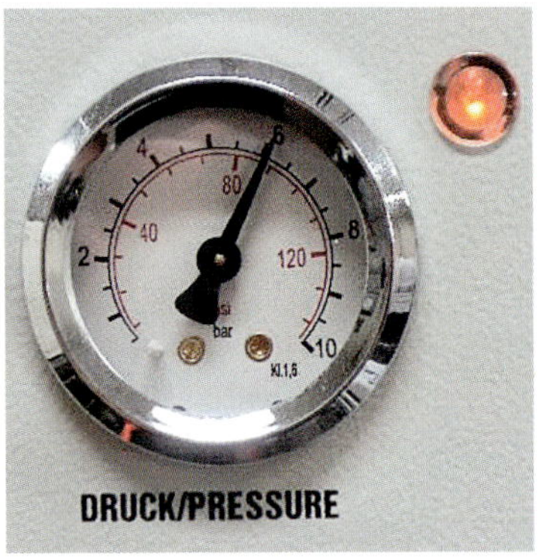

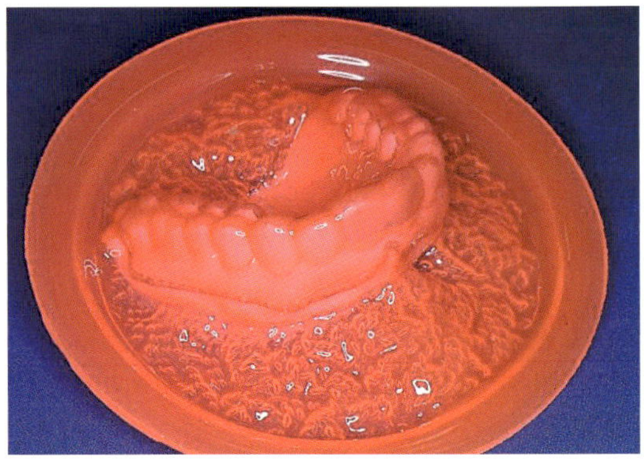

5 성형된 마우스가드 꺼내기

가압 상태에서 자연 냉각을 기다렸다가 꺼낸다. 변형 방지를 위해 최소 15분 정도는 필요하다.

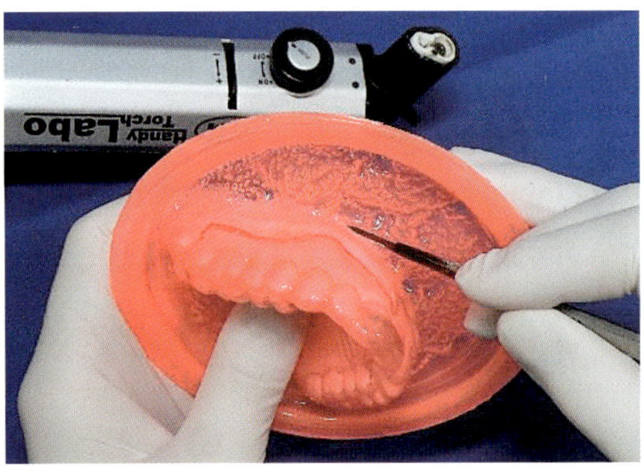

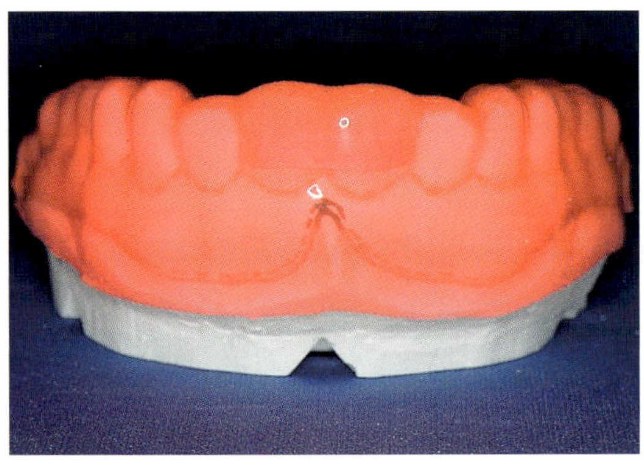

6 성형 마우스가드의 외형 커팅

적합이 양호한지를 확인한 후 가열한 메스, 가위 등으로 외형을 절단한다. 이전 교합조정 전에 외형선에서 커팅하는 경우가 많았지만 현재는 교합조정 시의 과열 또는 가압 등으로 인한 변형을 최대한 피하기 위해 외형선에 맞춰 자르는 것은 교합조정 후 하는 것이 추천되고 있다.

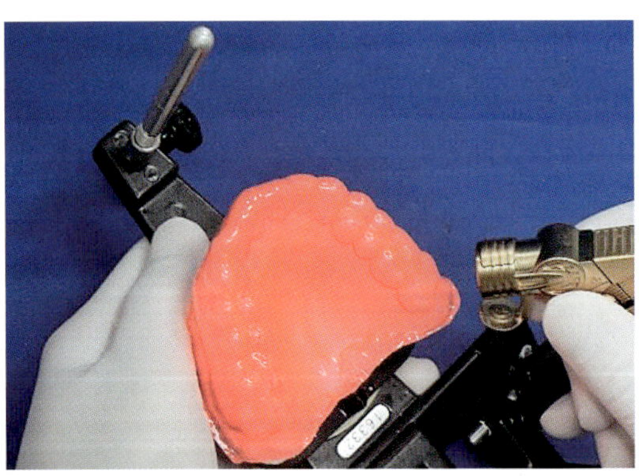

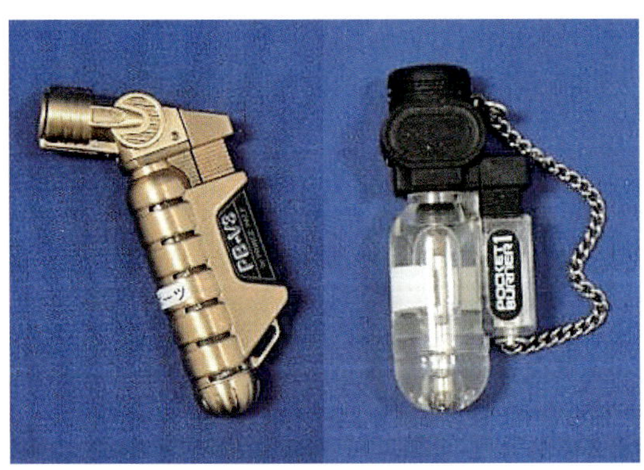

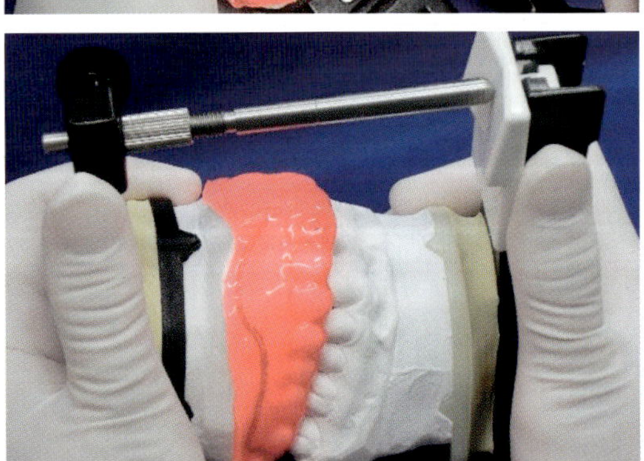

7 성형 마우스가드 교합면에 대합치의 압흔 부여

교합면 부위만 작은 불꽃으로 변형되지 않도록 주의 깊게 연화하여 교합기를 폐구하고 대합치의 압흔을 부여한다. 이때 사용하는 토치는 교합면의 필요 부분만을 핀 포인트로 부드럽게 연화 가능한 포켓 버너가 바람직하다. 일반 가스버너를 사용하는 경우에는 불꽃을 최대한 작게 한다.

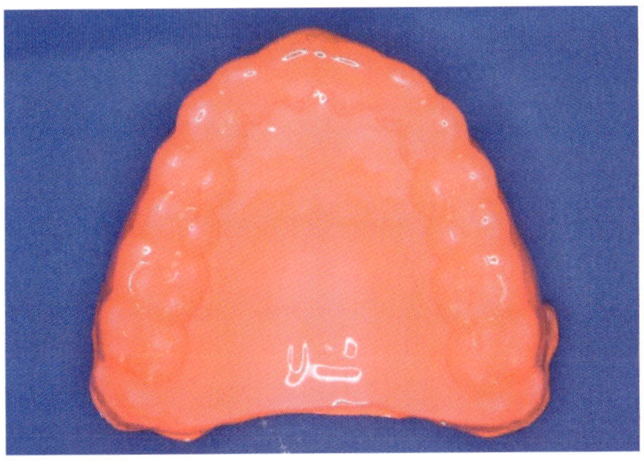

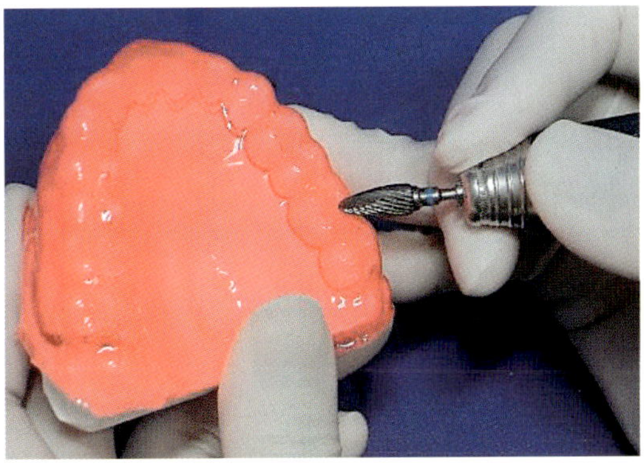

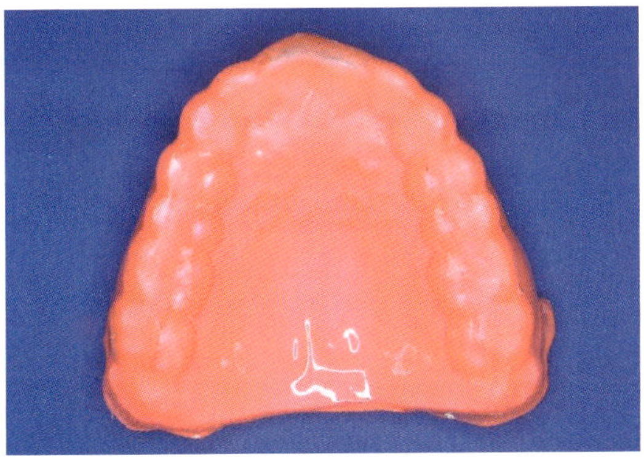

8 형태 수정

① 교합조정

카바이드 버, 마우스가드용 포인트 또는 디스크를 이용하여 교합조정한다. 이와 같이 첫 번째 층 시점에서 어느 정도 교합조정을 해 두면 최종 조정의 부담을 줄이고, 적절한 교합 부여를 용이하게 할 수 있다. 또한 가압성형 시 모형의 각도에 주의하면 대부분 문제없지만, 구치부 등의 조정량이 많아질 것으로 예상되는 부위는 교합지로 확인 후 불필요한 가열을 피하기 위해 불꽃에 의한 연화 전에 삭제해 두면 좋다.

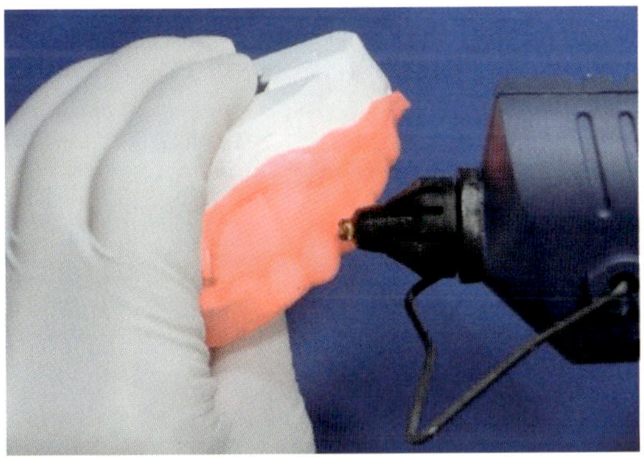

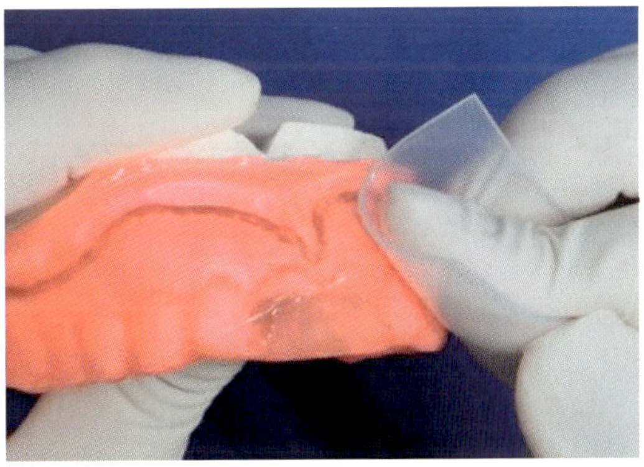

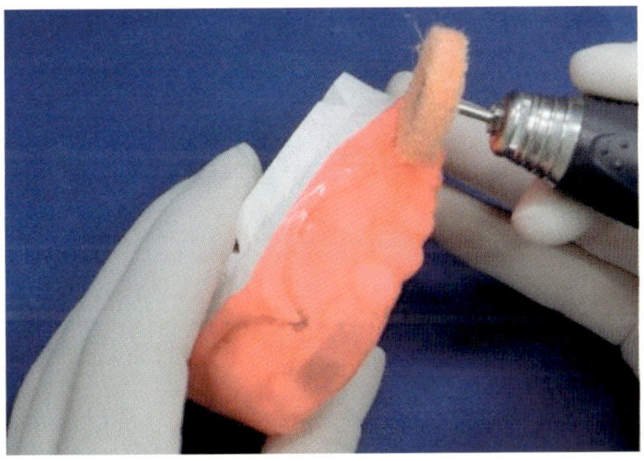

② 요철 제거

두 번째 층의 'INNERFRAME LC'에 의한 압접하는 부위의 치간부 등의 요철을 'ErkoGun' 등을 이용한 EVA 소재의 첨부, 슈퍼 시트의 압접, 디스크에 의한 삭제 등으로 최대한 완만하게 해 둔다. 이 작업으로 이후 작업에 의한 'INNER-FRAME LC'와 EVA 소재 사이에 생기는 기포를 억제할 수 있다. 그러나 이 기포는 안전성에는 전혀 영향을 주지 않는 것으로 생각된다.

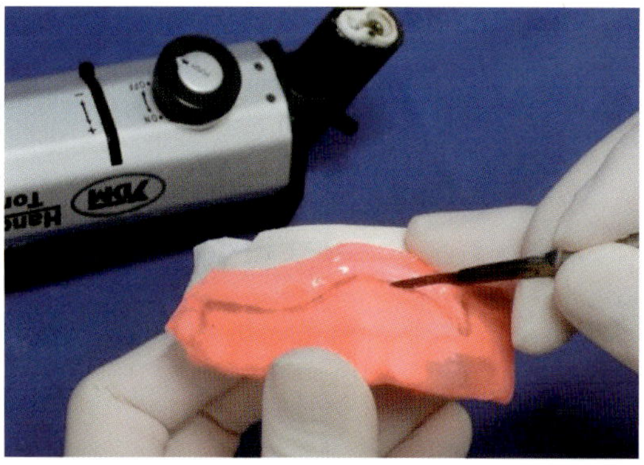

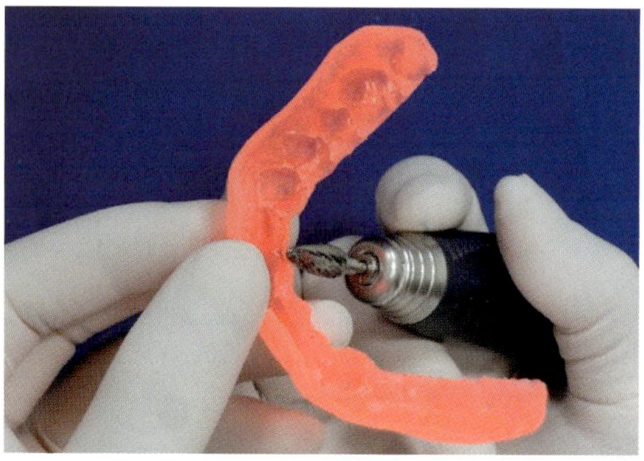

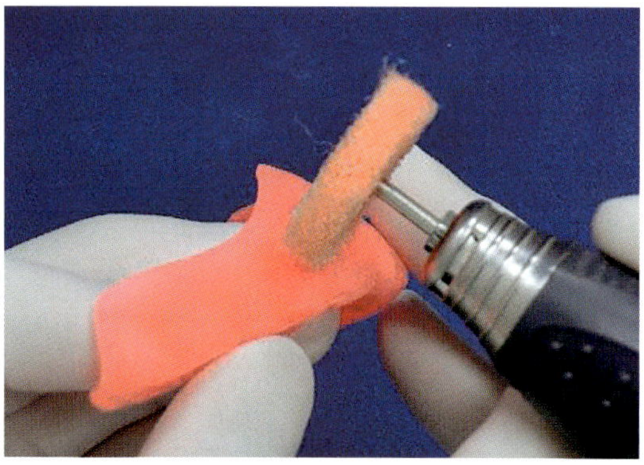

③ 커팅

가열된 블레이드, 초음파 절단기를 이용하여 첫 번째 층 외형선(검은 점선)보다 약간 크게 커팅한다. 그 후 마우스가드 재료용 포인트 또는 우레탄 디스크를 이용하여 첫 번째 층의 변연이 매끄럽게 이행되도록 형태를 정돈한다.

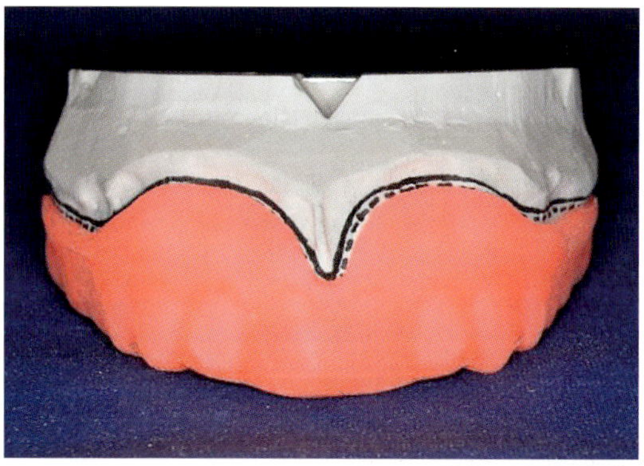

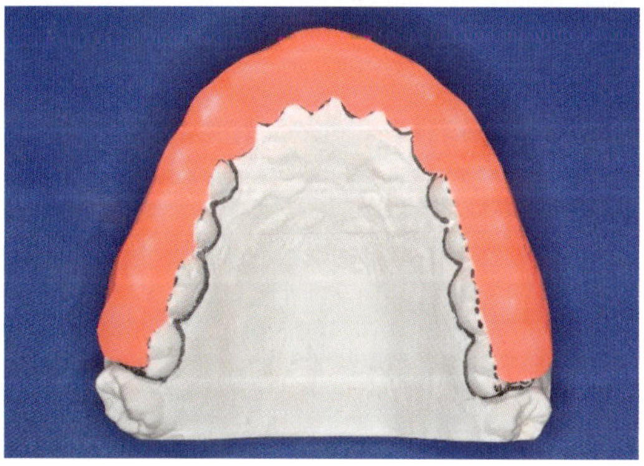

④ 첫 번째 층의 형태 수정 완료

❷ 두 번째 층 라미네이트

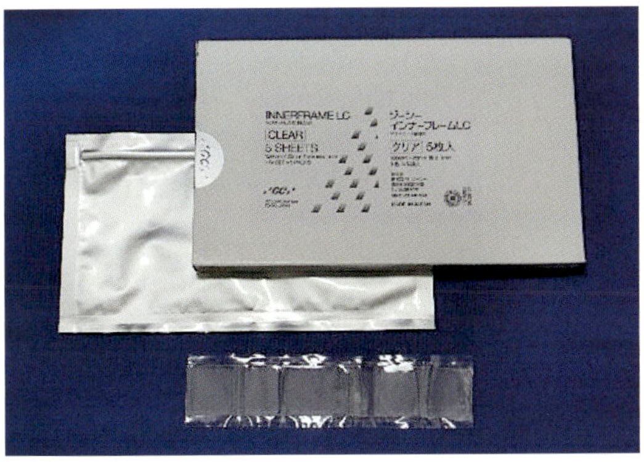

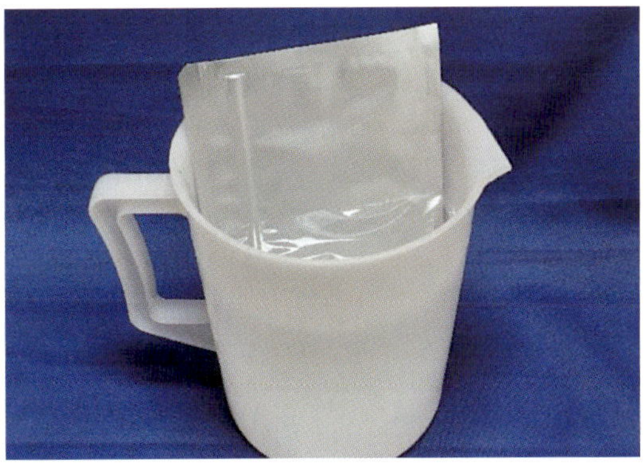

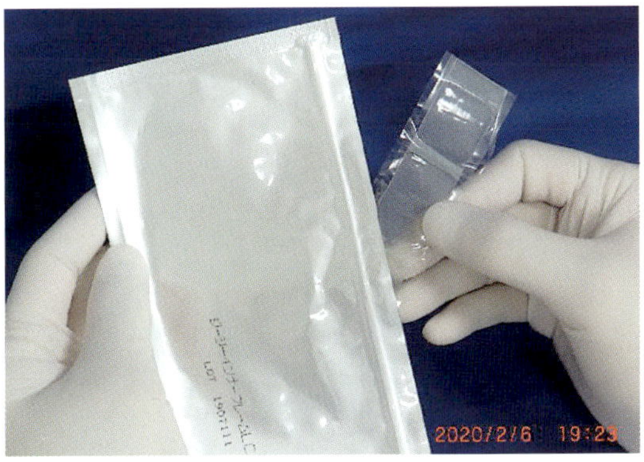

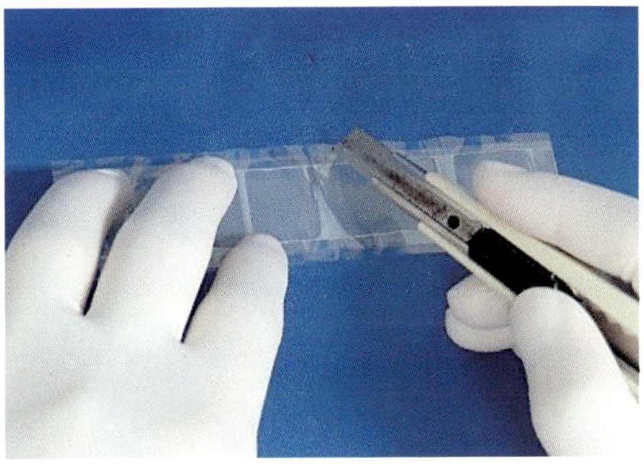

1 두 번째 층(INNERFRAME LC)의 절단 · 가열 · 연화

'INNERFRAME LC'는 한 상자에 5장이 각각 차광된 봉투에 들어 있어 통상의 사용에 적합한 크기로 잘라져 있다. 'INNERFRAME LC'를 압접하기 전에 먼저 약 60℃의 온수에 봉투 채로 넣어 따뜻하게 한다. 이후 #14, 24 등을 덮을 수 있는 길이가 되도록 자른다.

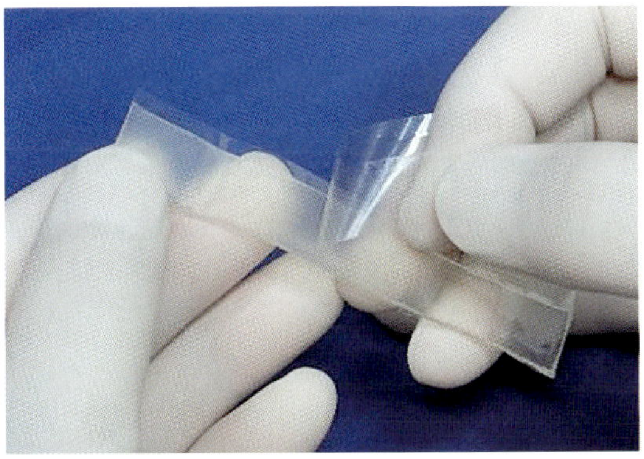

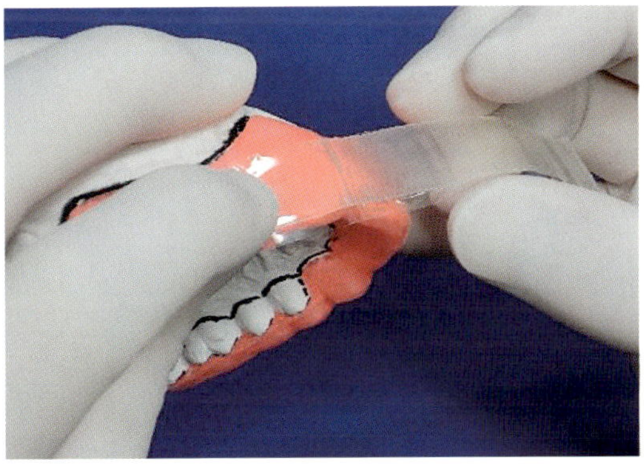

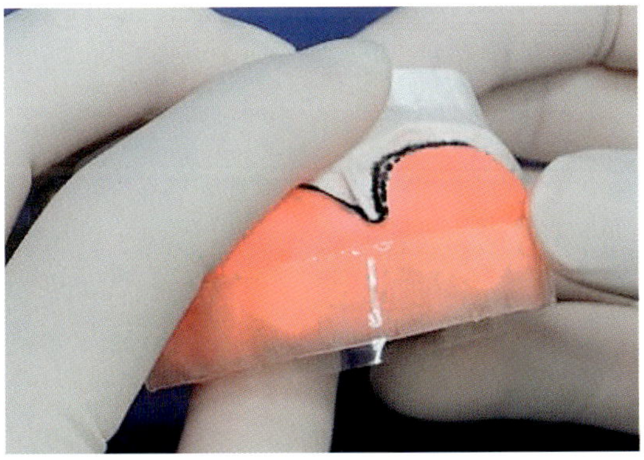

2 두 번째 층의 압접

① 압접

'INNERFRAME LC'의 설치 위치를 정하고 압접하는 쪽의 피복한 나일론 시트를 떼어 낸 다음, 외측을 피복하고 있는 나일론 시트 위에서 압접해 나간다. 이때 'INNERFRAME LC'를 너무 눌러 두께가 불균일해지지 않도록 한다. 또한 첫 번째 층의 EVA 소재 사이에 기포가 들어가지 않도록 주의하여 압접한다.

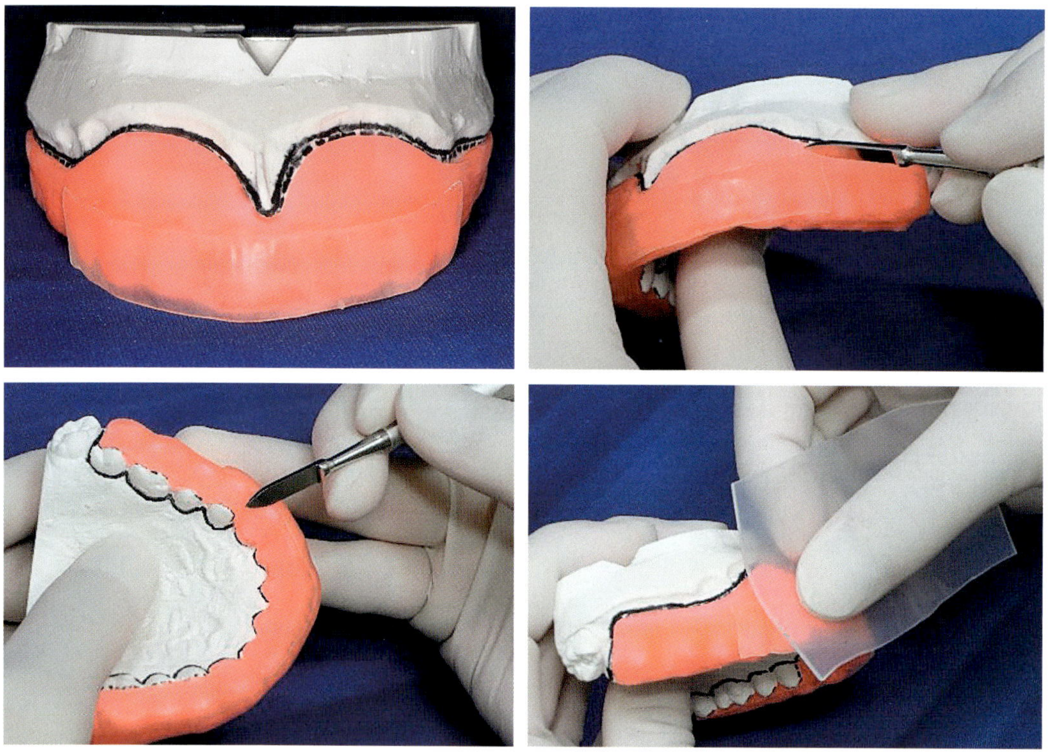

② 형태 수정

에반스 나이프, 실리콘 시트(슈퍼 시트; 덴탈에이드)를 이용하여 'INNERFRAME LC'의 변연을 이행한다.

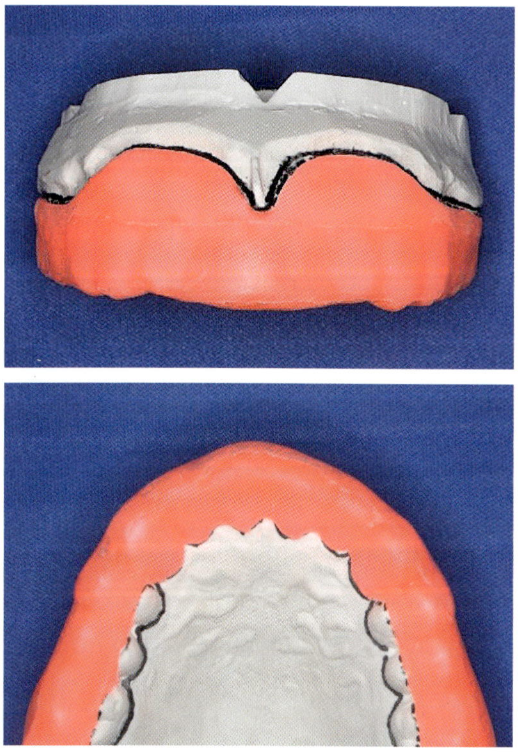

③ 두 번째 층의 압접 완료

보충

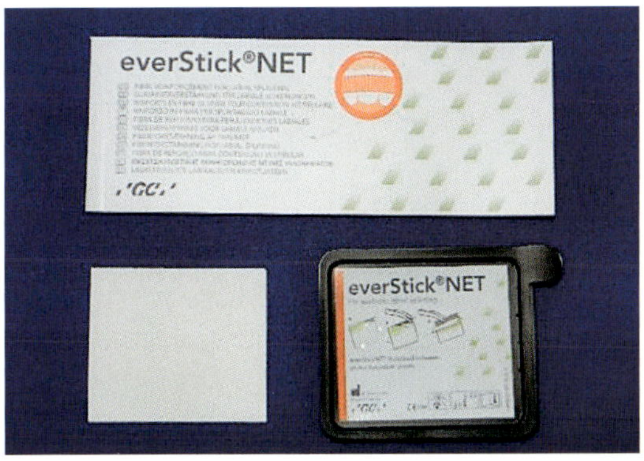

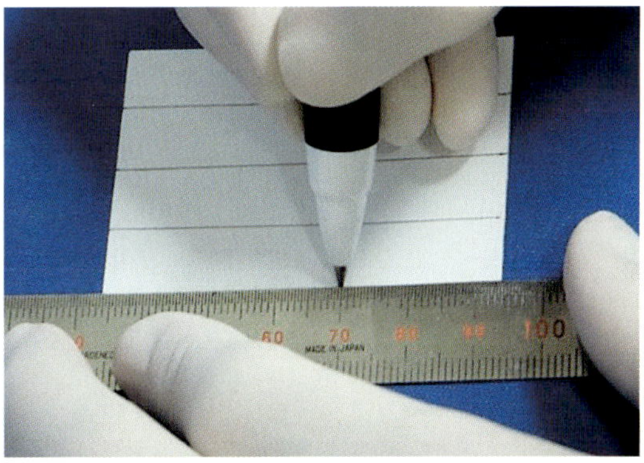

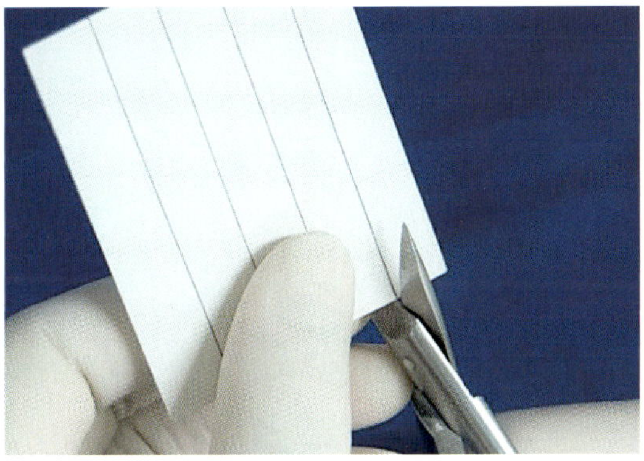

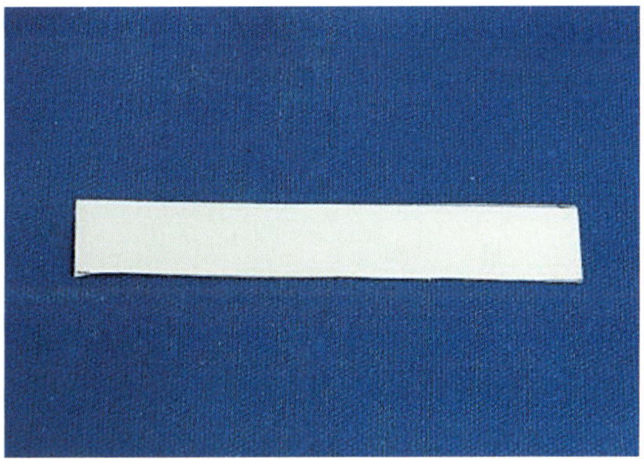

① 보강재 절단

'INNERFRAME LC'를 사용하면 충격력은 분산 · 흡수되지만, 'everStick NET'(일본 미판매)에 의한 보강을 실시함으로써 중간재로의 내구성이 높아진다. 'everStick NET'를 'INNERFRAME LC'와 같은 크기로 자른다.

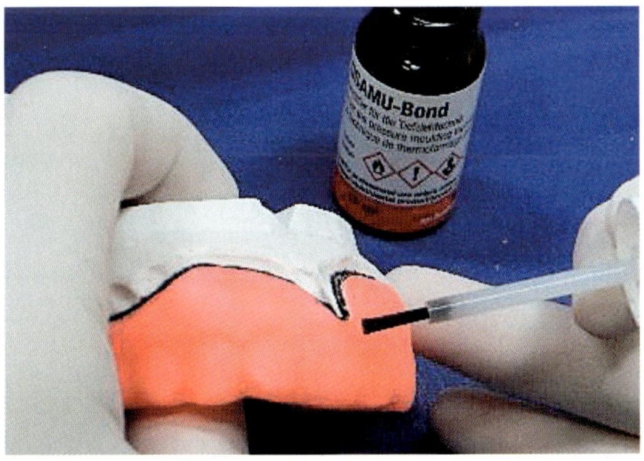

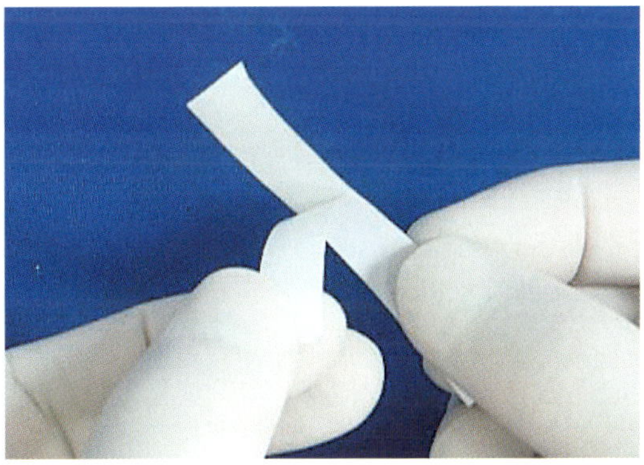

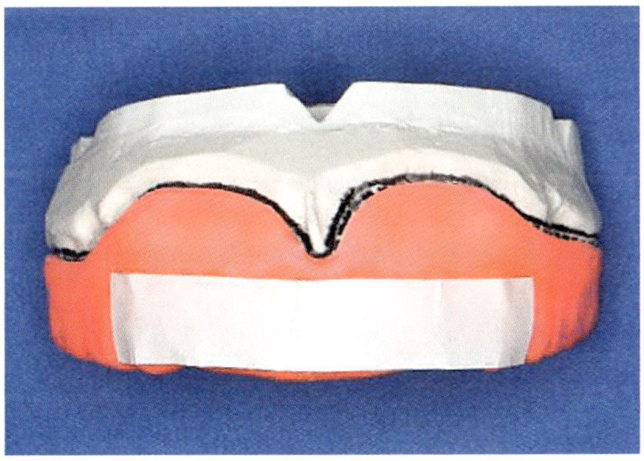

② 접착제 도포

NET를 부여하기 전에 첫 번째 층 표면의 오염을 제거하고 마우스가드 재료용 접착제를 도포한다. 그 후 한쪽을 피복하고 있는 시트를 떼어 내고 그 면을 적합시켜 나간다. 매우 접착성이 높기 때문에 외측을 피복하고 있는 시트는 제거하지 않고 작업하며, 적합 후에 떼어 낸다.

(계속)

보충

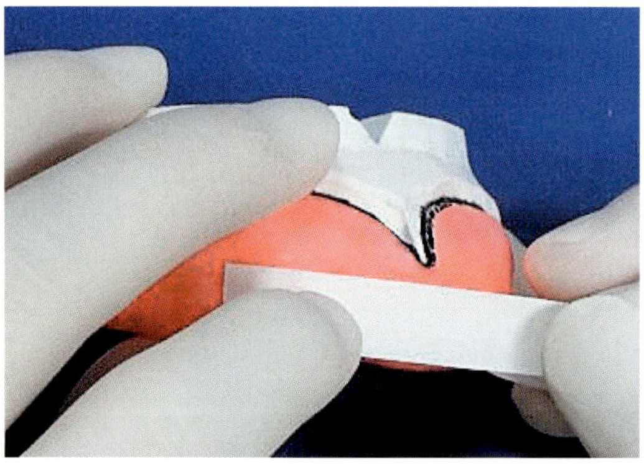

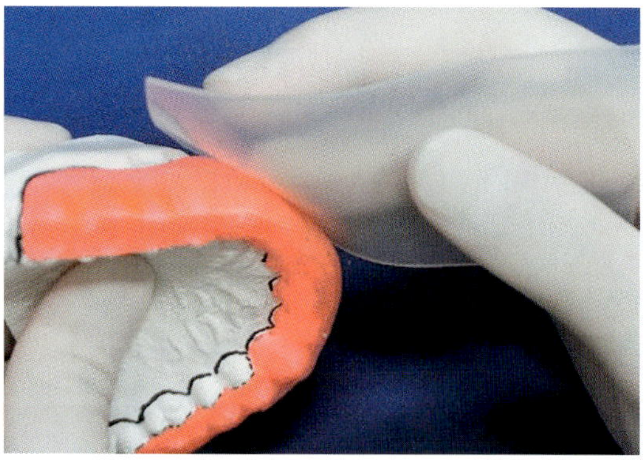

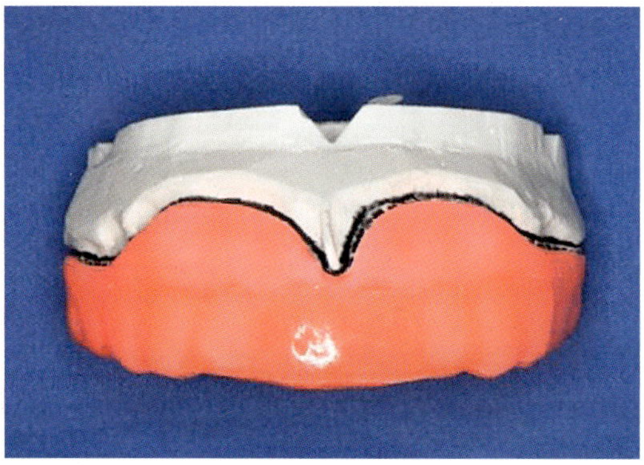

③ 압접

떼어 낸 시트 또는 '슈퍼 시트'를 사용하여 압접하고 그 위에 'INNERFRAME LC'를 부여한다. 현재 적절한 섬유를 미리 넣은 광중합 재료를 개발 중이다.

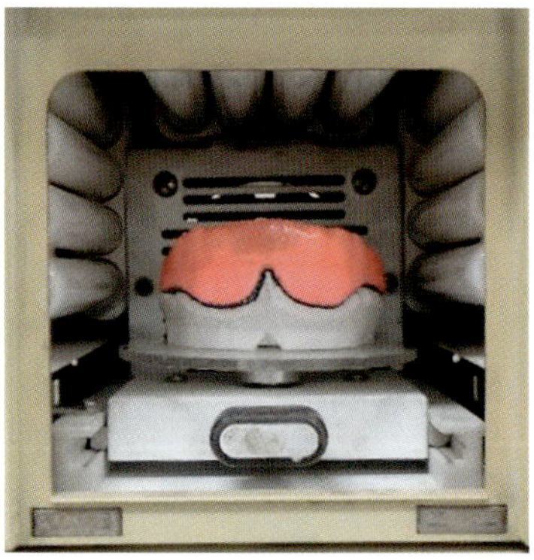

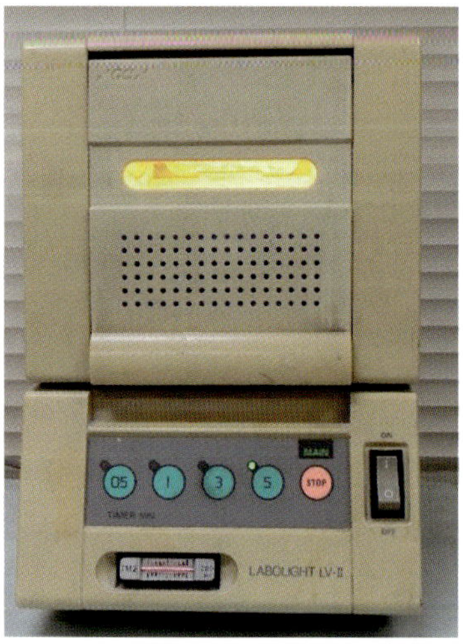

3 두 번째 층의 중합

① 경화

'INNERFRAME LC'의 경화는 'LABOLIGHT'(GC)를 이용하여 5분간 실시한다. 경화 부족은 물성의 저하로 연결될 수 있으므로 주의가 필요하다.

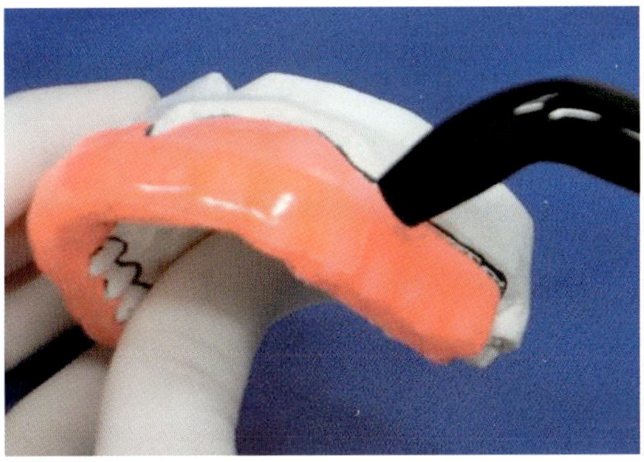

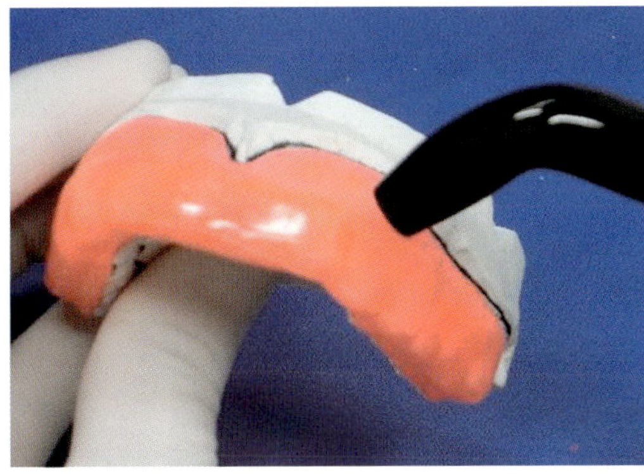

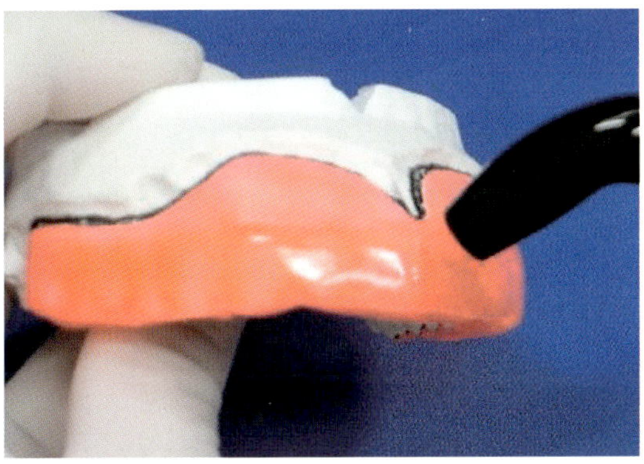

② 주의점

핸디 타입의 중합기에서 경화할 수 있지만, 편측에서 순서대로 광조사를 해야 하고 충분히 경화되도록 주의해야 한다.

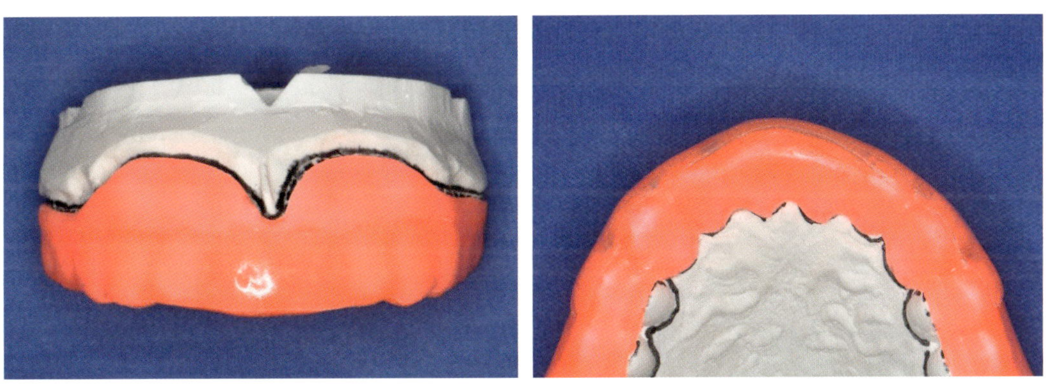

③ 적합, 중합 완료

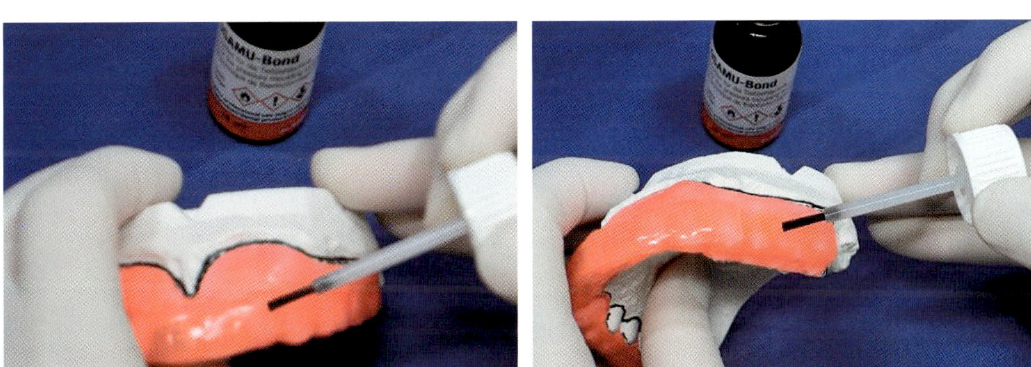

4 두 번째 층의 표면 처리

세 번째 층의 EVA 소재를 가압성형하기 전에 EVA 프라이머에 의한 표면 처리를 'INNERFRAME LC', EVA 소재 모두에 실시한다.

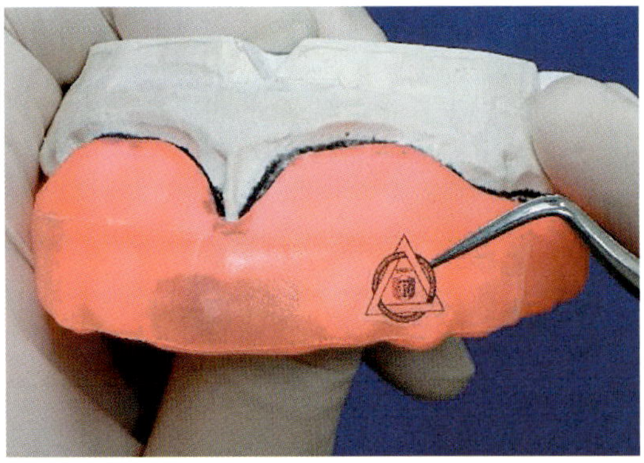

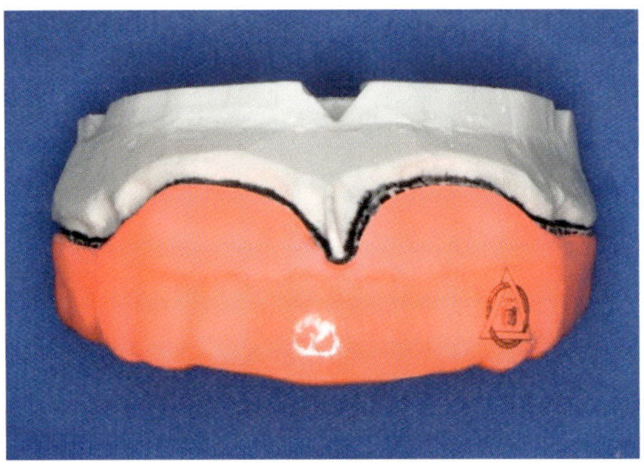

5 이름표, 로고 등의 부착

부착 시 처리된 마우스가드 재료 표면에 최대한 닿지 않도록 하고, 마우스가드의 가장자리에 부착하지 않는 것이 중요하다. 변연에 너무 가까우면 짧게 조정될 경우 EVA 소재끼리의 접착면이 없어져 버린다.

③ 세 번째 층 라미네이트

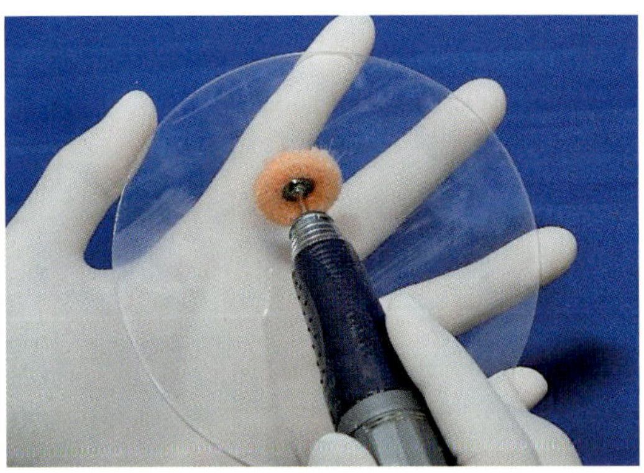

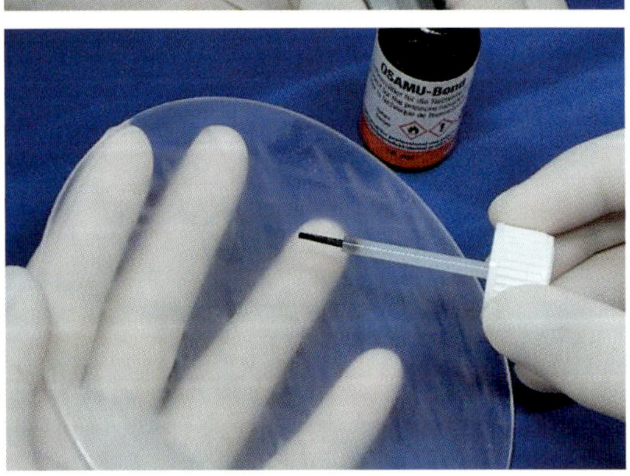

1 시트의 표면 처리

세 번째 층의 EVA 소재 시트도 디스크로 표면을 한 층 삭제하여 오염물을 제거하고 더욱 강력한 접착력을 얻기 위해 프라이머를 사용하여 표면 처리를 한다.

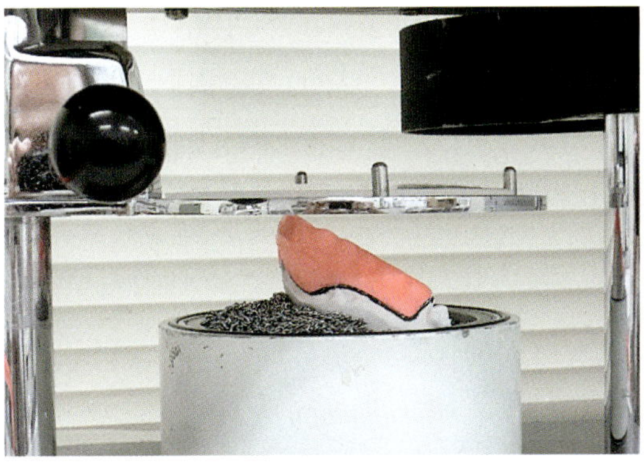

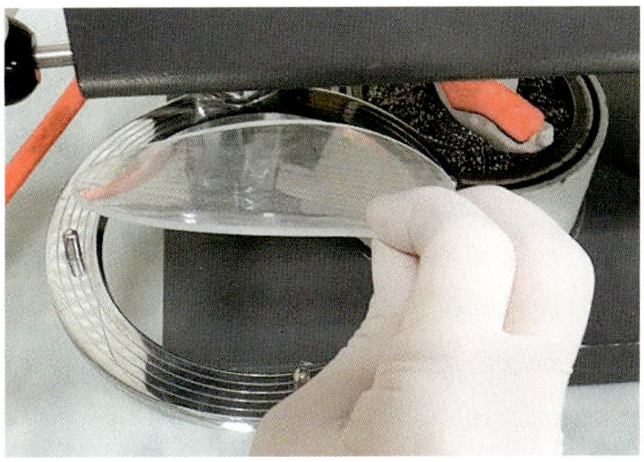

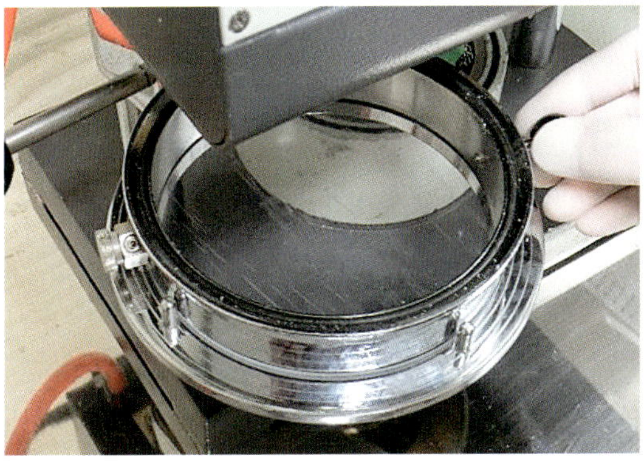

2 세 번째 층 마우스가드 재료(EVA 소재)의 가열 · 연화 · 라미네이트

① 세 번째 층 라미네이트

가압형 성형기도 가열 후 재료의 접착면을 조금 반전시켜 접착성을 향상시킬 수 있다. 가열, 연화된 면이 첫 번째, 두 번째 층에 직접 접하기 때문이다.

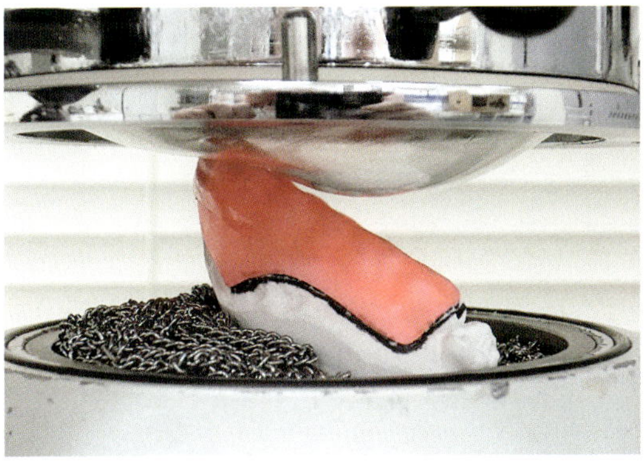

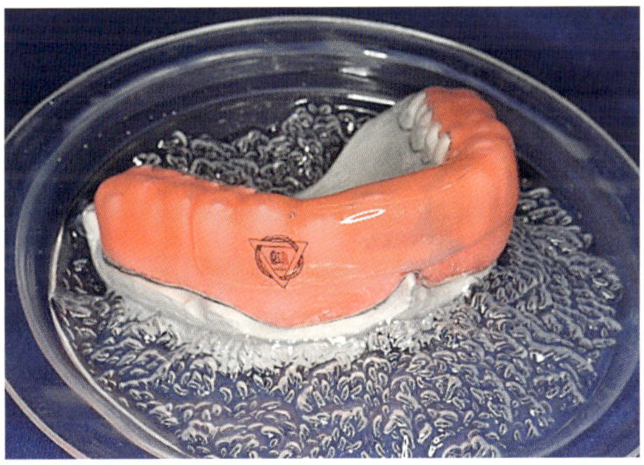

② 주의점

이때도 언더컷을 줄일 수 있도록 모형을 놓는 것이 중요하다.

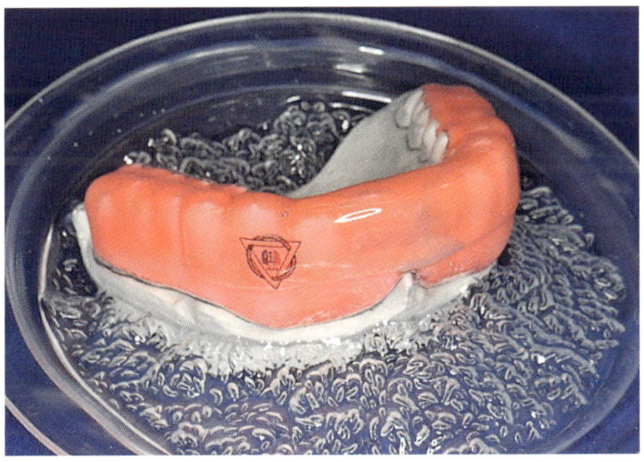

③ 세 번째 층 라미네이트 완료

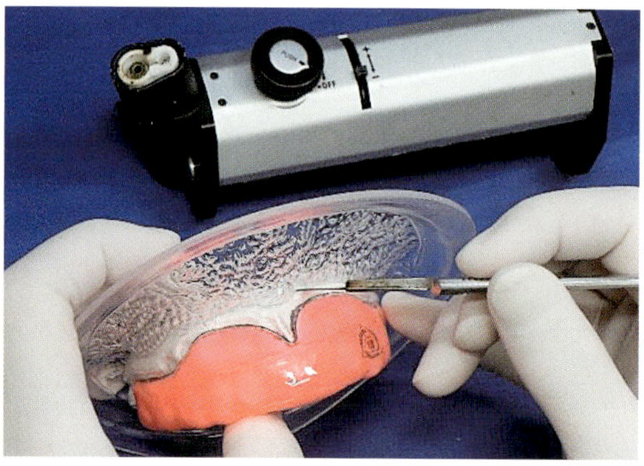

3 세 번째 층을 라미네이트한 마우스가드를 꺼내 외형 커팅

충분히 냉각 후 감압하여 성형기에서 꺼낸다. 세 번째 층 외형선(검은 실선)보다 조금 더 크게 대략적으로 커팅한다. 앞에서 설명한 것처럼 교합조정 시의 변형을 방지하기 위한 것이다.

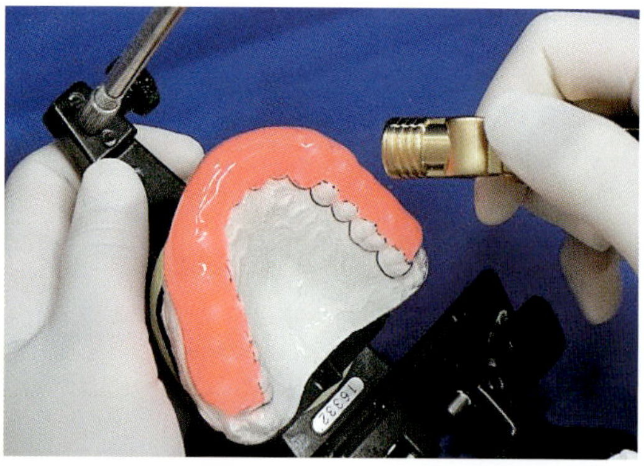

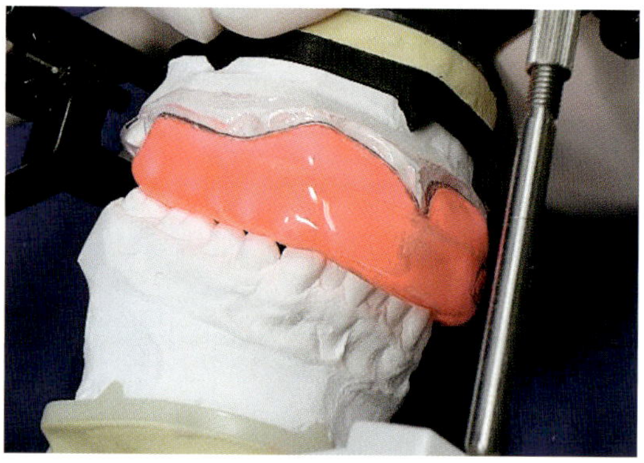

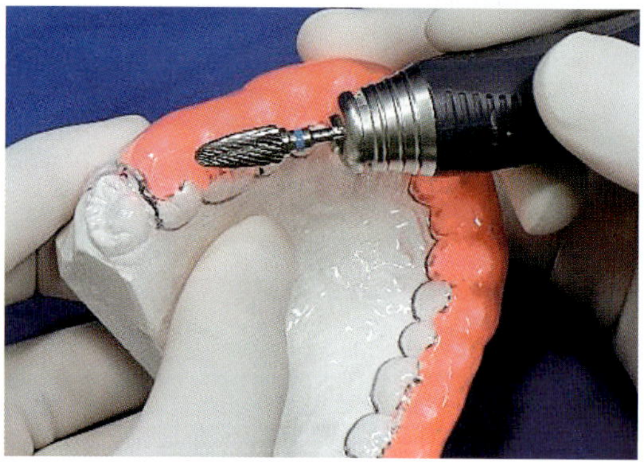

4 교합면에 대합치의 압흔 부여 · 교합조정

① 연화 · 압접

교합기의 절치 핀 조작 등에 의해 마우스가드의 두께(대구치부에서 약 2mm)를 확보한 후 교합조정한다. 첫 번째 층과 마찬가지로 교합면 부위만 주의 깊게 연화하여 교합기를 폐구하고 대합치의 압흔을 부여하고 교합조정한다. 반복해서 얘기하지만, 과도한 연화는 마우스가드의 변형을 발생시키기 쉬우므로 주의한다. 또한 연화 · 압접은 마우스가드의 변질, 변형 방지의 관점에서 여러 차례 나누어 실시한다.

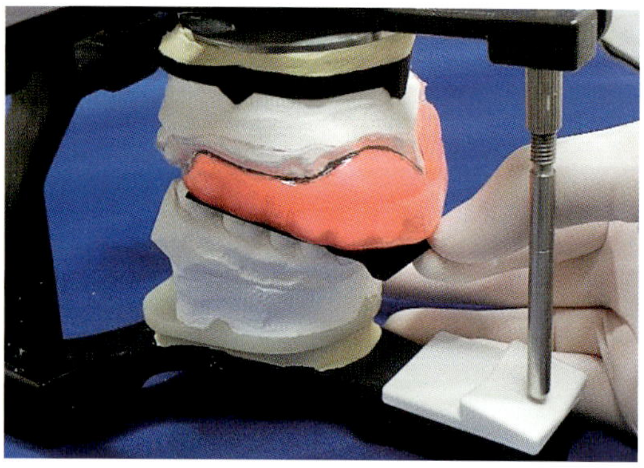

② 교합조정 완료

교합조정은 마우스가드 제작에서 가장 중요한 공정으로, 안전성, 착용감 등을 저해하지 않기 위해 중요하다.

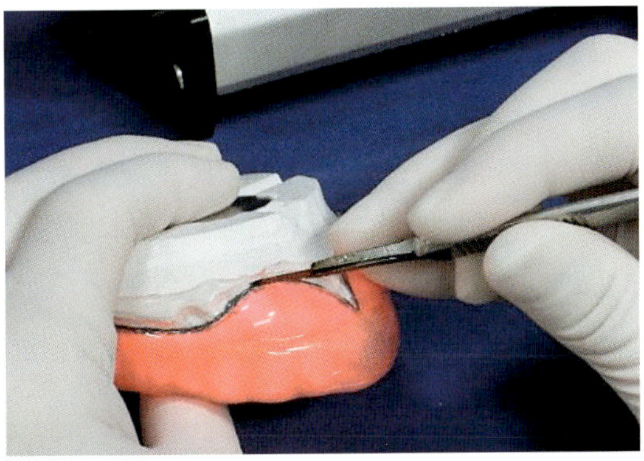

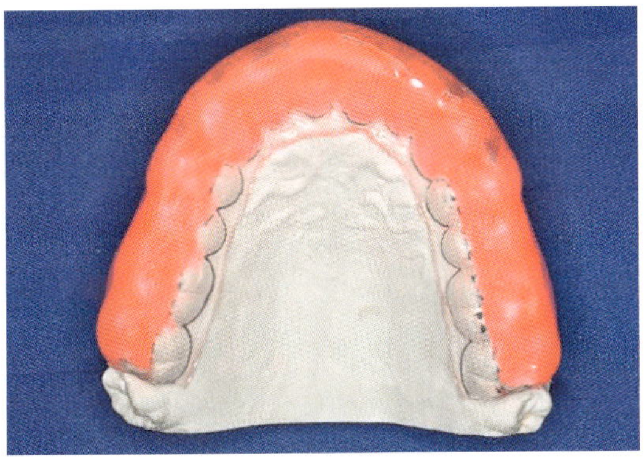

5 형태 수정

① 커팅

교합조정 후 세 번째 층 외형선으로 커팅한다. 구치부에서는 첫 번째 층 외형선(검은 점선)과 다르므로 주의한다.

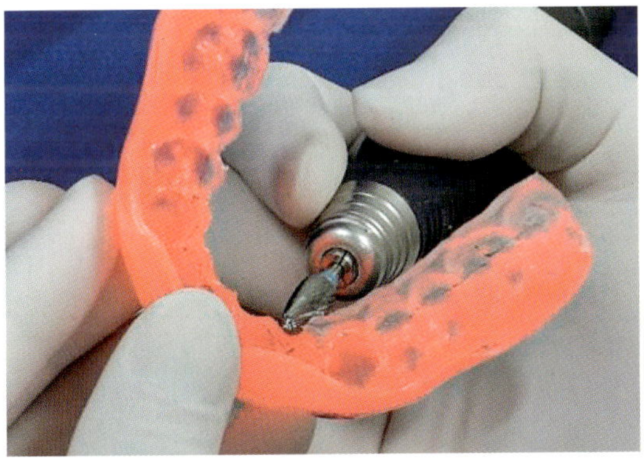

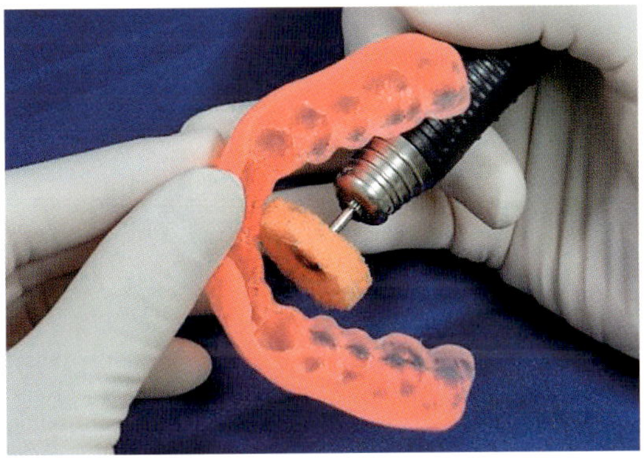

② 형태 수정, 초기 연마

조정을 완료한 후 포인트나 디스크로 변연의 형태를 수정하고 초기 연마한다.

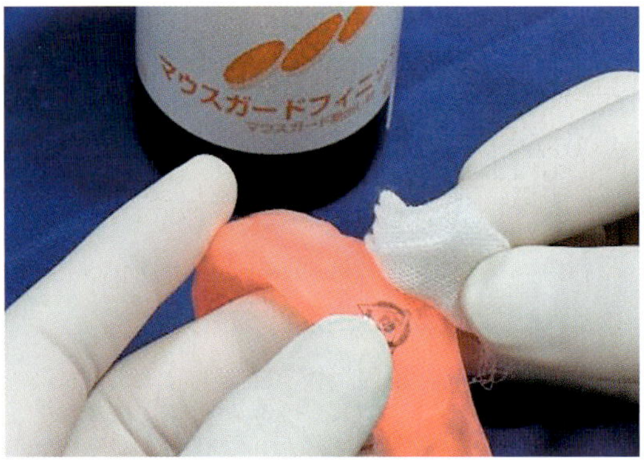

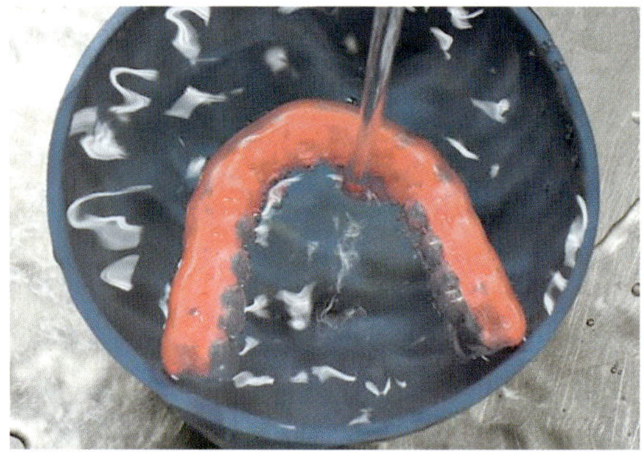

6 연마 · 세정, 구강 조정 · 최종 조정

① 연마 · 세정

형태를 조절한 후 전용 연마재 '마우스가드 피니셔'(야마하치 치재공업) 등을 이용하여 거친 부분의 연마를 실시, 흐르는 물로 씻는다.

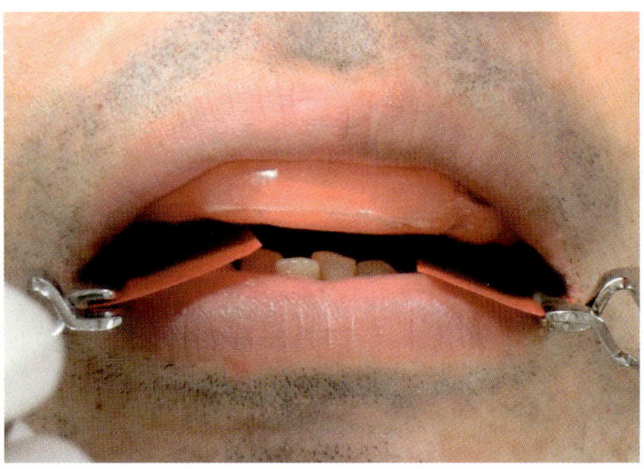

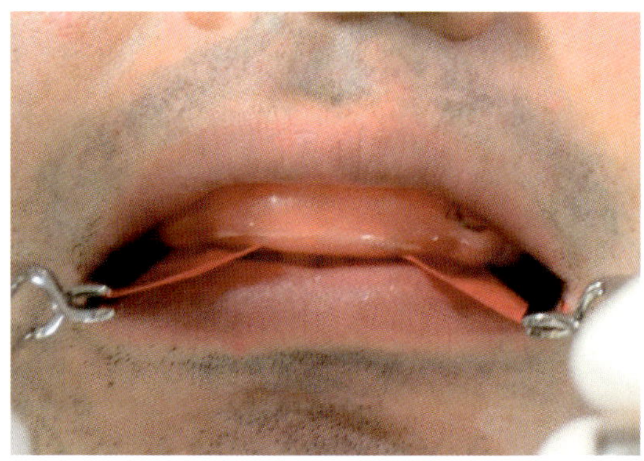

② 최종 조정

최종 조정은 구강 내에서 신중하게 할 필요가 있다.

4 INNERFRAME LC를 이용한 하드 & 스페이스 타입 마우스가드의 완성

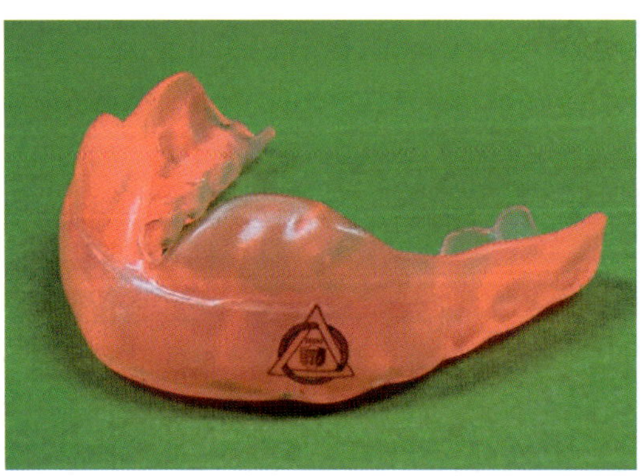

참고문헌

1) Matsuda Y, Nakajima K, Saitou M et al: The effect of light–cured resin with a glass fiber net as an intermediate material for Hard & Space mouthguard. *Dent Traumatol*, 2020. DOI: 10.1111/edt.12560

5. 배큠 타입 마우스가드 제작

배큠 타입은 제작이 간편하고 비교적 저렴하기 때문에 저연령용 또는 보급용으로 유용하다. 또한 흡입형 성형기는 압축기가 불필요하며 휴대가 용이하기 때문에 그라운드 등의 이동처 혹은 마우스가드의 분실이나 파손 시 등의 긴급 제작에 적합하다.

그러나 이 유형의 마우스가드는 재료가 한 장이기 때문에 제작 및 사용 시에 발생하는 두께의 감소에 의해 충분한 예방 효과를 얻지 못할 수 있다(그림 1). 반대로 전체가 두꺼운 재료를 이용하면, 설측 등의 위화감이 발생하기 쉬운 부위의 조정이 어렵다. 또한 성형기는 흡입력이 1기압 정도인 것이 많고, 적합성 측면에서 약간의 문제가 있다. 또한 정출 치아 등의 부정교합이 있는 경우 전체 치아의 교합관계를 회복할 수 없는 것도 있다. 이러한 경우에는 선수와 상담하여 가능한 라미네이트 유형 또는 매몰, 전입 타입(로스트 왁스 타입)의 제작을 권한다.

배큠 타입의 장비는 이 책의 뒷부분에 수록한 것처럼 각 회사에서 제조 · 판매되고 있지만, 여기서는 아래와 같은 제품을 사용한다. 또한 주요 장비 외에는 라미네이트 타입의 제작 시와 같은 장비를 사용하고 있다.

〈주요 사용 장비〉

- 흡입형 성형기: 프로폼
- 마우스가드 재료: 임팩트 가드(GC) 등
- 모형
- 유성펜

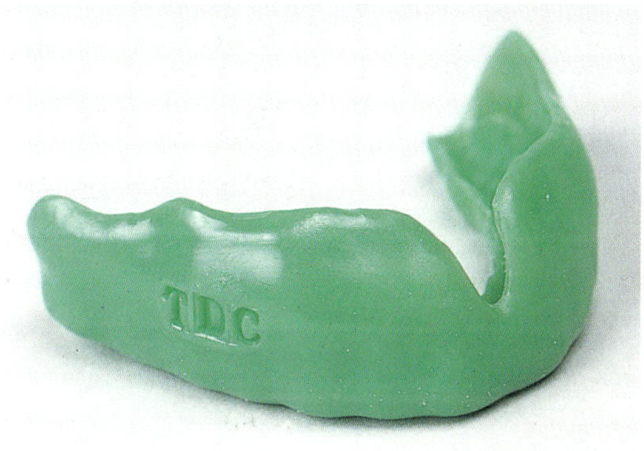

그림 1. 배큠 타입 마우스가드의 완성 예.

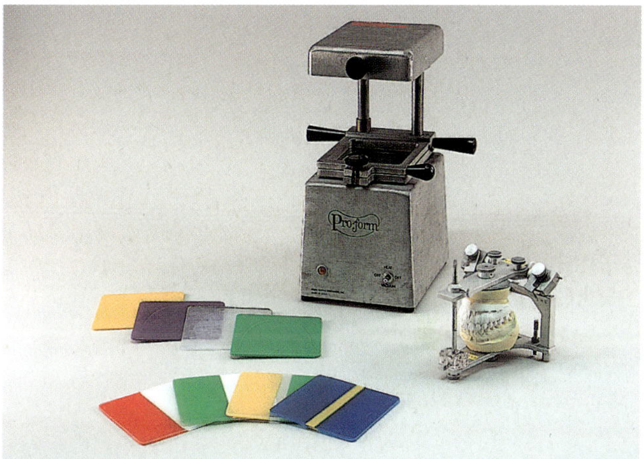

그림 2. 흡입형 성형기와 마우스가드 재료 등.

1 전 준비

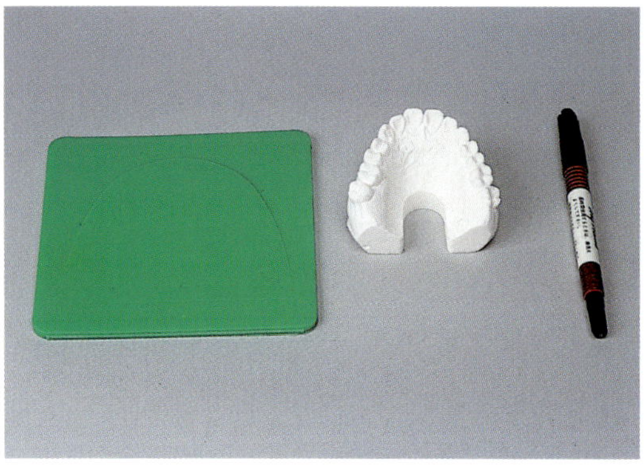

1 기재의 준비

배큠 타입용 마우스가드 재료, 모형, 표기용 유성펜과 흡입형 성형기를 준비한다. 배큠 타입의 제작에는 라미네이트 타입과 마찬가지로 선수와의 문진, 상담을 통해 정해진 두께, 경도 및 색상의 마우스가드 재료와 적절하게 인상채득된 모형이 필요하다. 또한 흡입력을 향상시키기 위해 모형의 구개부는 제거한다.

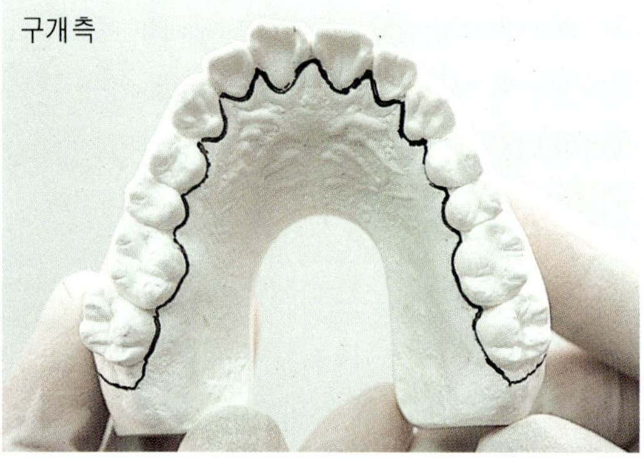
구개측

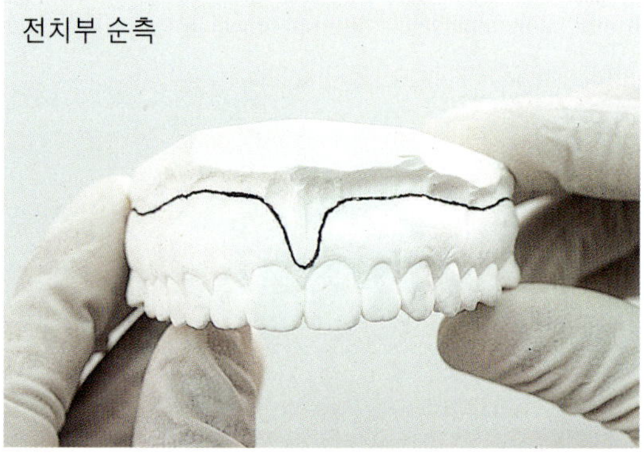
전치부 순측

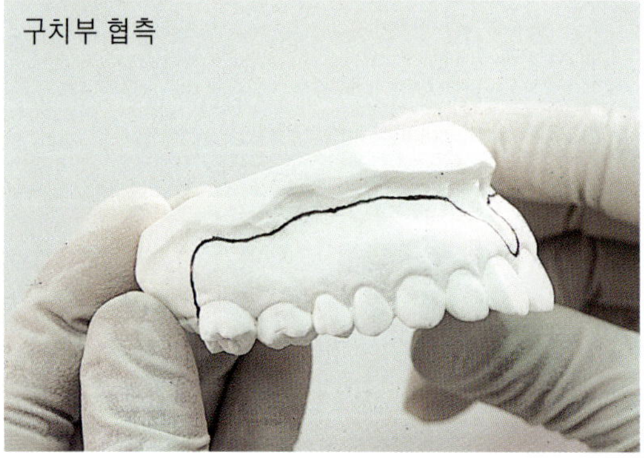
구치부 협측

2 외형선 기입

외형선은 라미네이트 타입의 두 번째 층 라인과 거의 비슷하게 기입한다.

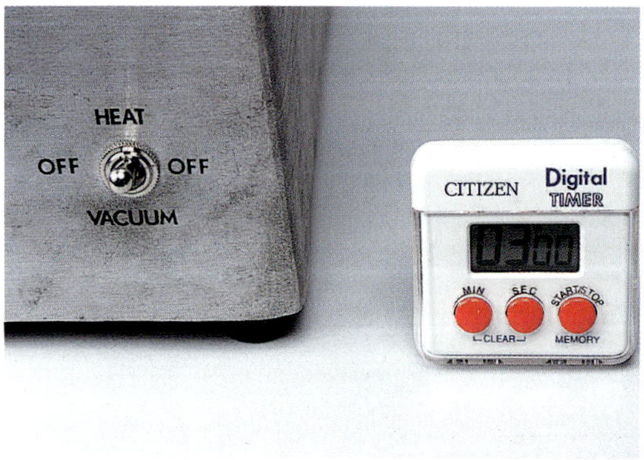

3 성형기의 예비 가열

안정된 연화 상태를 최대한 일정한 시간에 얻기 위하여 3분 정도 예열하는 것이 좋다.

❷ 흡입성형~최종 조정

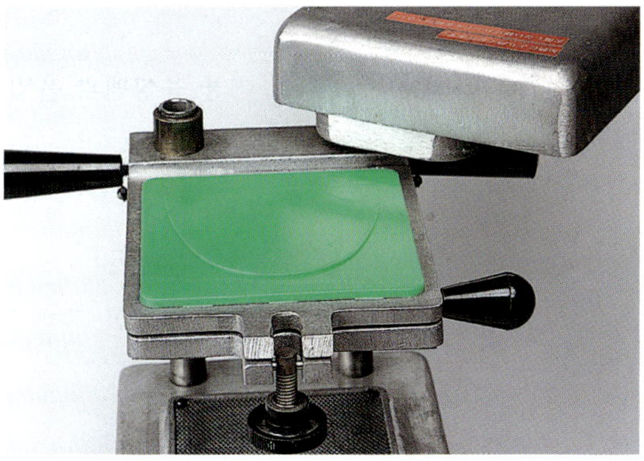

1 마우스가드 재료의 가열~흡입성형

① 마우스가드 재료의 설치

마우스가드 재료를 유지부에 놓는다. 사진의 마우스가드 재료는 구치부에서 전치부에 걸쳐 두께가 증가하는 '플랫 홈 시트'(몰텐 메디컬)로, 그 외에도 '임팩트 가드'(GC) 등과 같이 제작한 마우스가드의 전치부에 두께를 확보할 수 있도록 고안된 재료도 있다.

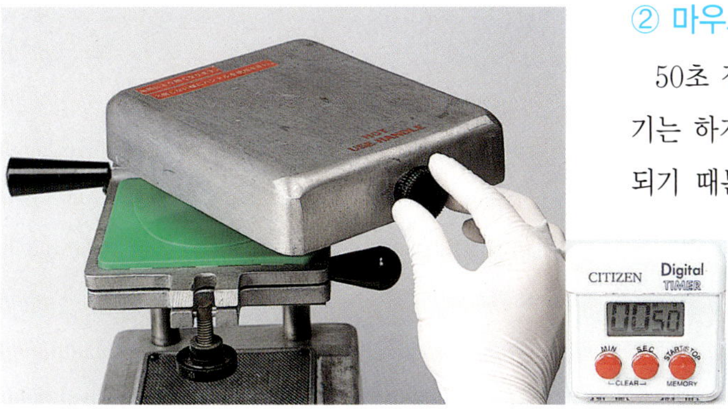

② 마우스가드 재료의 압접면의 가열 · 연화

50초 정도 재료를 가열, 연화한 후 반전한다. 다소 복잡하기는 하지만, 이렇게 하면 모형에 압접되는 면이 직접 연화되기 때문에 적합성이 향상된다. 또한 기종에 따라 다르지만, 부분적인 (좌우의) 연화 얼룩을 없애고 흡입 후 마우스가드 재료의 좌우 두께 차이를 최소화할 수 있다.

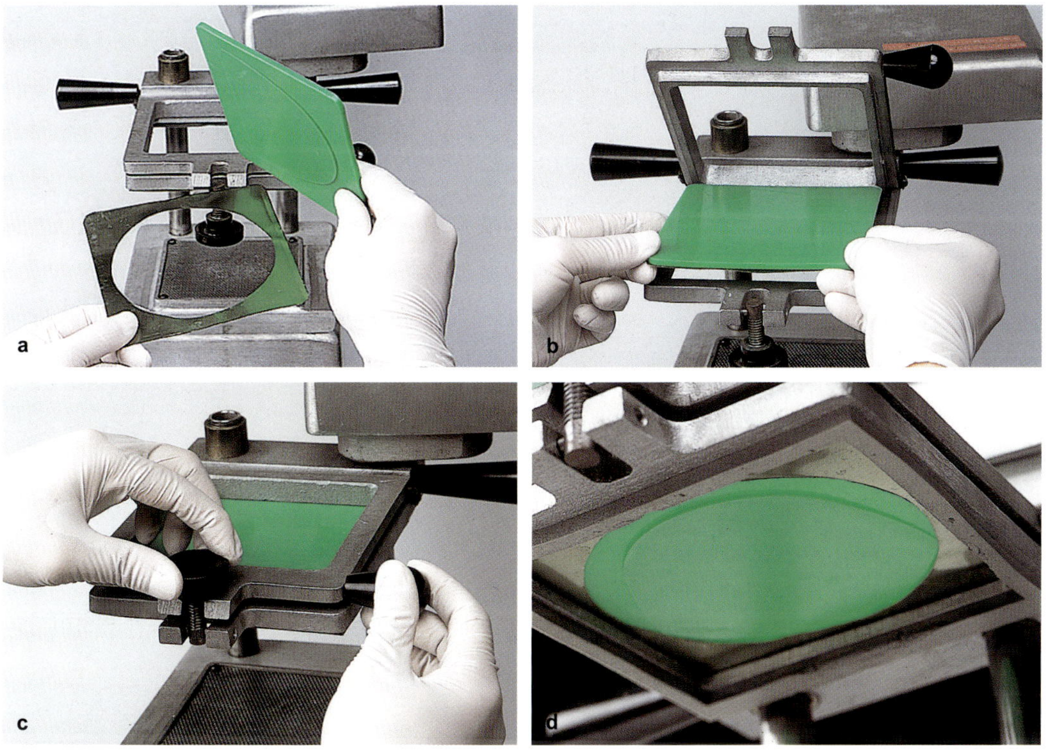

③ 마우스가드 재료의 반전 설치

a: 사각형 재료를 사용하는 기종은 이러한 중심을 둥글게 제거한 금속판을 제작하여 사용하면, 연화 시 마우스가드 재료가 옆에서부터 탈락하는 것을 방지할 수 있다.

b, c: 금속판에 올린 마우스가드 재료를 유지부에 놓고 나사를 조인다.

d: 아래에서 보면 마우스가드 재료의 안정적인 유지를 확인할 수 있다.

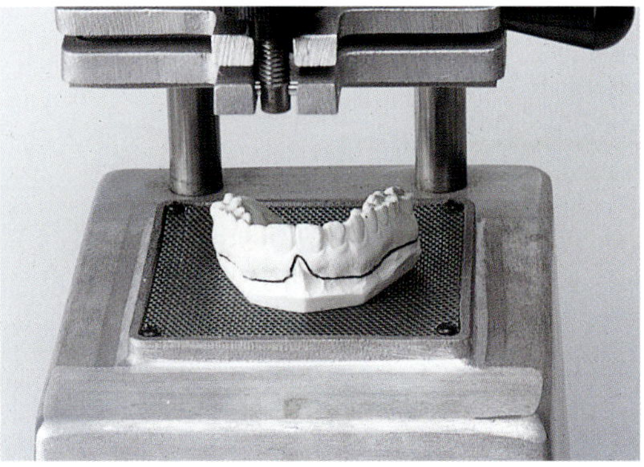

④ 모형 설치

모형을 소정의 자리에 놓고 마우스가드 재료의 연화 상태를 관찰한다.

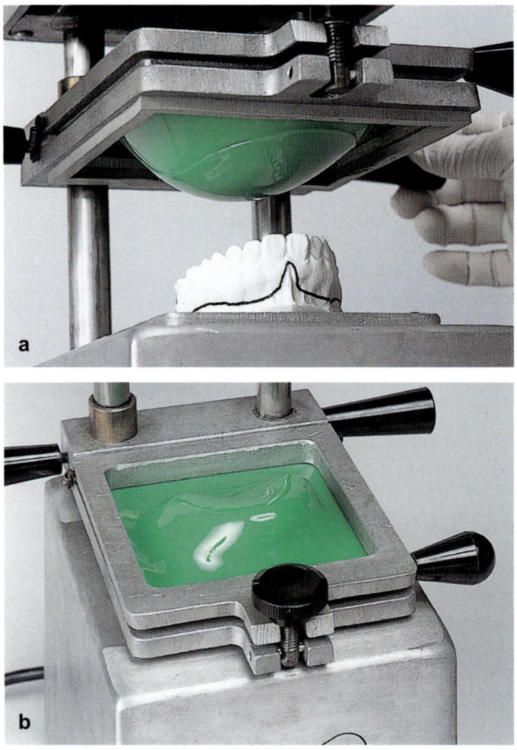

⑤ 마우스가드 재료의 연화

마우스가드 재료가 2cm 정도 내려오면(a), 프레임의 핸들을 낮추고 모형에 씌운다(b). 가열 시간은 재료, 기기에 따라 다소 다르지만, 약 2분 30초 정도이다. 재료의 연화가 지나치지 않도록 주의한다.

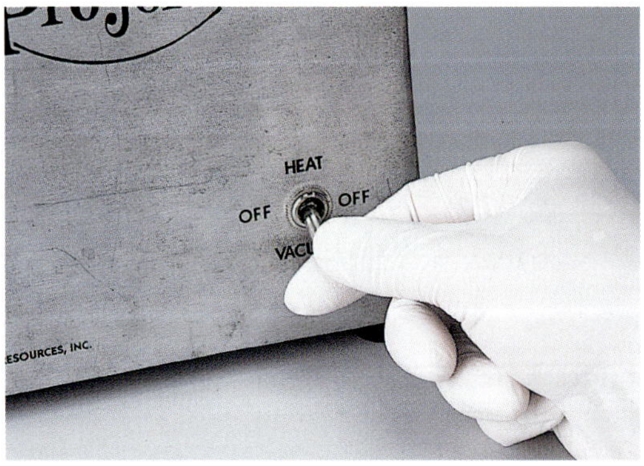

⑥ 흡입성형

스위치를 넣고 흡입시킨다.

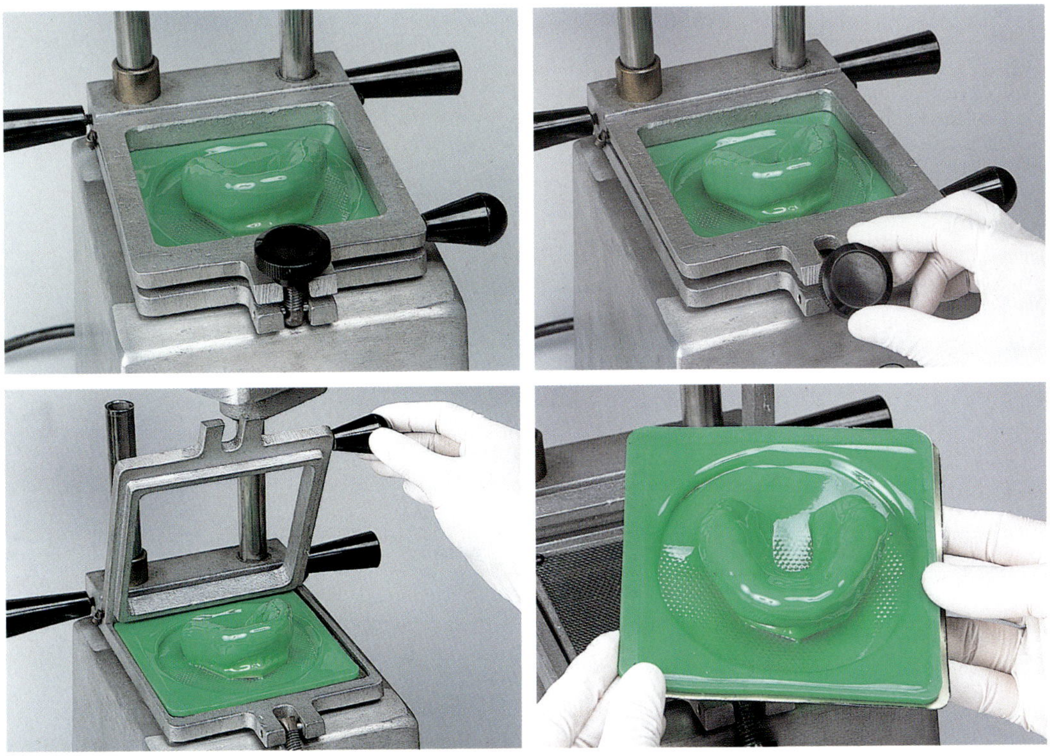

2 마우스가드의 냉각 · 분리

충분한 냉각(약 3~5분) 후 모형과 함께 꺼낸다.

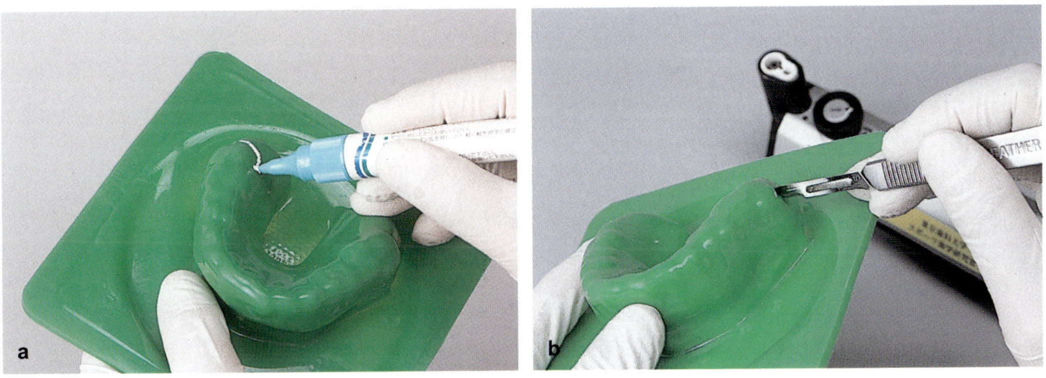

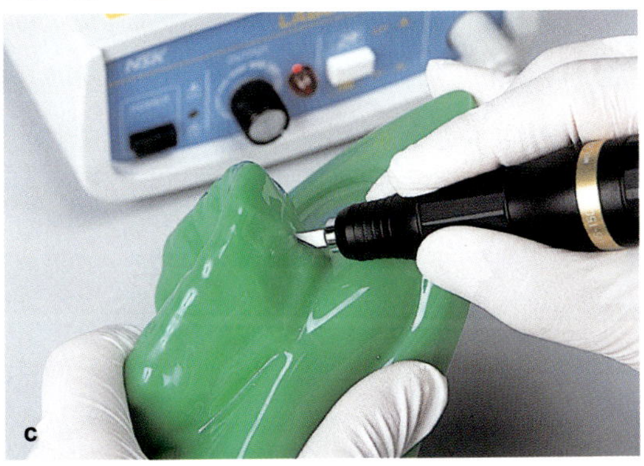

3 마우스가드의 형태 수정

① 나이프를 이용한 커팅

가열한 나이프(b) 또는 초음파 절단기(c)로 모형의 외형선을 따라 절개한다. 재료가 불투명해 외형선이 보이지 않는 경우는 약간 크게 자르거나 마우스가드의 대략적인 외형선을 유성 펜 등으로 그린 후 진행하면 좋다(a). 변형의 원인이 되므로, 잘라내기 전에 모형에서 압접 후의 마우스가드를 무리한 힘으로 제거하지 않는다.

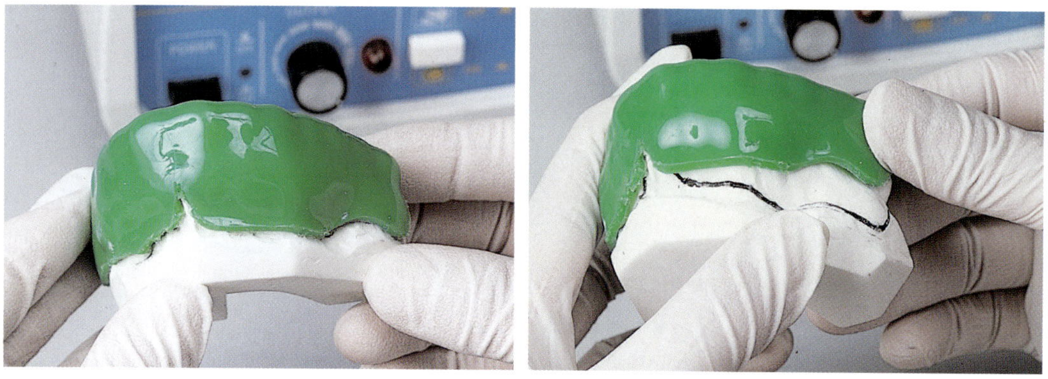

② 마우스가드 분리

커팅 종료 후 모형에서 제거한다. 좌우 모두 균일한 두께를 얻을 수 있다.

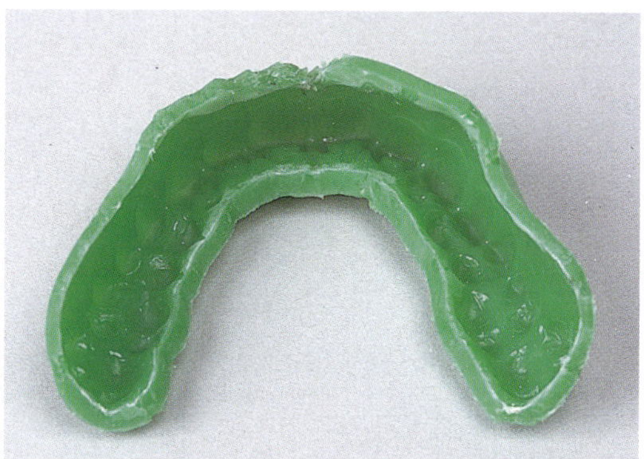

③ 분리한 마우스가드

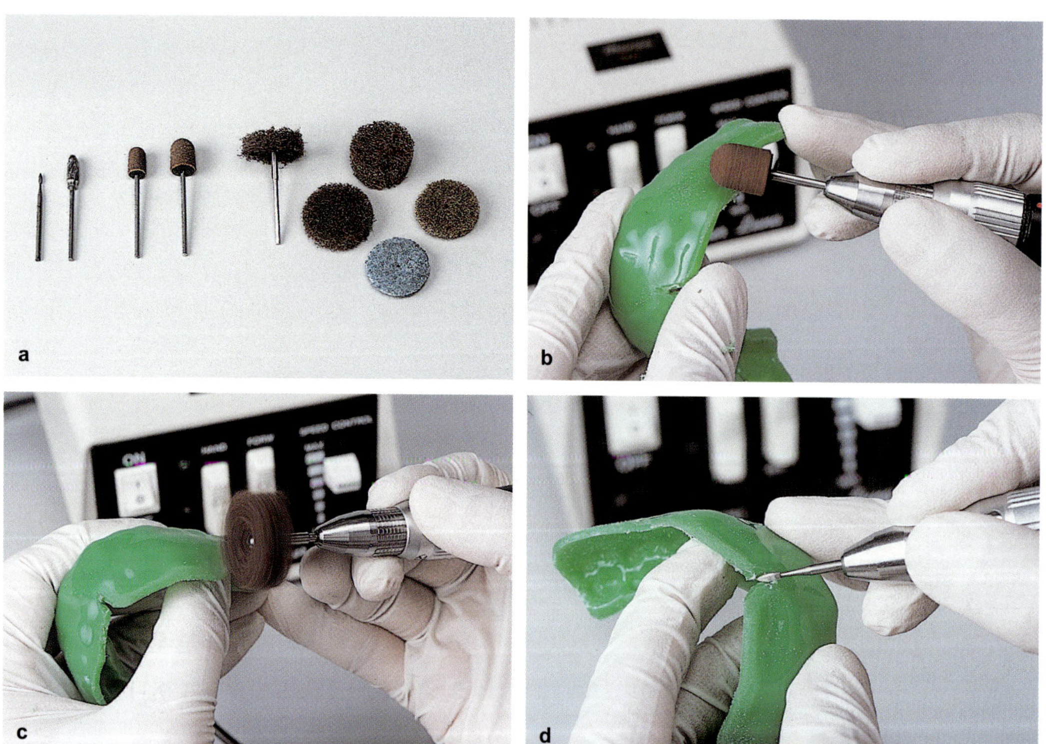

④ 형태 수정

a: 포인트, 디스크 등으로 형태 수정을 실시한다.

b, c: 마우스가드의 표면 활택을 유지하기 위해 필요 이상으로 깎지 않는다.

d: 세부 부위는 특수 카바이드 버(146쪽 참조)가 효과적이다.

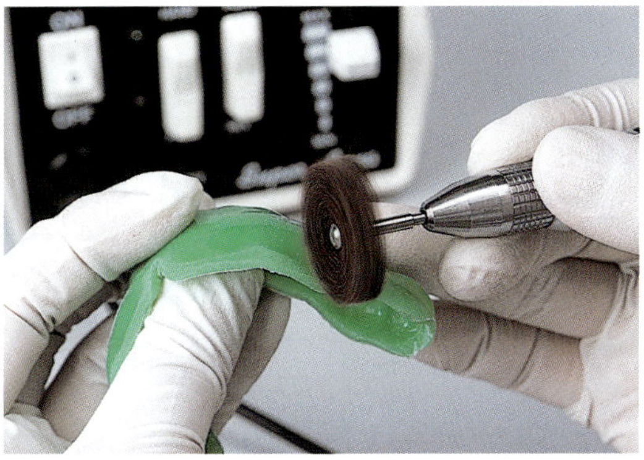

⑤ 연마

형태 수정 후, 미세한 휠을 사용하여 연마한다.

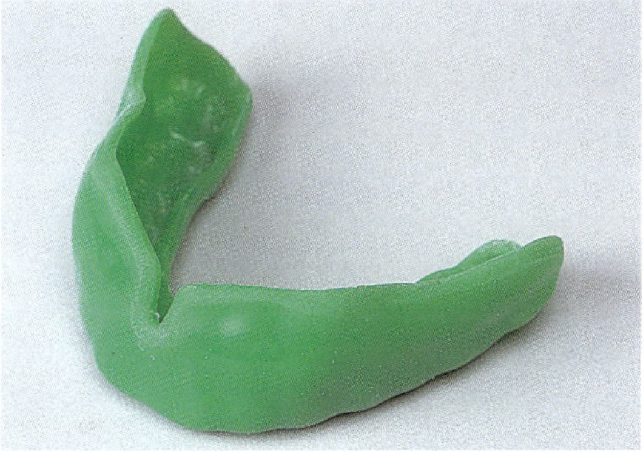

⑥ 형태 부여, 1차 연마가 끝난 상태

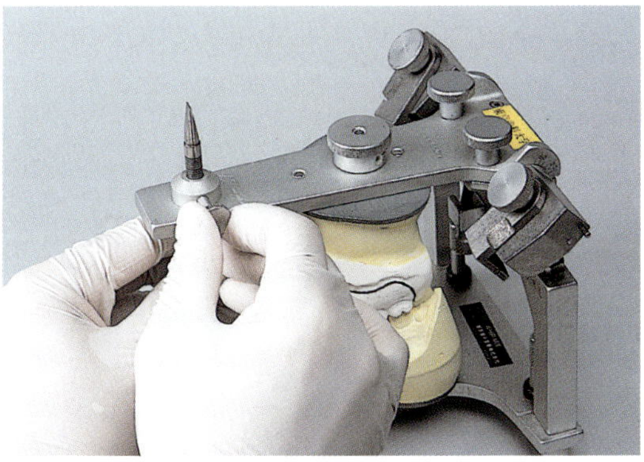

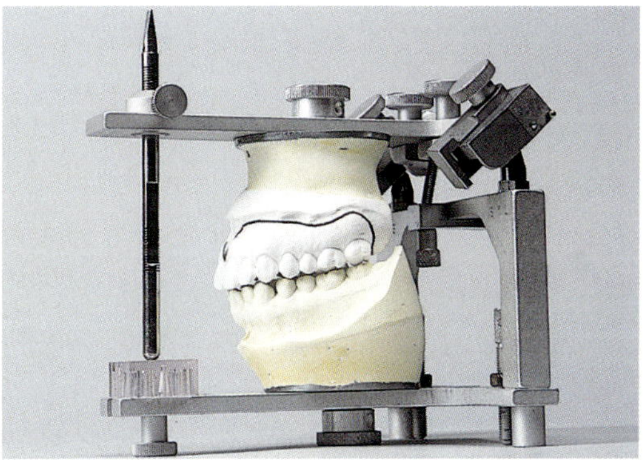

4 교합조정

① 교합기의 주모형 세팅

교합기에 주모형을 다시 세팅하고 교합조정한다. 이때 가능하면 교합에 최소한의 두께를 확보하기 위해 절치 핀 조정으로 1.5~2.0mm 정도 거상해 두어 마우스가드에 구멍이 뚫리는 것을 방지한다.

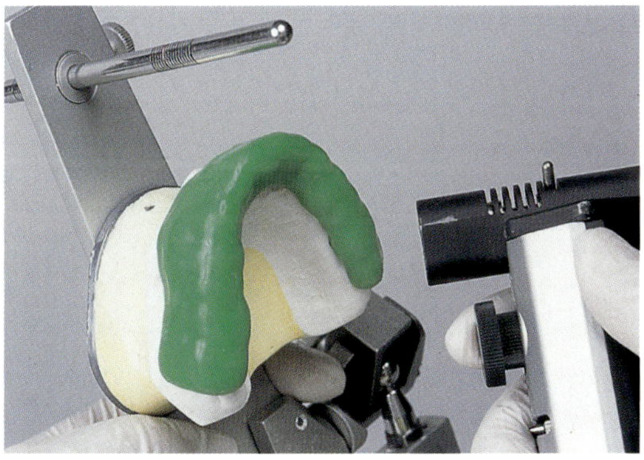

② 교합면의 연화

교합면만 버너로 연화한다. 그러나 과도한 연화는 마우스가드의 열화를 일으키기 쉬워지므로 주의해야 한다.

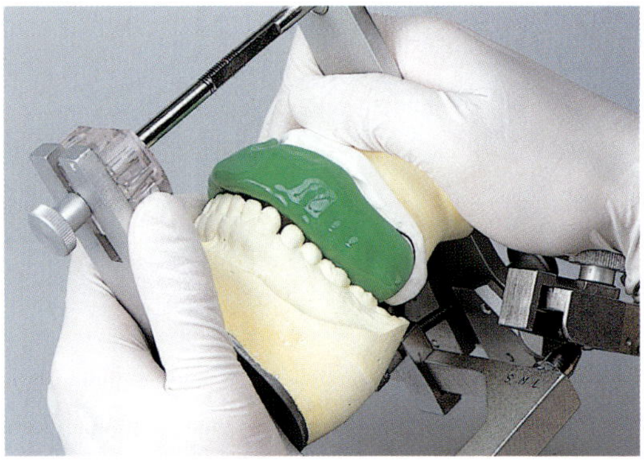

③ 대합치의 압흔 인기

교합 장치를 닫고 압접한다. 또한 교합지로 검사를 실시하면서 카바이드 버 등으로 조정하는 방법도 있다.

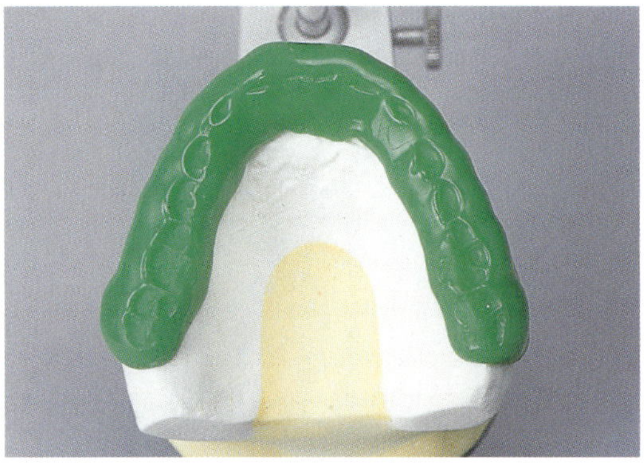

④ 대합치의 압흔

전체 치열에 대합치의 압흔이 인정된다. 그러나 교합 상태에 따라 교합조정을 통해 구치부가 너무 얇아지거나 구멍이나 버리기 때문에 완전히 조절되지 못하고, 전치부의 접촉이 부여되지 않는 경우도 있다.

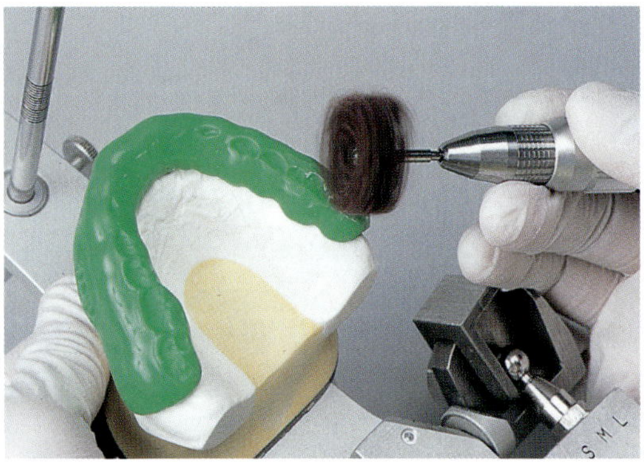

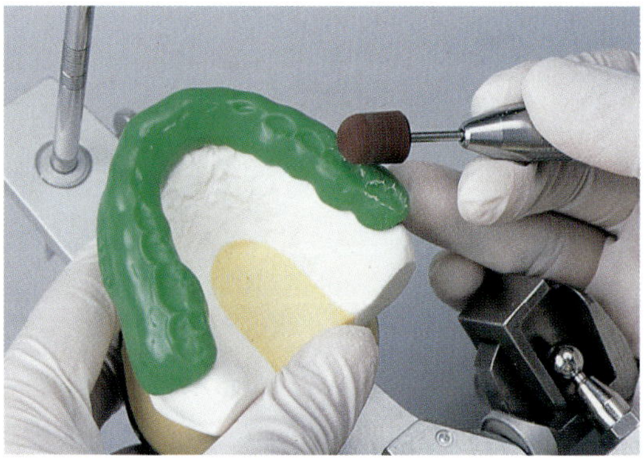

⑤ 잉여부의 삭제

잉여부의 압흔을 제거한다. 라미네이트 유형과 마찬가지로 교두정 부분의 압흔만을 0.5~1.0mm 정도 남기고, 교합면을 디스크, 포인트 등으로 삭제한다.

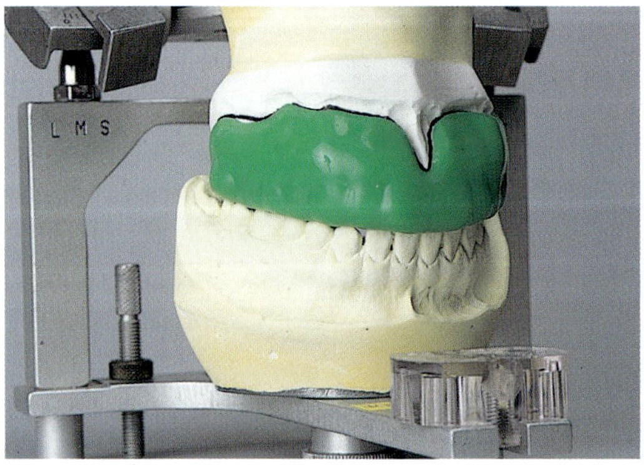

⑥ 교합기에서 교합조정 완료 확인

교합기에 모형을 다시 위치시켜 확인한다.

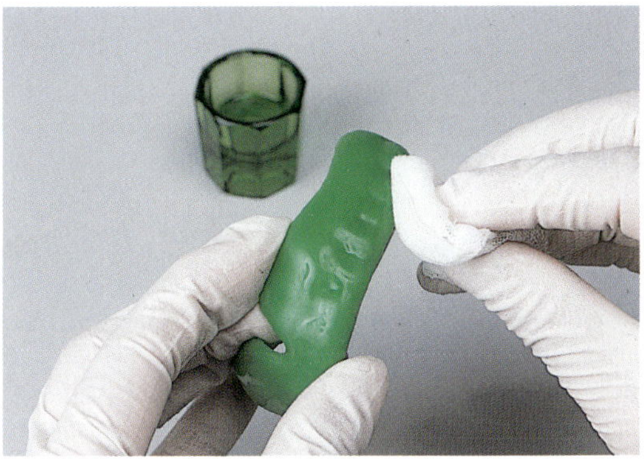

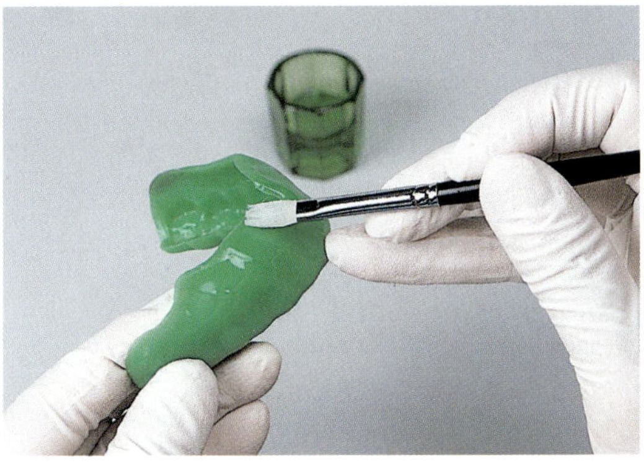

5 연마 및 마무리

피니싱 리퀴드 등의 용액을 거즈에 묻혀 연마한다. 그 후 연마에 이용한 용액을 붓에 찍어 연마한 부분에 도포하고 몇 분간 방치 후 물로 씻는다.

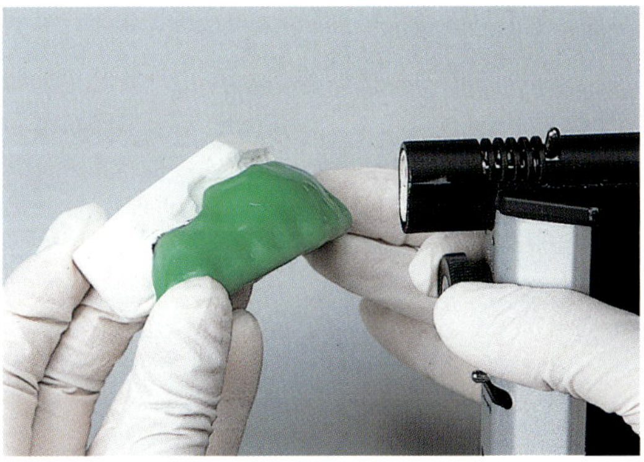

6 이니셜 각인

① 마우스가드의 표면을 토치로 가열 · 연화

알코올 토치여도 좋다.

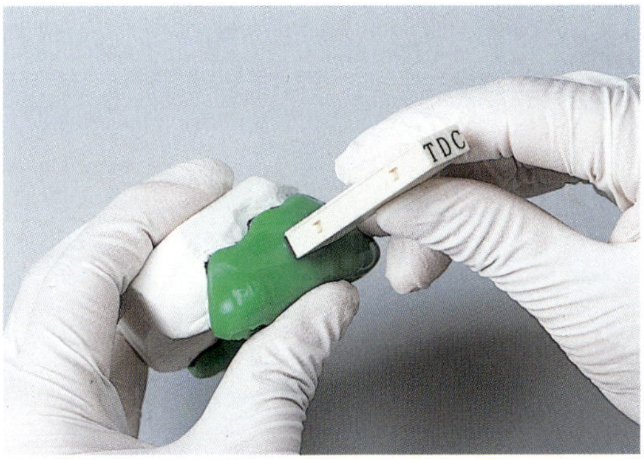

② 이름 각인의 압접

마우스가드의 분실 등을 방지하기 위해 가능하면 이름을 넣는 편이 좋다. 배큠 타입은 시판되는 각인을 사용하면 이니셜 등을 넣을 수 있다. 압접 후 15초 정도 경과하고 온도가 낮아진 후 제거한다.

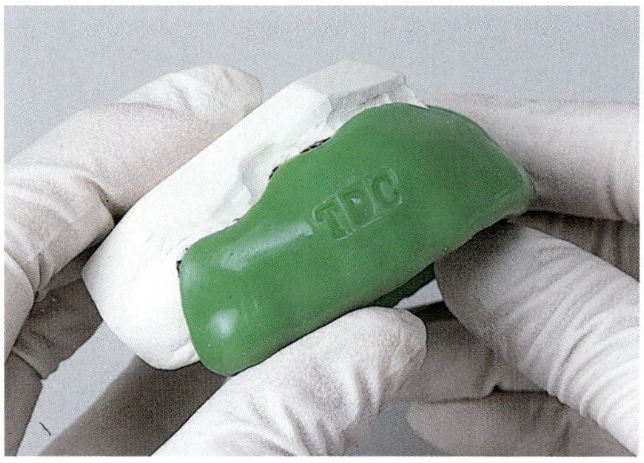

③ 압접된 이름 각인

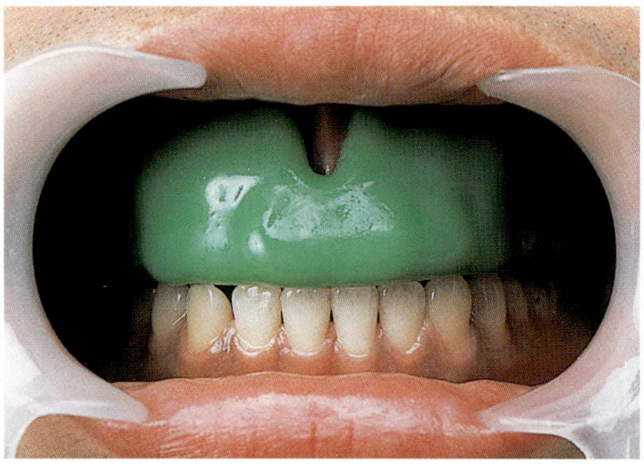

7 마우스가드의 최종 조정 · 장착

구강 내에 시적하여 조정한다.

❸ 배큠 타입 마우스가드 완성

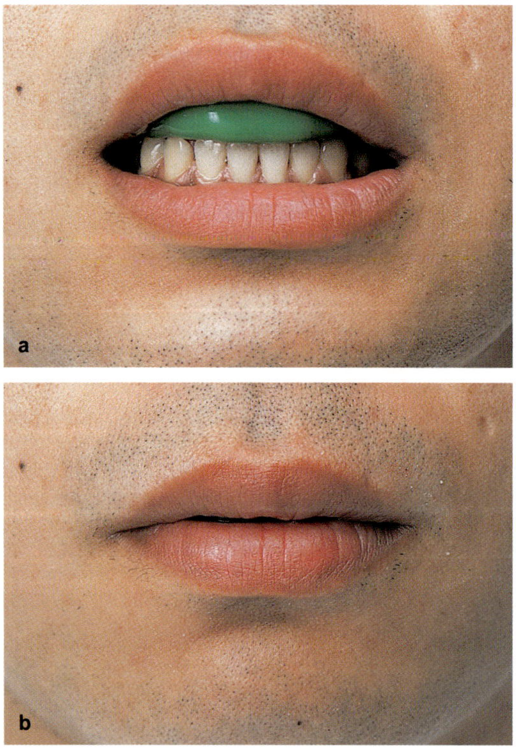

a: 마우스가드의 구강 내 장착.

b: 입술도 다물어지고 부자연스러운 입술의 긴장 없이 좋은 상태이다.

6. 개량형 1매법 마우스가드 제작

통상의 1매법 마우스가드는 제작 시 조작이 간편하고 저렴하다는 것이 가장 큰 장점이지만, 전치부 개구 등의 부정 치열에 대응할 수 없는 경우가 많으며, 디자인 자유도도 라미네이트 타입에 한참 뒤떨어져 있다. 그러나 개량형 1매법 마우스가드[1,2]는 한 장의 시트를 사용하지만, 가볍게 다물 때 대합치 모두가 접촉하는 교합(그림 1)[3]의 확립이 가능하다. 또한 지금까지의 1매법 유형의 단점을 어느 정도 개선할 수 있고, 보급형으로서의 장점도 좋은 것으로 생각된다. 다음에 개량형 1매법 마우스가드 제작 방법의 요점을 해설한다.

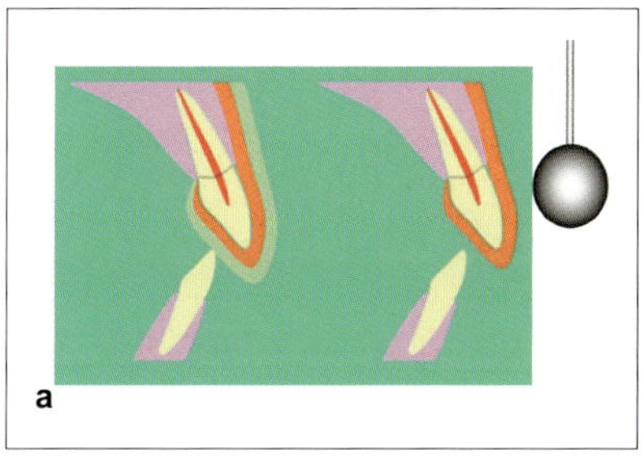

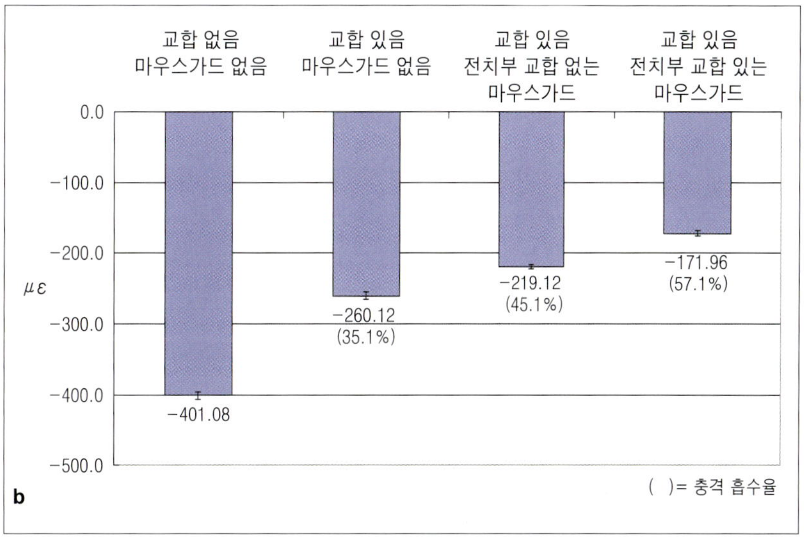

그림 1. 마우스가드의 충격 흡수력. a: 전치부까지 제대로 교합을 확립한 마우스가드와 꽉 다물 때 전치부가 닿는 경우 충격 흡수 기능의 효과. b: 치아의 뒤틀림(쇠공으로 가압 충격). 순측에서의 충격에 대해 마우스가드 없이도 교합하여 하악 치아의 지원을 얻을 수 있기 때문에 약간의 효과가 있다. 또한 전치부 교합이 없는 마우스가드도 순측 재료의 충격 흡수력에 의해 뒤틀림이 감소하고 있다. 그러나 역시 전치부까지 교합을 확립한 마우스가드를 교합하는 것이 그 효과가 가장 높다(*참고문헌[3]으로부터*).

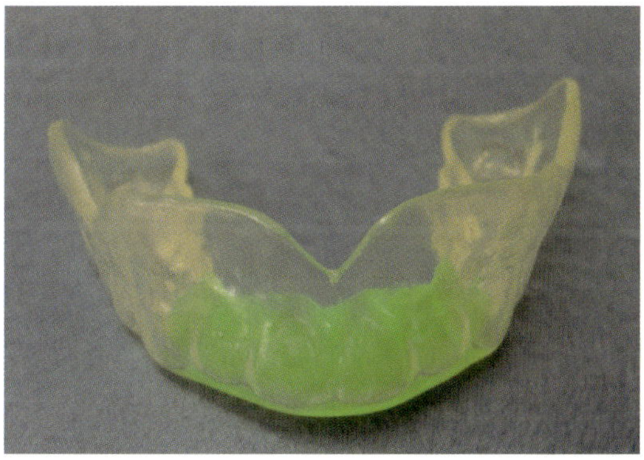

그림 2. 개량형 1매법 마우스가드의 완성 예.

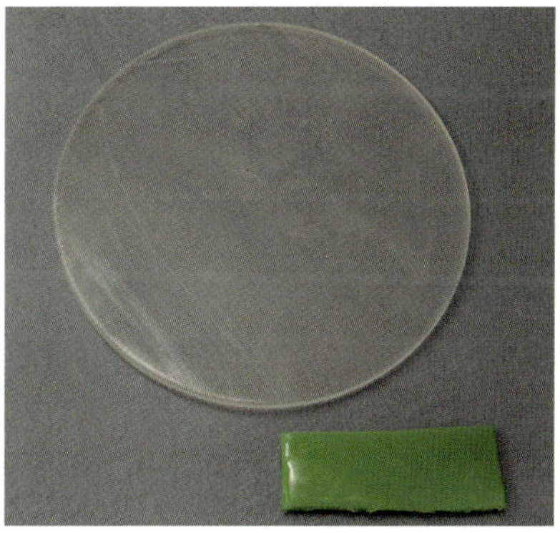

그림 3. 개량형 1매법 마우스가드의 재료. 상: 마우스가드 재료, 하: 보충하는 EVA 재료

① 전치부에 EVA 재료 보충

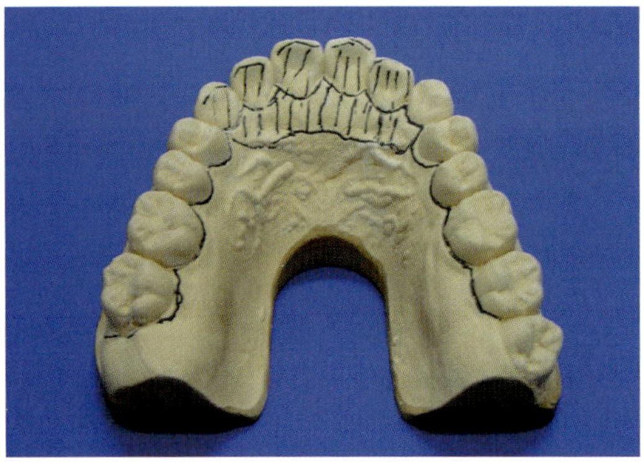

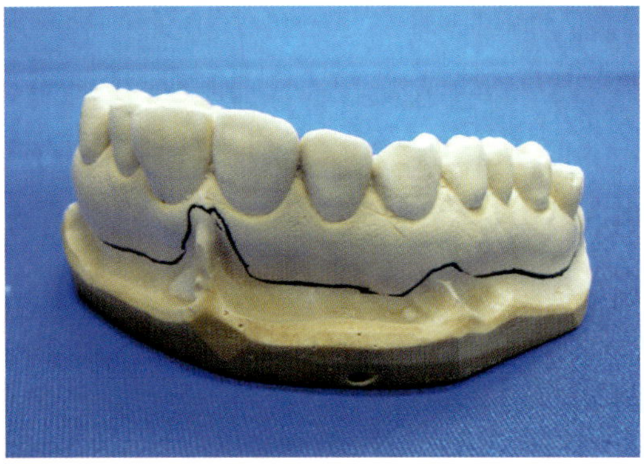

■1 외형선 기입

외형선은 일반적인 1매법 마우스가드와 거의 같다. 일반 1매법 마우스가드는 전치부를 교합시키려고 하면 구치부의 두께가 얇아지고 만다. 또는 구치부에 두께를 남기기 위해 전치부의 교합을 부여할 수 없는 경우가 있다.

따라서 본 개량형 1매법 마우스가드는 전치부의 교합을 확립하기 위해 사전에 어느 정도 교합관계를 확인하고 재료를 부착해 둔다. 이번에는 좌우 견치 사이 구개측에 재료를 부착하기 위한 지표로 이용하기 위해 사선을 그어 표시한다.

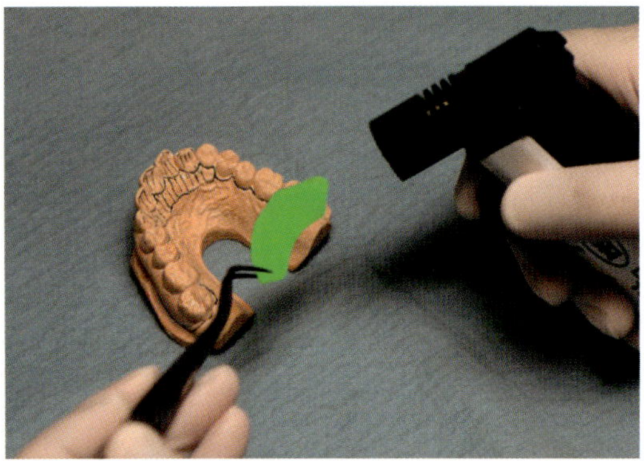

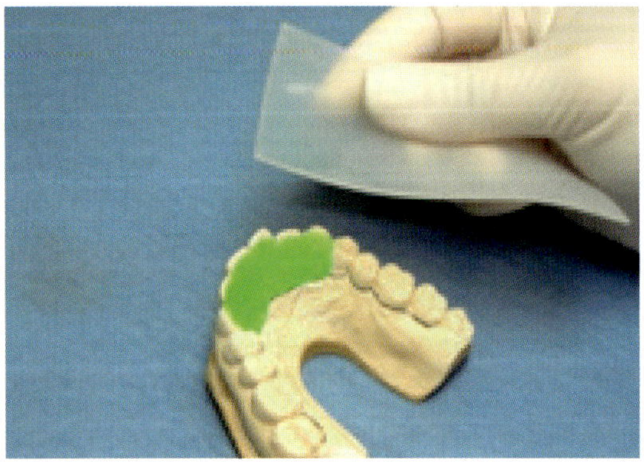

■2 EVA 소재의 보충

① 작업모형에 보충용 EVA 소재의 압접 · 형태 수정

분리재 도포 후 작게 자른 EVA 소재(절단 후 남은 재료도 좋음)를 이용하여 필요한 부위에 보충해 전치부의 교합을 확립하기 위한 두께를 확보한다. 토치로 충분히 가열 후 실리콘 시트(슈퍼 시트; 덴탈에이드)로 압접하고 모양을 정돈한다.

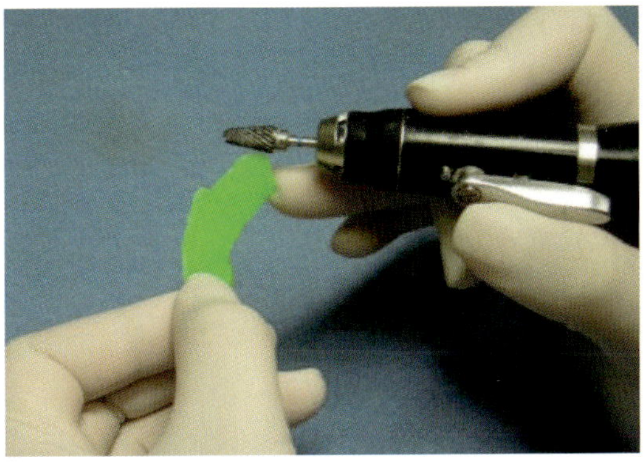

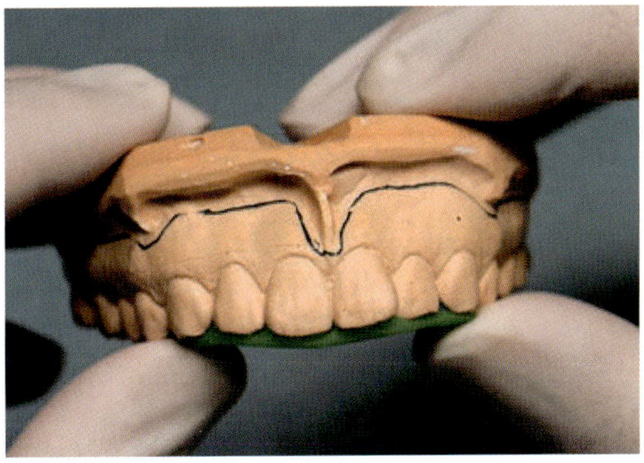

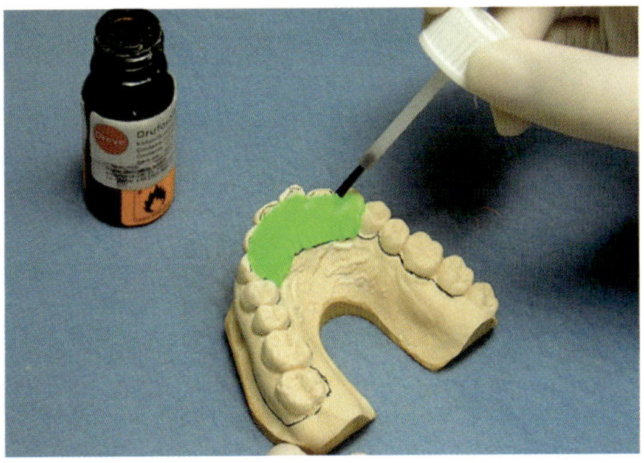

② 표면 처리

형태 수정 후, 충분한 접착력을 얻기 위해 표면을 한 층 삭제하고 EVA용 프라이머를 사용하여 표면 처리를 실시한다.

② 마우스가드 재료(EVA 소재)의 흡입성형

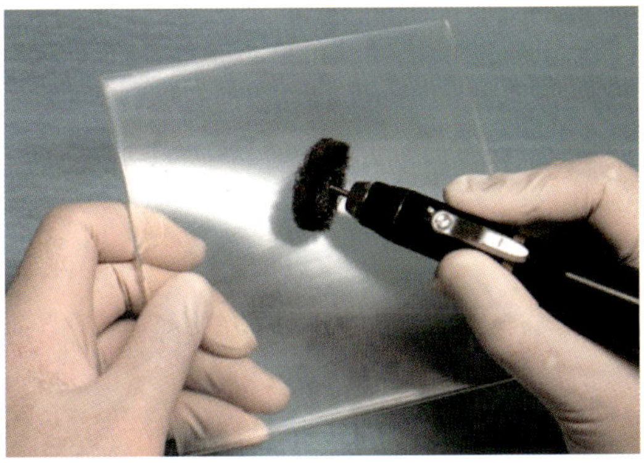

1 마우스가드 재료의 준비

① 표면 한 층 삭제

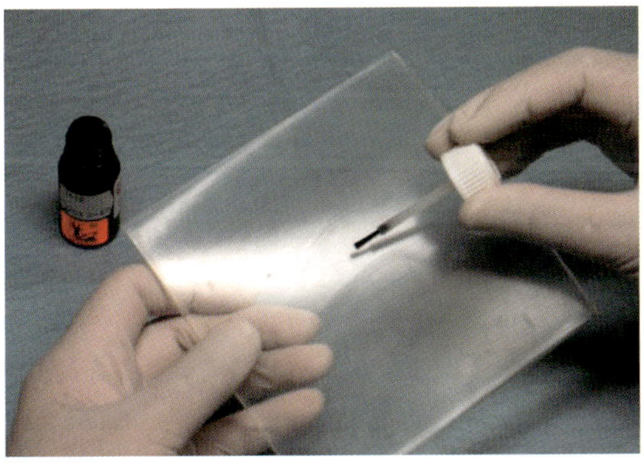

② EVA용 프라이머에 의한 표면 처리

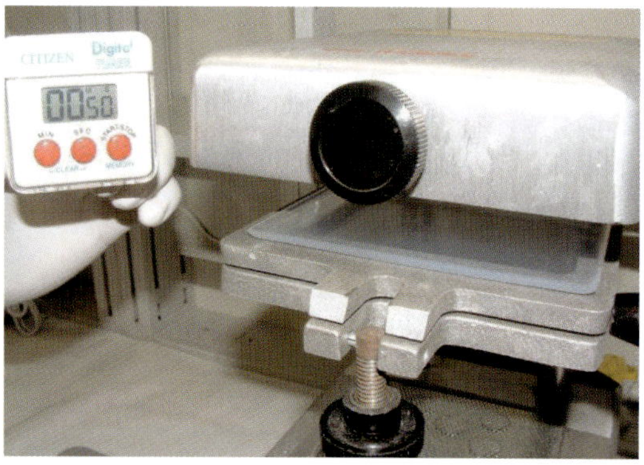

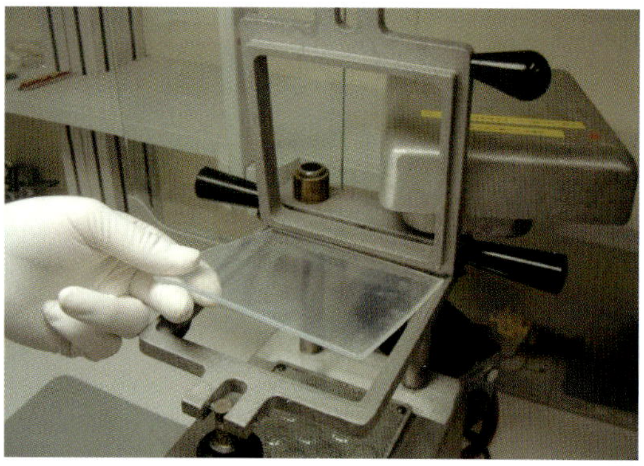

2 배큠 포머에 의한 마우스가드 재료의 가열 · 연화

배큠 포머 시트 고정 프레임 최상단까지 들고 마우스가드 재료를 얹어 압접면을 50초간 가열 · 연화한다.[4)]

압접면의 연화가 끝나면 시트 고정 프레임을 열고 마우스가드 재료를 상하 반전시켜 고정한다. 다소 복잡하기는 하지만, 이렇게 하면 모형에 압접되는 면이 직접 연화되기 때문에 접착력[4)] 및 적합성 향상과 함께 좌우의 두께가 균일해진다.

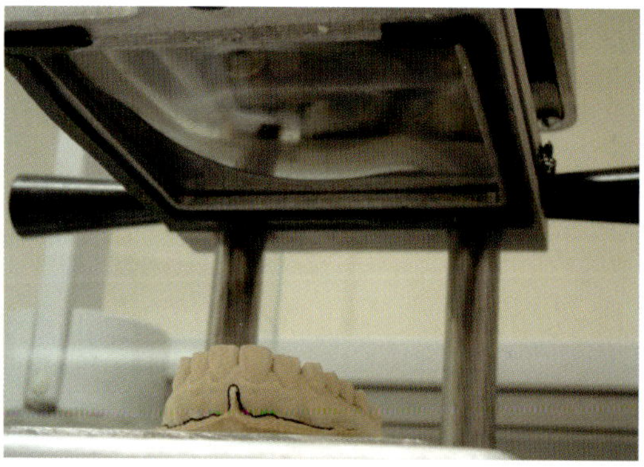

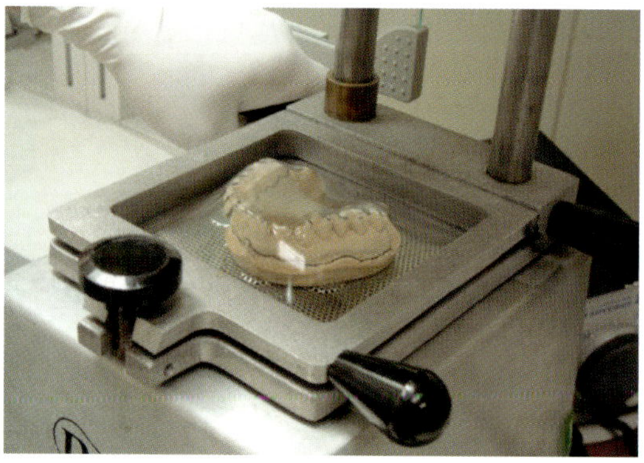

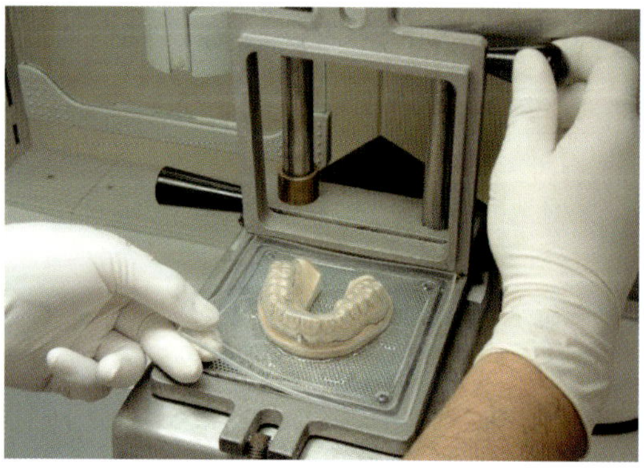

3 마우스가드 재료의 흡입성형

마우스가드 재료의 연화가 지나치게 되지 않도록 주의하고, 약 2cm 내려올 때까지 대기한다. 이때 더 강한 접착력을 얻기 위해 핫 에어 버너로 먼저 첨부한 보전 EVA 소재를 따뜻하게 해 두는 것도 효과적이다. 또한 마우스가드의 적합성 향상을 위해 작업모형을 충분히 건조시켜 두는 것도 유효하다고 한다.[5)] 흡입성형 후 충분히 냉각한 다음, 작업모형과 함께 꺼낸다.

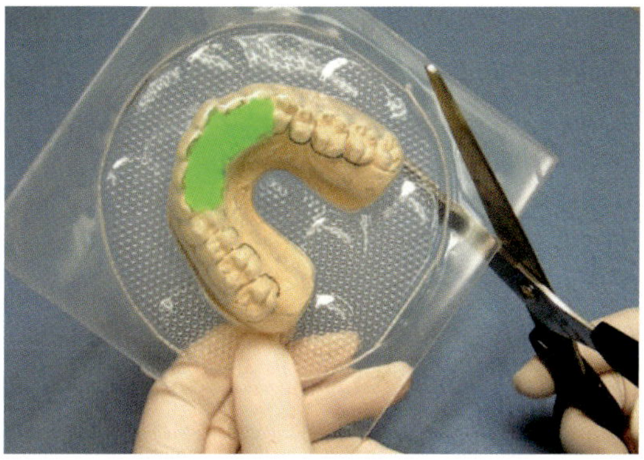

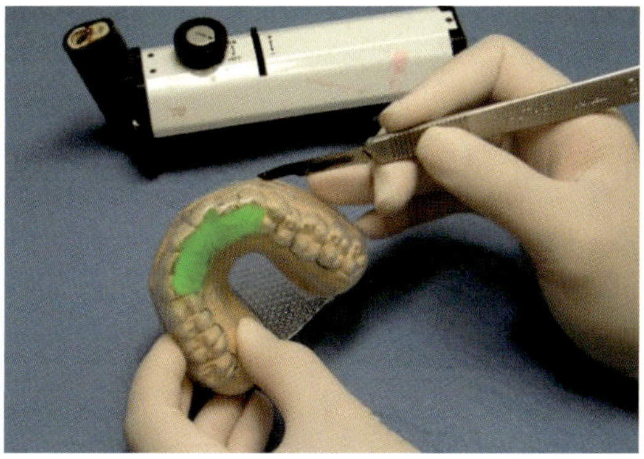

4 성형 마우스가드를 꺼내 외형 커팅

변형되지 않도록 주의하면서 모형 외형선을 따라 가위로 자르고 토치로 가열한 교체용 메스를 사용하여 절단한 후, 형태를 수정한다. 이때 반드시 모형에서 작업을 한다. 제거하고 작업을 하면 변형의 원인이 될 수도 있다.

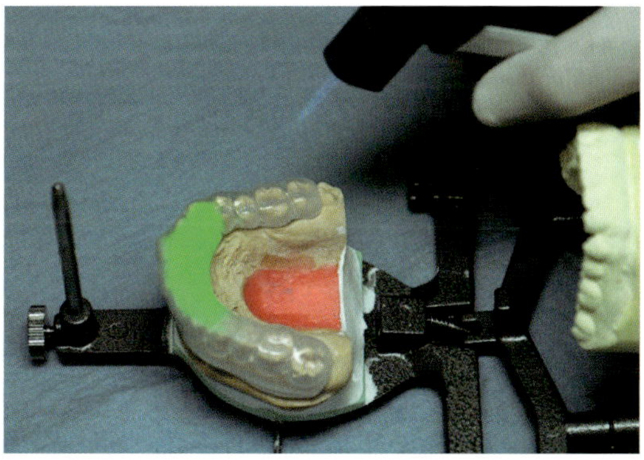

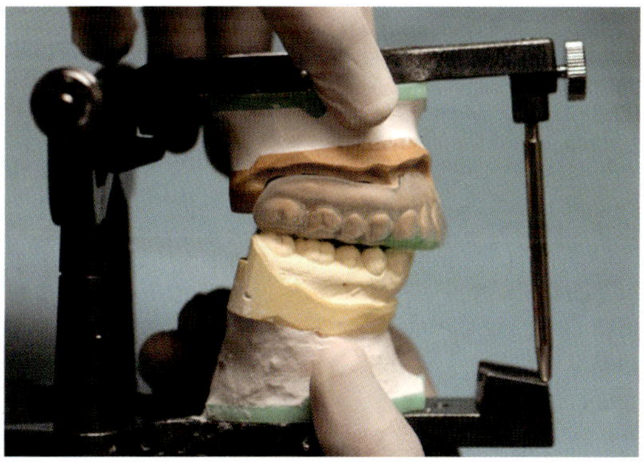

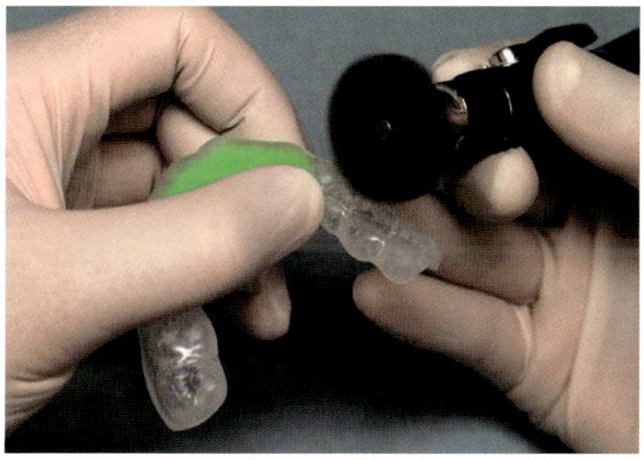

5 교합조정 · 형태 수정

교합기에서 통법에 따라 교합면에 대합치의 압흔 부여를 거쳐 교합조정, 변연의 형태 수정을 실시한다.

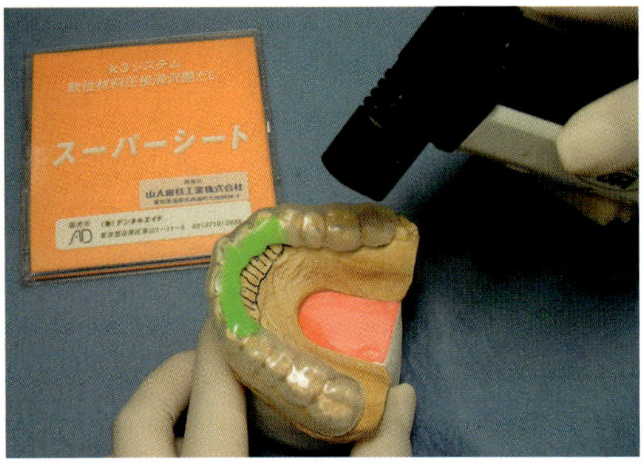

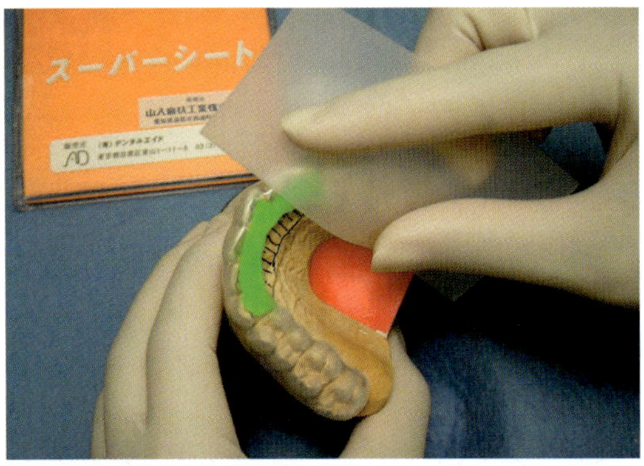

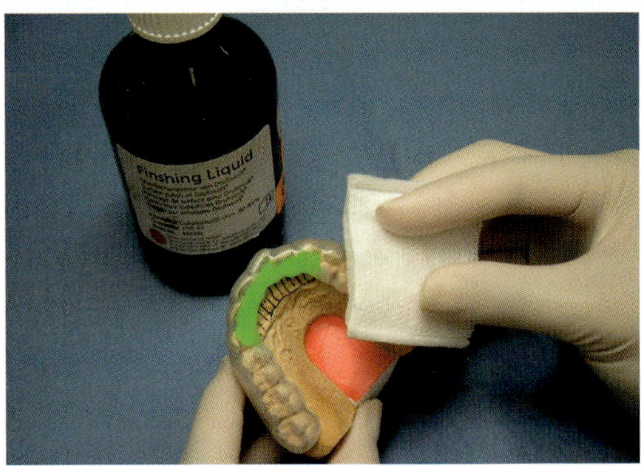

6 모형상에서 최종 조정

토치를 이용하여 마우스가드의 거친 면을 부드럽게 하고 '슈퍼 시트'(덴탈에이드)를 압착하여 평면부를 활택 상태로 만든다. 또한 최종 연마용 용액(피니싱 리퀴드 등)을 거즈에 묻혀 마우스가드 변연부의 거친 표면에 도포하고, 몇 분간 방치한다. 그 후 교합지에 의해 조정한다.

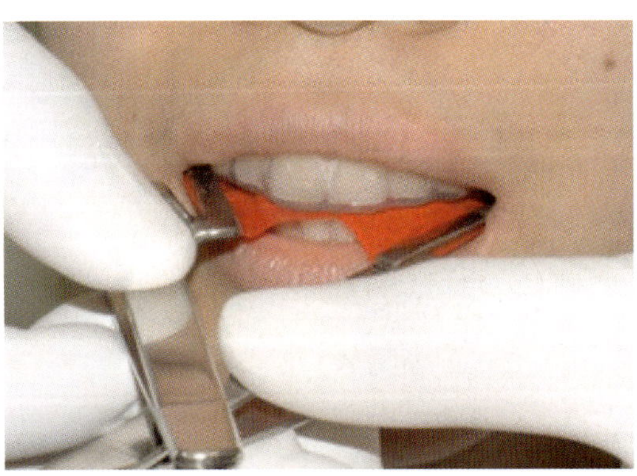

7 최종 조정

적합성을 포함하여 최종 교합조정 등은 구강 내에서 실시한다.

③ 개량형 1매법 마우스가드의 완성

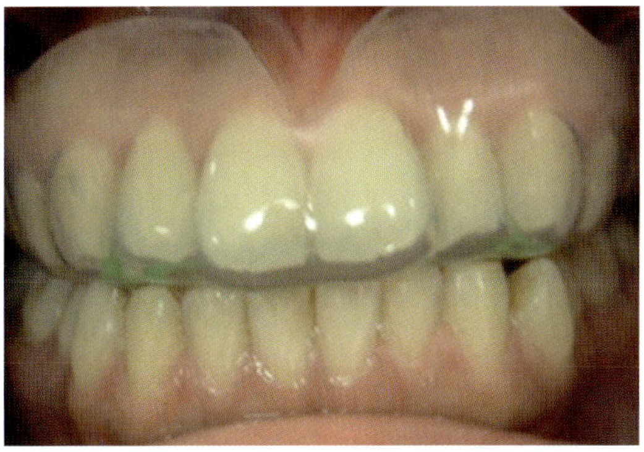

최종 조정 후 구강 내에 장착한 상태이다. 이번에는 배큠 포머를 사용했지만, 적합성 및 접착성의 관점에서 가압성형기를 사용하는 것이 더 좋다고 생각한다. 또한 이 방법은 결손부 교합 회복에도 도움이 된다.

참고문헌

1) Nakajima K, Takeda T, Kawamura S et al:A vacuum technique to increase anterior thickness of athletic mouthguards to achieve a full-balanced occlusion. *Dent Traumatol*, 24(1):50–52, 2008.
2) Takeda T:An Improved Single-Layer Type Full Balanced Occlusion Mouthguard with Partial Lamination for the Mixed Dentition Players. *J Pediatr Dent Care*, 11:33–34, 2005.
3) Takeda T, Ishigami K, Nakajima K et al:Are all mouthguards the same and safe to use? Part 2. The influence of anterior occlusion against a direct impact on maxillary incisors. *Dent Traumatol*, 24(3):360–365, 2008.
4) Takeda T, Ishigami K, Kawamura S et al:Adhesive strength and its improvement referring to the laminated-type mouthguard. *Dent Traumatol*, 22(4):205–214, 2006.
5) Yonehata Y, Maeda Y, Machi H et al:The influence of working cast residual moisture and temperature on the fit of vacuum-forming athletic mouth guards. *J Prosthet Dent*, 89(1):23–27, 2003.

7. 상하 일체형 마우스가드 제작

상하 일체형 마우스가드는 상하악의 마우스가드가 합체한 형태(그림 1)로, 일반적으로는 복싱 경기에서 사용되는 경우가 많다. 복싱에서 다운은 특히 옆에서 곡선 궤도로 펀치를 맞추는 훅에 의한 경우가 많다고 한다. 그래서 마우스가드를 상하 일체화하여 훅을 맞은 경우에도 하악이 움직이지 않음으로써 다운에 이르지 않도록, 그리고 호흡하기 쉽도록 배려한 것이다.

또한 상하 일체형 마우스가드는 총의치 장착자에게도 응용할 수 있다. 무치악자도 평소에는 상하 총의치를 착용하고 접촉 스포츠를 할 경우 의치 대신 이 마우스가드를 사용하면 부상 예방은 물론 악위의 안정을 포함한 악관절 보호 등의 효과를 얻을 수 있다. 또한 스포츠 경기에서 하악골 골절을 일으킨 경우 일체형 마우스가드를 장착하여 상하악을 고정하고 하악용 페이스가드, 헤드기어와 함께 안정시키면 조기에 필드 복귀가 가능하다.

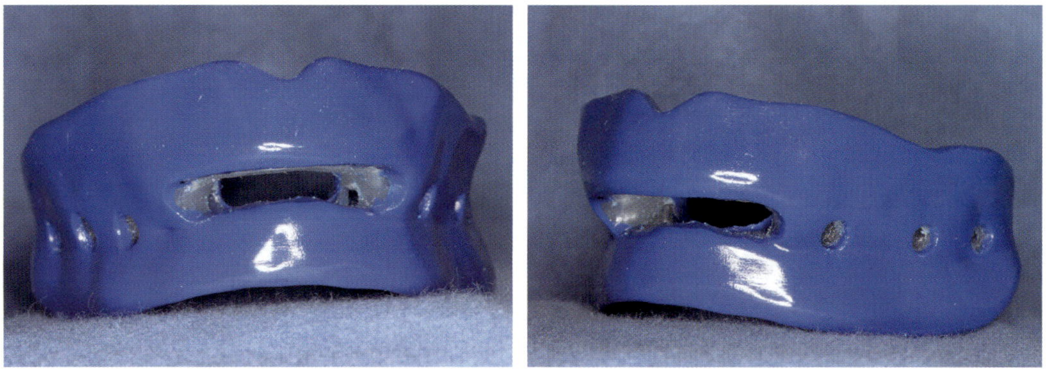

그림 1. 상하 일체형 마우스가드 완성 예.

① 첫 번째 층 제작

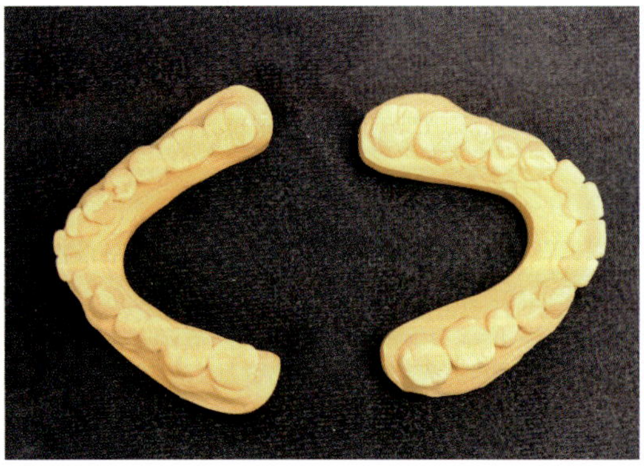

■1 작업모형 제작과 교합기 장착

① 작업모형 제작

작업모형은 작업 공정에서 3회 가압되므로 초경석고를 사용한다. 라미네이트를 실시하기 쉽도록 구개와 구강저를 삭제한 말발굽 모양으로 한다. 모형의 두께는 상하악이 가급적 비슷하게 되도록 한다. 기포, fin 등을 제거하고 모형에 날카로운 모서리 등을 남기지 않도록 주의한다.

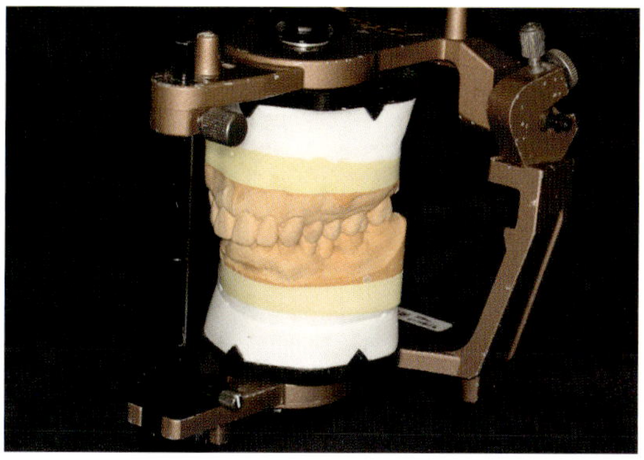

② 교합기 장착

작업모형의 기저면에 V자형의 홈을 파고 스플릿 캐스트를 제작해 절치 핀이 제공되는 교합기에 장착한다.

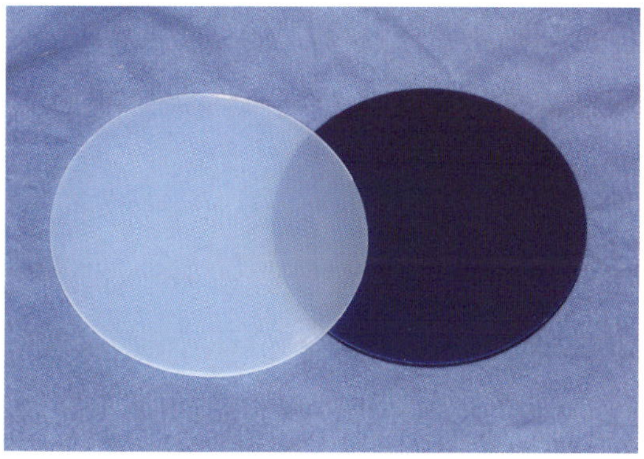

2 전 준비

① 마우스가드용 재료

상하 일체형 마우스가드 재료로는 첫 번째 층에 경질 EVA 소재 'Drufosoft pro'(Rinkai) 3.0mm 두께의 백탁색 시트를 사용한다. 두 번째 층에는 라미네이트할 감색의 연질 EVA 소재 'Drufosoft color'(Rinkai) 3.0mm 두께의 시트를 사용한다. 상하에 사용하기 위해 각각 두 장씩 준비한다.

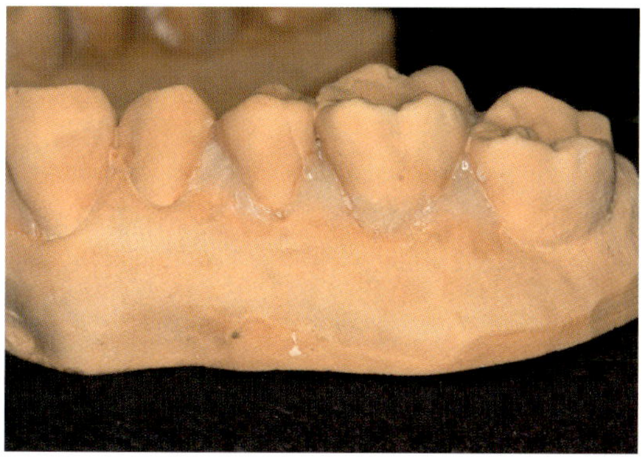

② 언더컷 처리

작업모형에 현저한 언더컷이 있는 경우, 내열성 재료(레진 퍼티, 석고 등) 언더컷을 없애도록 채운다. 또한 일반적인 라미네이트와 마찬가지로 먼저 작업모형에 석고 분리재를 도포한다.

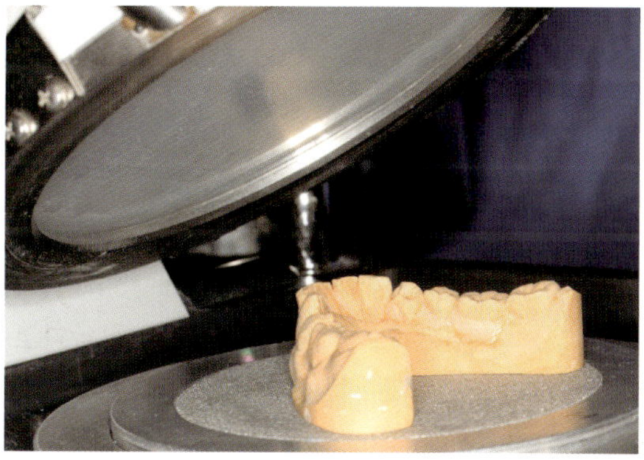

3 첫 번째 층의 가압성형, 외형 커팅

① 가압성형

백탁색의 경질 EVA 소재(3.0mm 두께)의 시트를 상하 작업모형 각각에 가압성형한다.

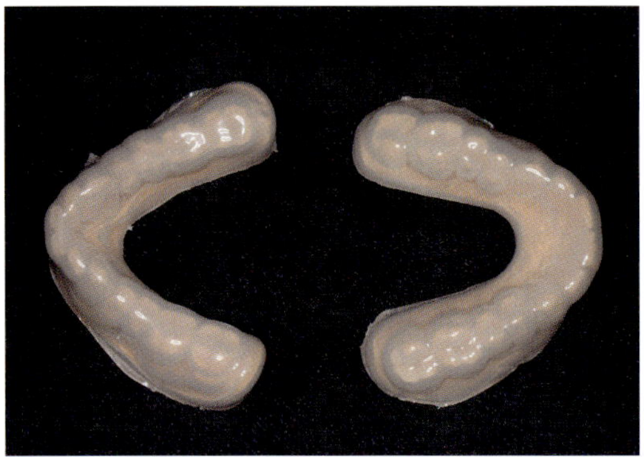

② 외형 커팅

가압성형 후 모형을 분리, 모형상에 상하 각각 대략적인 외형에 따라 EVA 소재를 절단한 후 교합기에 되돌린다. 성형된 마우스가드를 모형에서 제거하고 작업하면 변형이 생길 수 있으므로 반드시 모형에서 실시한다.

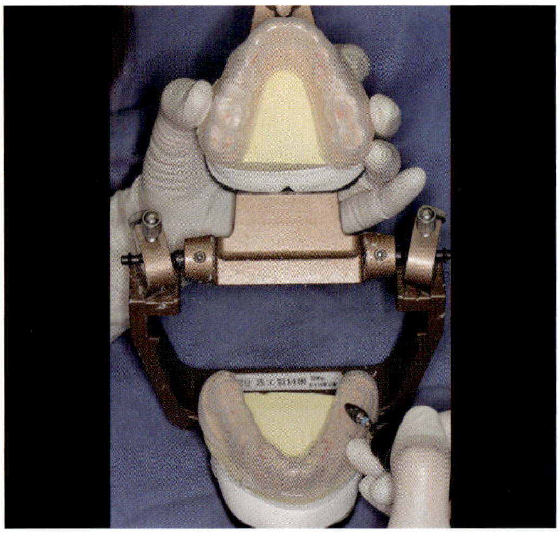

4 교합조정, 상하 일체화

① 교합조정

교합지를 이용하여 상하 작업모형을 태핑시키면서 전체가 고르게 닿도록 교합조정한다. 이후 절치 핀이 약 2.0mm 정도 뜬 상태로 한다.

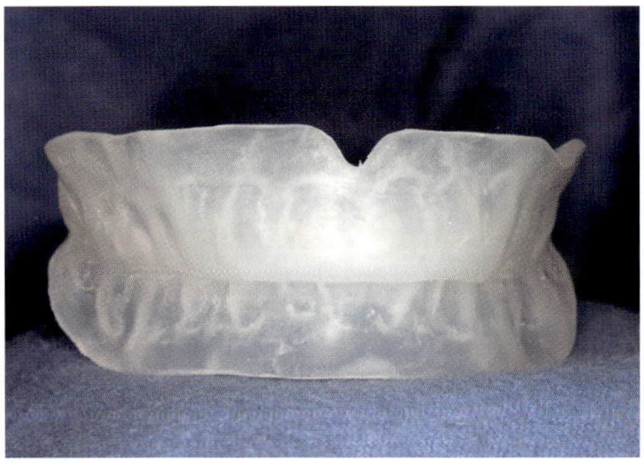

② 상하 일체화

마우스가드를 꺼내 외형 및 변연의 형태를 수정한 후 상하 함께 구강 내에 시적하여 적합성을 확인 · 조정한다. 다음은 고딕 아치에서 에이펙스를 얻을 때처럼 근육 위로 태핑을 수차례 실시하고 교합관계를 결정한다. 확인 후, 상하 치열 마우스가드가 접촉하고 있는 협측 공간에 치과용 순간접착제 등을 소량 사용하여 고정시켜 상하 일체화한다.

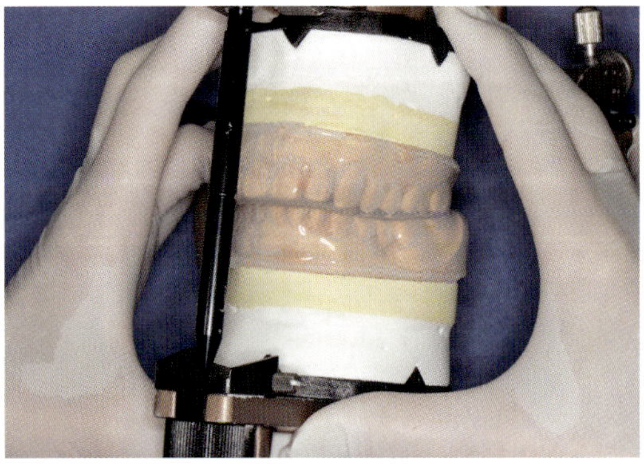

③ 교합기에 재장착

일체화한 것을 교합기에 되돌리고 절치 핀을 약 2.0mm 거상시킨 상태에서 다시 교합기에 재장착한다. 그 후 이용한 접착제를 제거하고 상하가 분리되도록 조정한다. 그리고 상하 교합면상에 EVA 소재를 토치에서 가열 · 연화하고 절치 핀이 절치 테이블에 닿을 때까지 교합시켜 상하를 접착시켜 일체화한다.

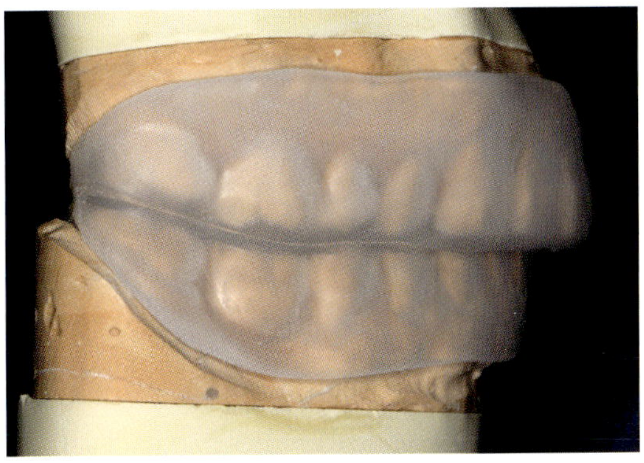

④ 첫 번째 층의 상하 일체화

내면(첫 번째 층)이 되는 경질 EVA 소재의 상하 일체화

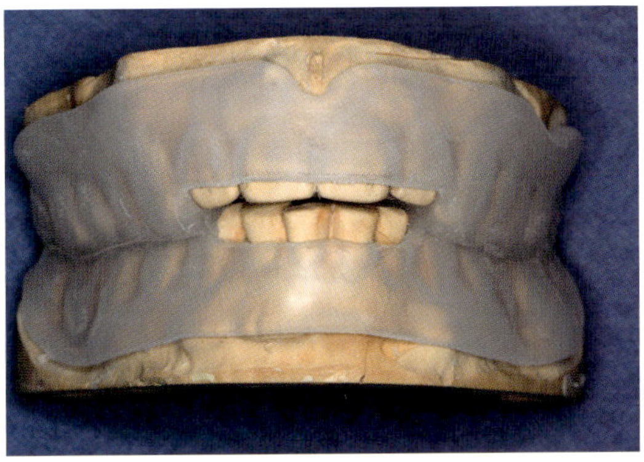

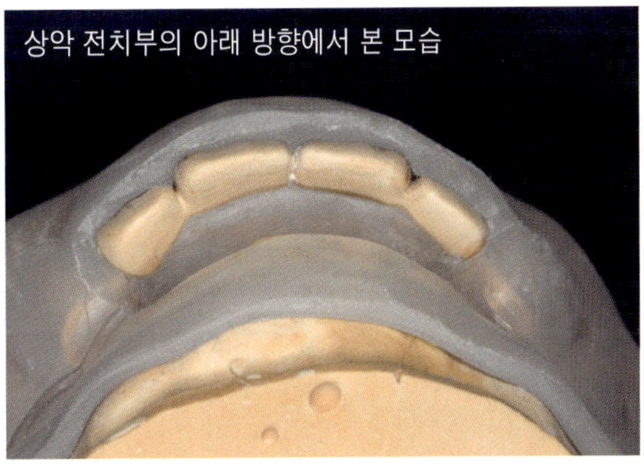

상악 전치부의 아래 방향에서 본 모습

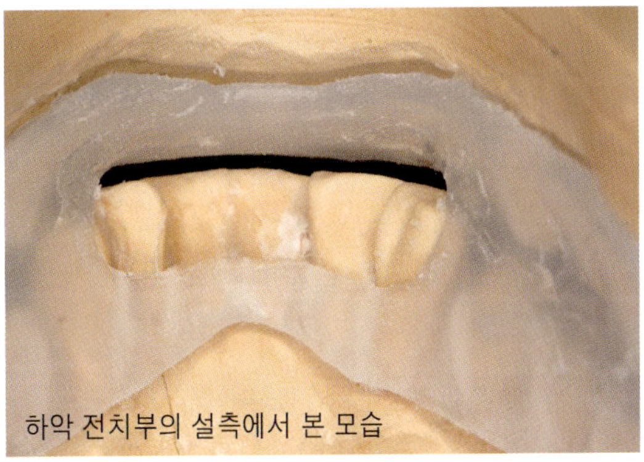

하악 전치부의 설측에서 본 모습

5 호흡구의 제작

구호흡을 할 수 있도록 측절치 원심 우각에서 반대편 측절치 원심 우각부까지 호흡구를 그림과 같이 순측에 만든다. 기준으로는 상악 전치에서 절연을 약 2.0mm 노출시키고 하악에서는 치관장 중앙부까지로 한다.

2 두 번째 층 라미네이트

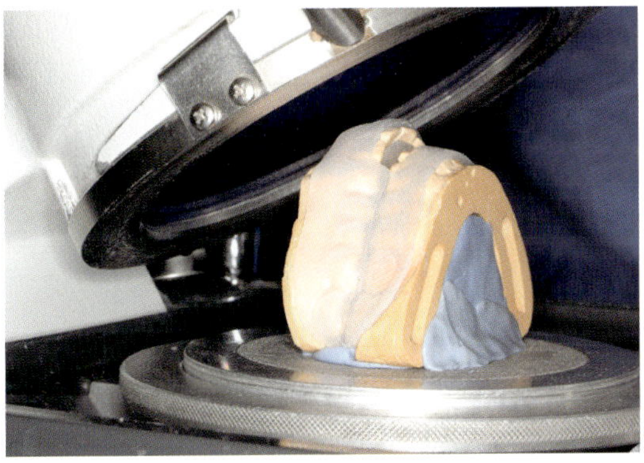

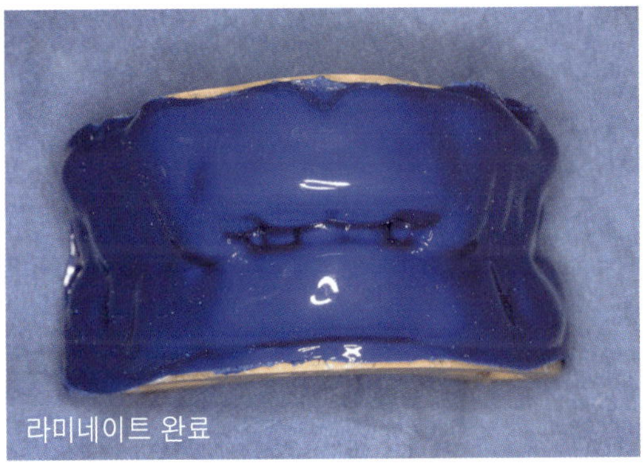

라미네이트 완료

1 두 번째 층(부드러운 EVA 소재) 라미네이트

① 순협측면의 라미네이트

외측이 되는 두 번째 층의 라미네이트. 순측에서 감색의 연질 EVA 소재를 작업모형의 설측, 기저면은 실리콘 퍼티로 막고 작업모형을 세운 상태에서 플랫폼에 설치하여 라미네이트를 실시한다.

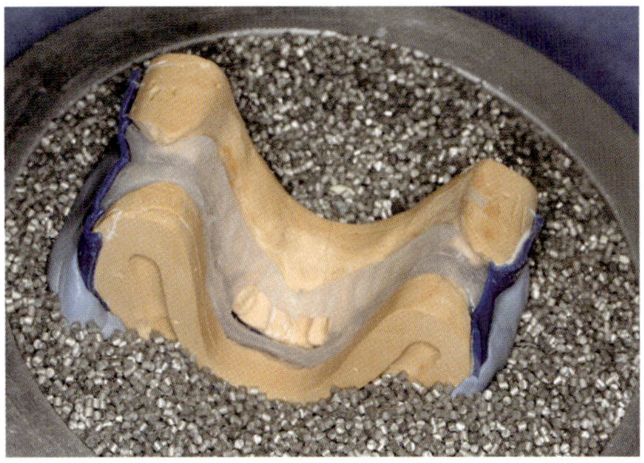

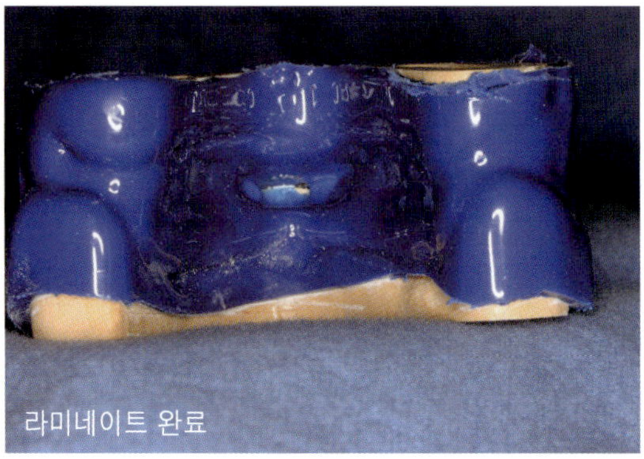

라미네이트 완료

② 설측면의 라미네이트

순협측면 라미네이트 종료 후 순협측면을 실리콘 퍼티로 보호하고 고정용 구슬에 순측면을 아래로 하여 작업모형을 설측에서 라미네이트할 수 있도록 채운다.

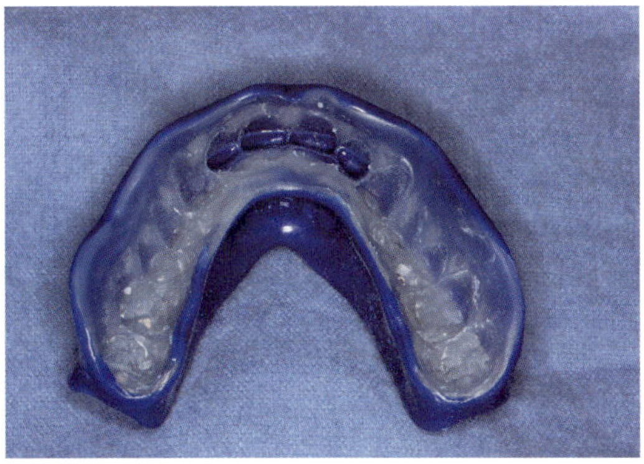

2 형태 수정 · 호흡구 조정

① 두께 조정

여분의 EVA 소재를 삭제하고 전체 두께가 순협측 약 3.0~4.0mm, 설측 약 2.0mm 정도가 되도록 조정한다.

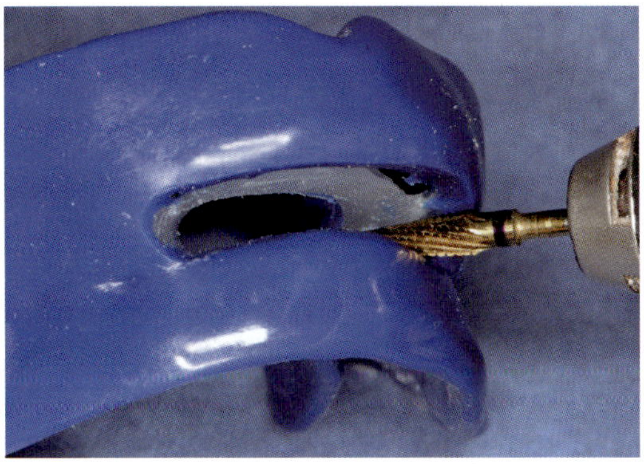

② 호흡구 조정

다시 호흡구를 '티타늄 코팅 버'(호리코) 등으로 만들고 조정한다.

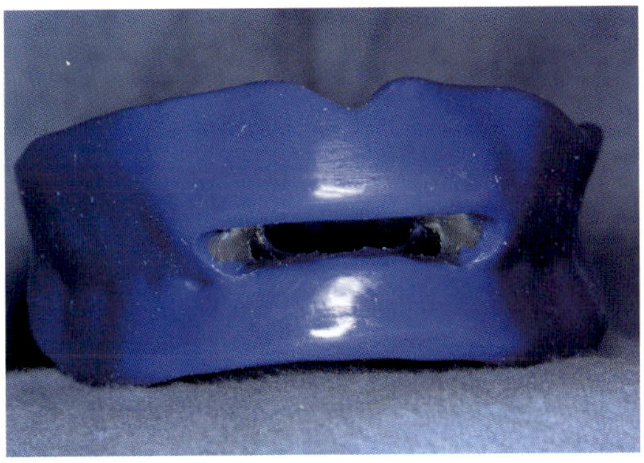

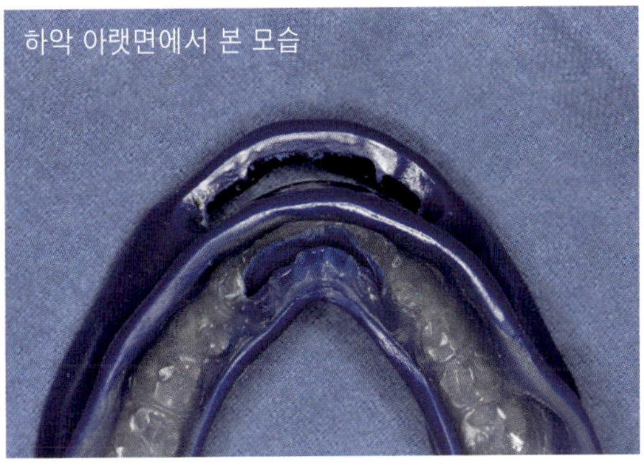

하악 아랫면에서 본 모습

③ 호흡구 조정 완료

두 장의 EVA 소재를 라미네이트하고 있기 때문에 호흡구는 처음보다 약간 작아지나 실제로는 문제없다.

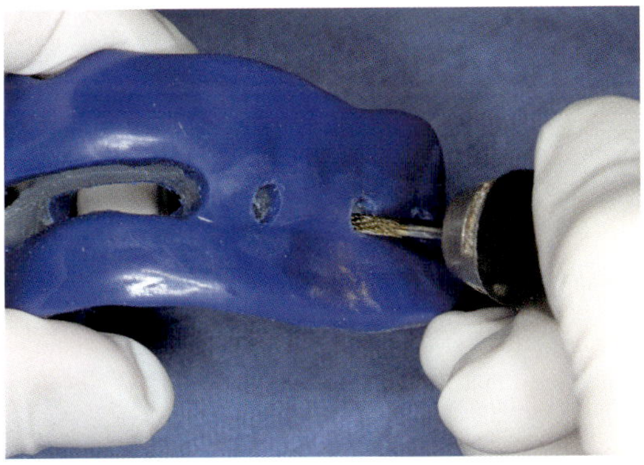

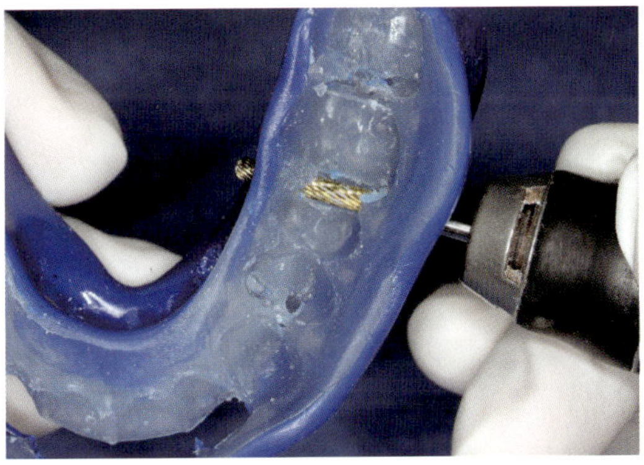

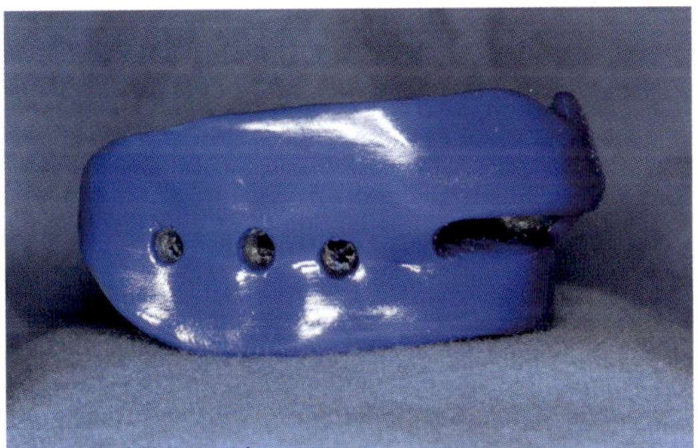

순협측에서 본 모습

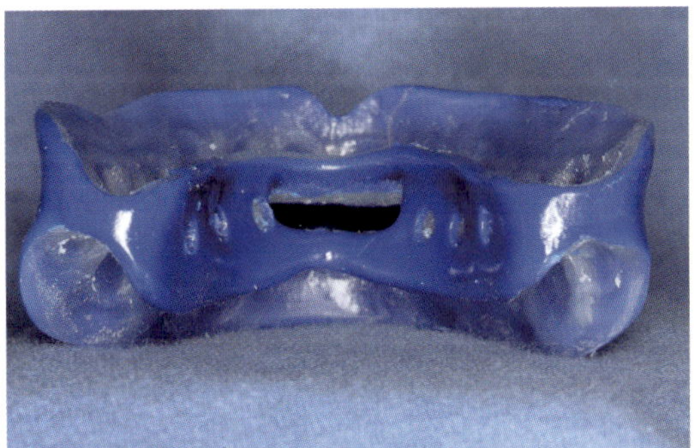

설측에서 본 모습

④ 호흡구 조정

그 외 호흡구의 조정. 구치부 상당부의 협측면에서 3~4곳의 호흡구를 '티타늄 코팅 버' 등으로 열어 조정한다. 협측면에서 통과하는 호흡구는 설측면까지 관통되도록 조정한다. 그리고 이 호흡구 인접 치아의 치간 유두부에서 버를 삽입한다. 즉, 인접하는 치아의 접촉부에 호흡구를 부여한다.

③ 상하 일체형 마우스가드의 완성

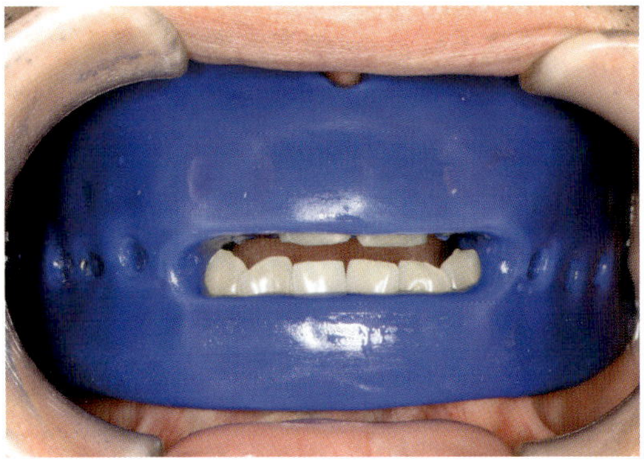

① 구강 내 장착

구강 내에 장착된 상하 일체형 마우스가드

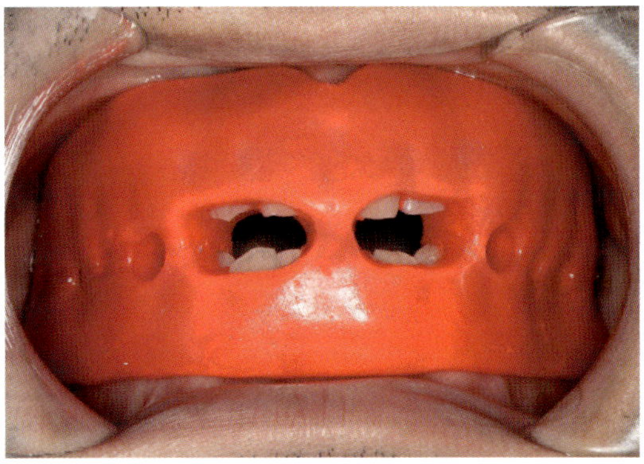

② 연질 EVA 재료만으로 제작한 마우스가드

내면에 경질 EVA 소재, 외부에 부드러운 EVA 소재를 사용하여 라미네이트를 실시하고 있지만, 이것은 강한 교합 또는 하방에서 쳐올리는 강한 압력에 대해 상하 전치부가 닿지 않도록 배려하고 있기 때문이다. 만일 내면, 외면 모두 부드러운 EVA 소재를 사용하면 강한 교합 등으로 상하 전치부가 강하게 닿아 버리기 때문에 전치부 중앙에 보강을 위해 그림과 같은 형태를 취해야 한다. 그 결과 호흡구가 좁아져 호흡하기가 어려워지고 선수에게는 받아들이기 힘든 마우스가드가 되어 버린다.

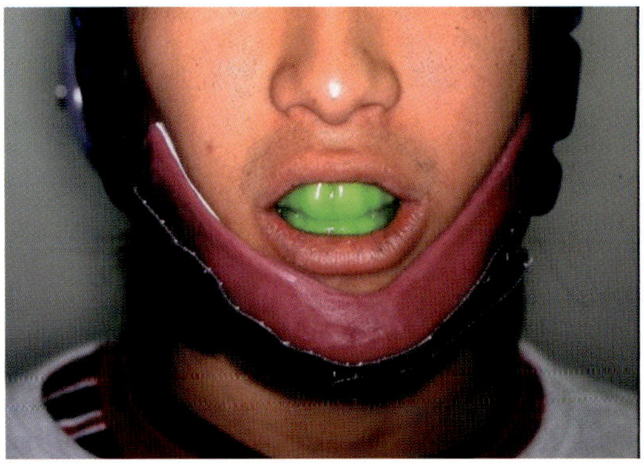

③ 하악 골절에 적용

하악 골절을 일으킨 경우 상하 일체형 마우스가드로 상하악을 고정하고, 하악용 페이스가드와 헤드기어 등의 조합으로 조기에 필드 복귀가 가능해진다.

8. 가압형과 흡입형의 차이점

가압형과 흡입형은 성형할 때의 방법이 다르기 때문에 적합성 및 구치부 교합면의 두께 등 다른 특징을 가지고 있다. 이를 감안하여 종합적인 판단 하에 권장할 수 있는 것은 소아 및 치과 교정치료 등의 경우를 제외하고 가압형 마우스가드이다.

가압성형과 흡입성형

가압형의 제작에 사용하는 가압성형기는 모형을 감싸는 힘이 가해지기 때문에 치간부 등의 세세한 부분의 재현성도 높아진다(그림 1a). 한편 흡입형의 제작에 사용하는 흡입성형기는 마우스가드 재료를 성형할 때 수직적 힘만 가해진다(그림 1b). 따라서 모형에 언더컷이 있는 경우에는 적합이 떨어지게 된다. 또한 성형 시의 압력도 흡입형은 약 1기압, 가압형은 4~6기압 정도로 큰 차이가 있어 역시 적합성에 영향을 준다.

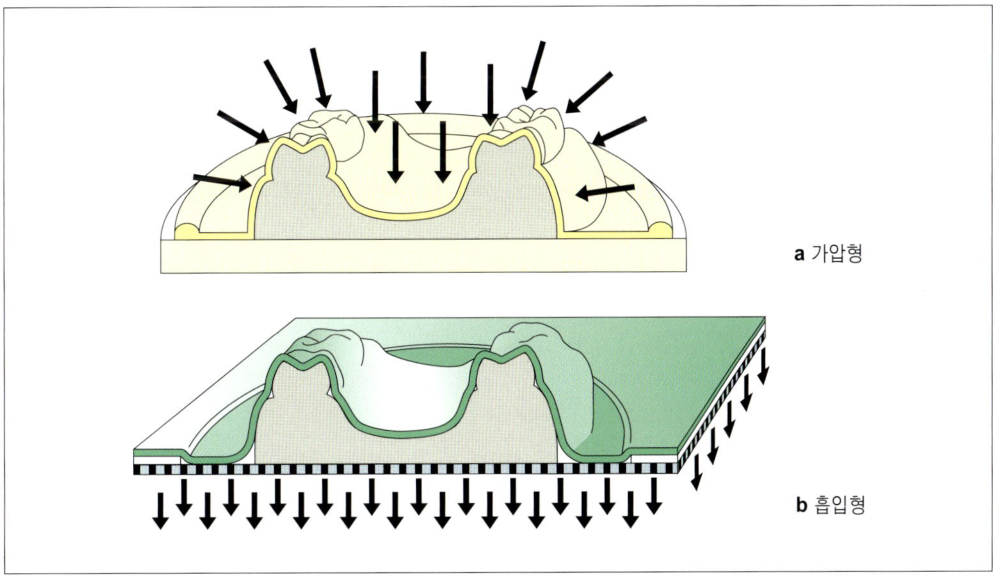

그림 1. 가압성형과 흡입성형의 차이점. a. 가압형. b. 흡입형

적합성

가압형과 흡입형에서는 성형 시의 압력 및 압력의 방향이 다르기 때문에 적합성에 차이가 생긴다(그림 2). 완성된 마우스가드에 석고를 주입하면 그 차이를 명확하게 알 수 있다(그림 3).

구치부 교합면의 두께

가압형과 흡입형에서는 구치부 교합면의 두께 차이가 명료하다(그림 4). 또한 흡입형은 증례에 따라서는 대합치 전체에 부여할 수 없는 경우가 있어 이 유형의 한계가 인정된다.

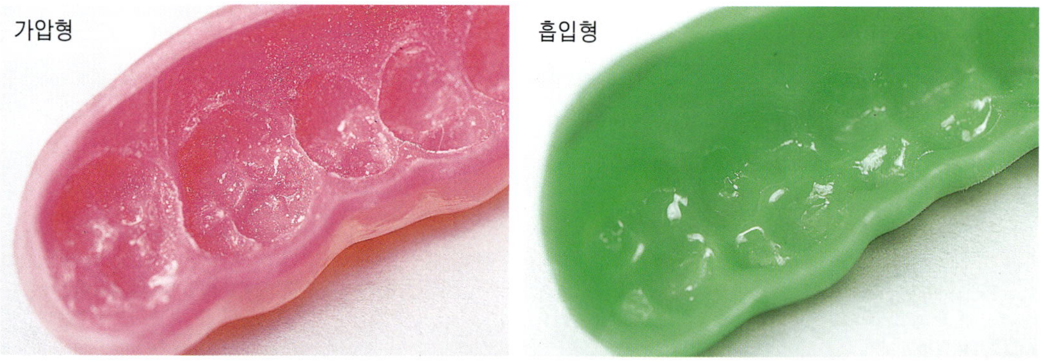

그림 2. 압접면의 비교.

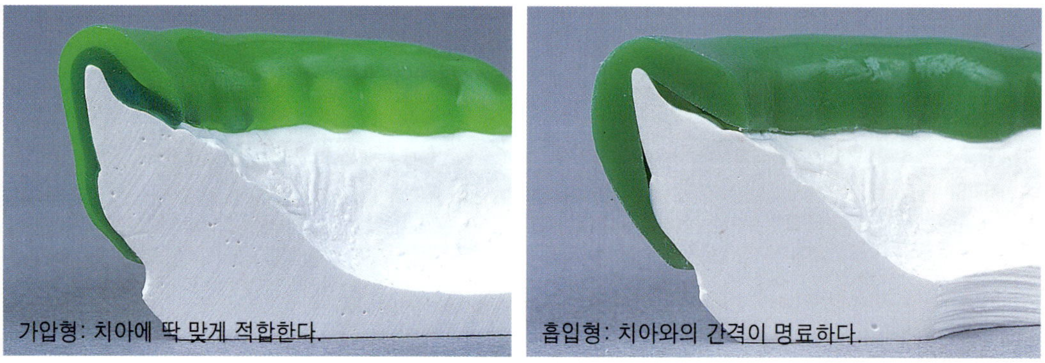
가압형: 치아에 딱 맞게 적합한다.
흡입형: 치아와의 간격이 명료하다.

그림 3. 단면의 비교.

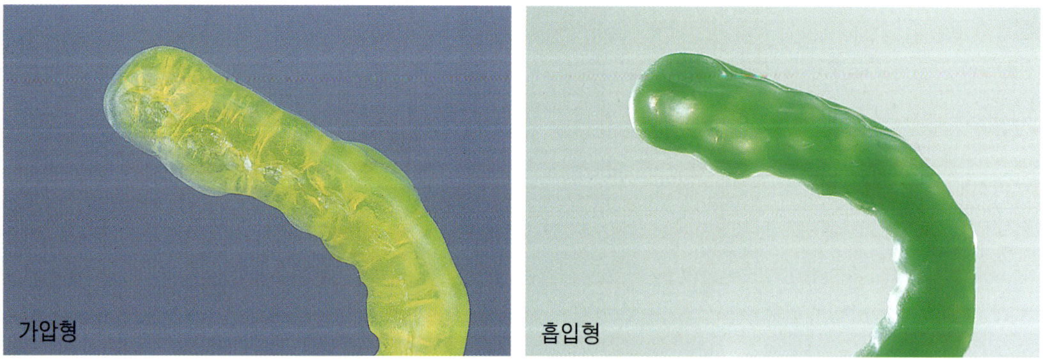

그림 4. 구치부 교합면의 비교.

9. 마우스가드 재료의 재사용 및 재생법

Maeda[1] 등은 사용 후의 마우스가드 재료를 재사용하는 방법으로 러버댐 시트를 사용하여 성형하는 방법이나 글루건으로 재사용할 수 있도록 롤 형태로 만드는 방법 등을 소개하고 있다. 또한 시판 오븐토스터로 가열한 후 가압하여 다시 사용 가능하게 한 보고[2]도 있다. 이 절에서는 'Funky Tool'(Rinkai)을 이용하여 재사용하는 방법을 소개한다.

참고문헌

1) Maeda Y, Yonehata Y, Yamada J et al: Methods for recycling discarded mouth guard sheets. *J Prosthet Dent*, 85(2): 203–204, 2001.
2) 若見昌信, 二瓶 仁, 竹林千賀子 他:カスタムメイドマウスガード製作時に生じる余剰シートの再利用について―シート再生器具の試作. スポーツ歯学, 11(1): 1–6, 2007.

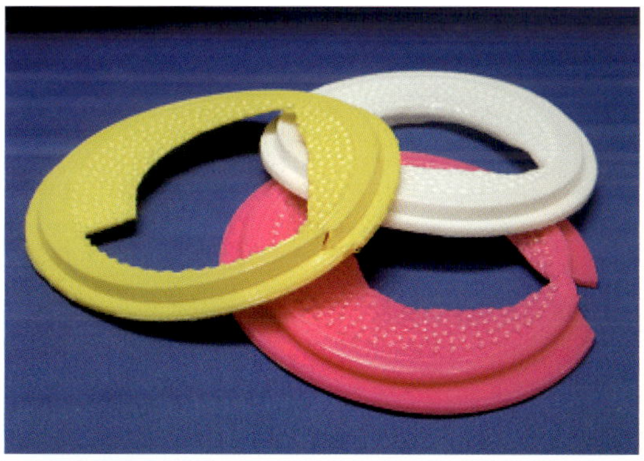

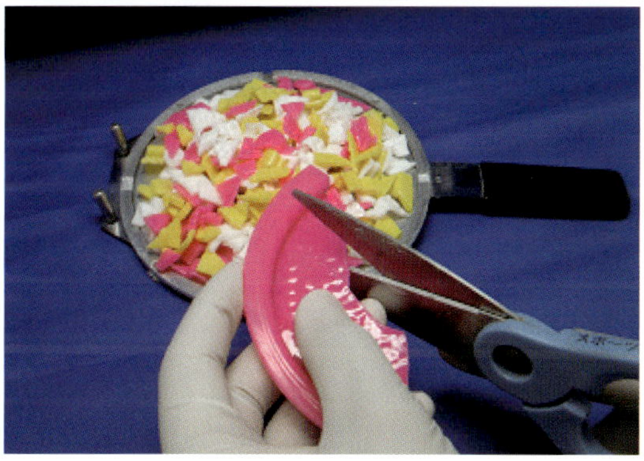

1 재사용 재료 수집

다시 이용하고 싶은 재료(성형한 EVA 소재의 잉여부 등)를 수집한다. 젊은 여성 선수나 경기의 특성에 따라서는 색상이 화려한 것이 인기가 많다. 이것을 작게 잘라 접시에 흩어 놓는다.

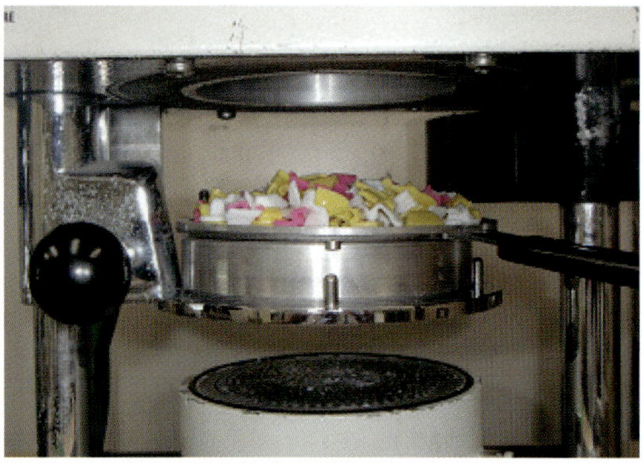

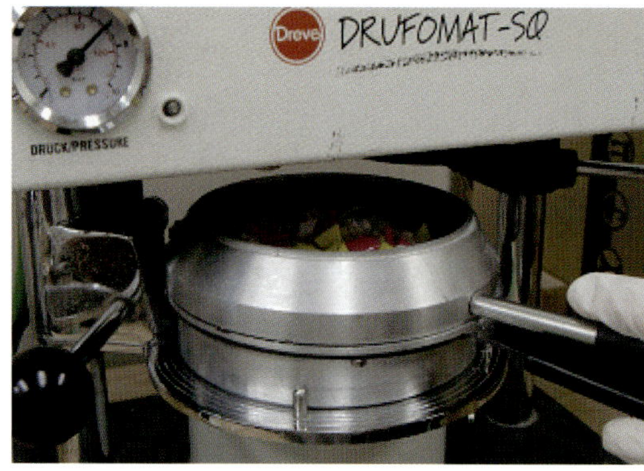

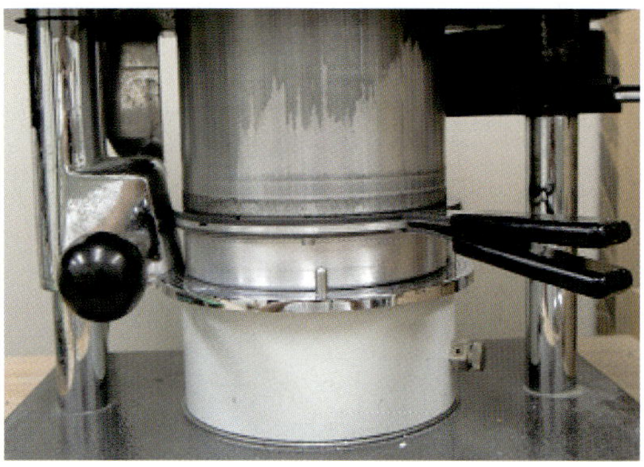

2 가열 · 가압에 의한 재생 마우스가드 재료의 제작

① 가열 · 가압

그 후 가열을 위한 도구를 씌워 충분히 연화 후 가압용 플레이트를 이용하여 일반 마우스가드 열성형과 마찬가지로 압력을 가한다.

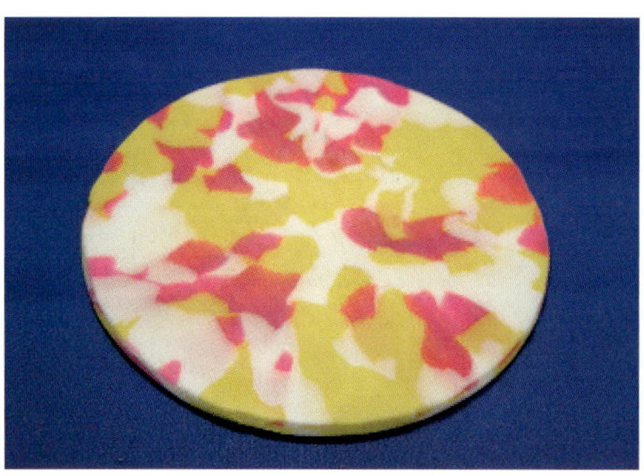

② 선명한 색채의 재생 마우스가드 재료

한 점 밖에 없기 때문에 희소가치가 있으며, 경기의 특성에 따라서는 인기가 있다.

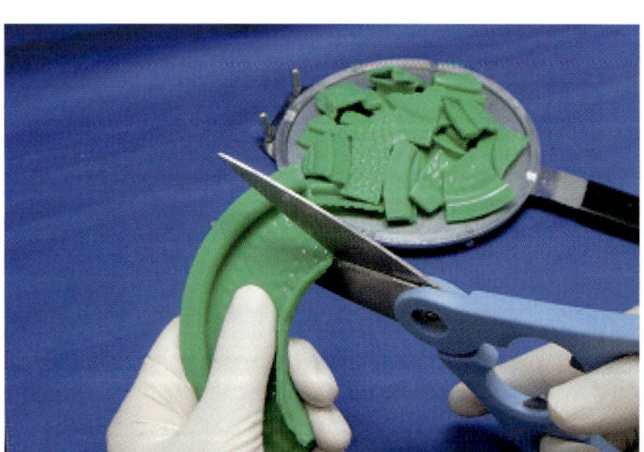

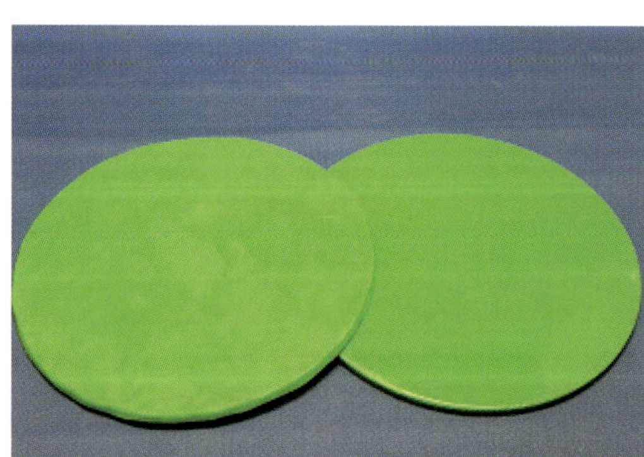

③ 동일한 색상의 재생 마우스가드 재료

동일한 색으로도 충분히 사용할 만한 시트가 제작 가능하다.

10. 페이스가드 제작

악안면 영역의 외상 중 스포츠 사고를 원인으로 부상을 입는 케이스는 비교적 많은 것으로 알려져 있다.[1] 최근에는 악구강계의 외상 예방 장치인 마우스가드가 구강 내 점막이나 혀, 치아 외상 및 하악골 골절 등의 예방에 특화된 장구로 많은 경기에서 입지를 확보하고 있다.[2] 그러나 악구강계 이외의 안면 영역에 발생하는 외상까지는 예방하지 못하고, 스포츠 경기로 인해 코뼈, 안와벽 광대뼈 골절 등의 외상 발생률은 해마다 증가하는 추세이다.[3] 우수한 선수일수록 감독이나 코치 등 팀 관계자는 하루라도 빠른 경기 복귀를 바라게 된다.

그러나 골절 부위가 치유될 때까지 상당한 휴식기간이 필요하고 환부에 다시 큰 외력이 가해지면 재발 가능성이 높은 것으로 알려져 있다. 악안면 골절의 예방이라는 관점에서 기성품 페이스가드와 헬멧, 방어구 등 외상 예방 장구의 착용을 의무화하거나 권장하는 경기를 볼 수 있지만, 모든 경기에는 각각의 규칙이 있어 이러한 예방적 장구의 장착이 허용되지 않는 경우도 많다.

한편 악안면 골절 발생 후 경기 복귀에 관해서는 맞춤형 페이스가드(그림 1)를 응용하여 조기 복귀를 완수한 임상 보고가 자주 보인다.[4~7] 또한 외상부나 수술 부위의 보호라는 관점에서 충격 분산·흡수성이 높은 소재의 검증 등이 시도되고 있다.[8,9] 또한 안면부의 인상채득에 대해서도 매우 간편하고 환자, 술자 모두에게 부담이 적은 방법이 제안되었다.[10] 여기에는 마우스가드의 제작에서 축적된 다양한 재료와 기법을 응용 가능하다.

따라서 이 절에서는 럭비 선수의 우측 협골궁 골절을 예로 일반적인 페이스가드의 제작 방법을 각 단계별로 설명한다. 또한 인상채득에 앞서 외상부, 골절부 또는 수술 부위를 확인하고 부상 후나 수술 후 경과 기간, 부기의 유무, 보호해야 할 부위와 지지골의 확보 가능 여부 등을 충분히 검토한다. 그리고 스포츠의 종류, 규칙, 고정 방법 등도 고려하여 인상채득 부분을 페이스가드의 제작 작업에 필요한 최소한의 면적에 고정한다.

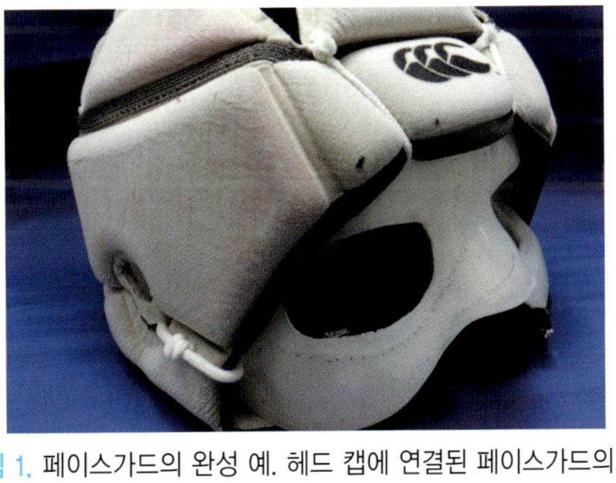

그림 1. 페이스가드의 완성 예. 헤드 캡에 연결된 페이스가드의 예.

1 전 준비 · 인상채득

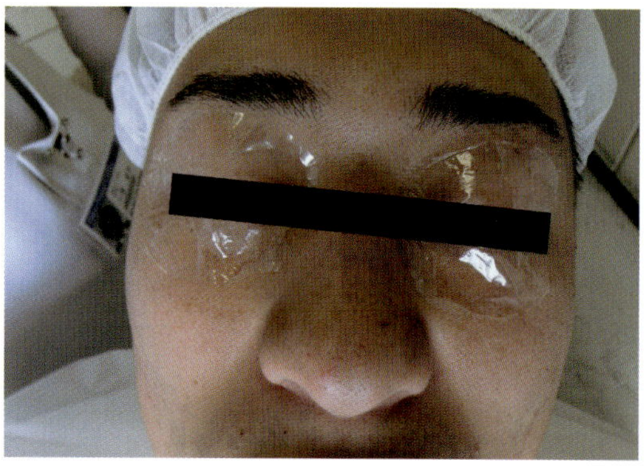

1 두발 · 안면 보호

두발은 일회용 캡으로 보호하고 눈썹에 바셀린을 도포, 눈에 이물 혼입을 방지하기 위해 셀로판으로 두 눈을 피복한다. 또한 필요에 따라 콧구멍과 귓구멍에 솜을 넣어 인상재의 유입을 막는다.

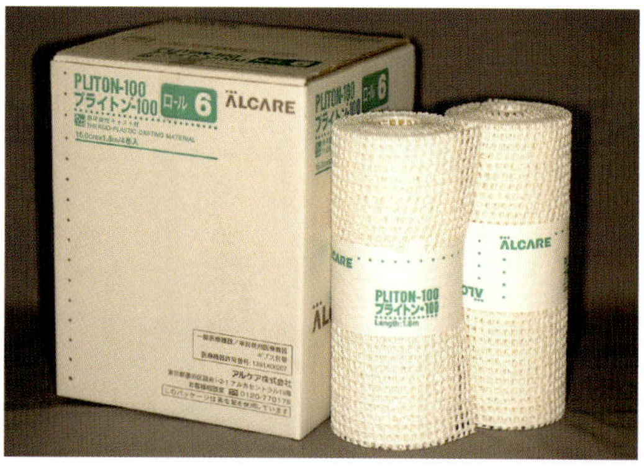

2 인상채득 준비

① 석고 붕대용 소재(캐스팅 테이프)

상안면부의 인상용 트레이로 인상채득에 사용하는 석고 붕대용 소재(캐스팅 테이프)는 'Pliton－100'(의료용품 4 성형용품 일반 의료기기 33056000; 알케어)을 사용했다. 이것은 열가소성 폴리에스테르 수지를 면 안감에 도포한 롤 형태의 캐스팅 테이프이다. 비교적 저온에서 열가소성을 가지며, 메시 형상이 적당한 언더컷이 되어 알지네이트 인상재와 친화성도 양호하다.

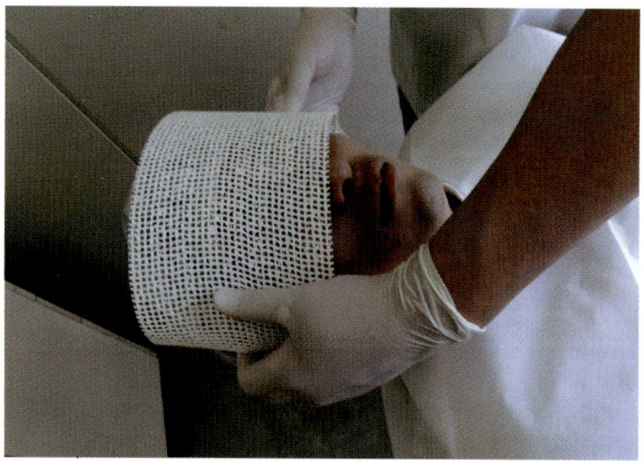

② 캐스팅 테이프의 시적

페이스가드의 아웃라인을 이미지화한 후, 인상채득에 필요한 양의 캐스팅 테이프를 시적하여 절단한다. 이번에는 협골궁 골절용의 페이스가드를 상정해, 15cm 폭의 캐스팅 테이프를 약 25cm로 절단한다.

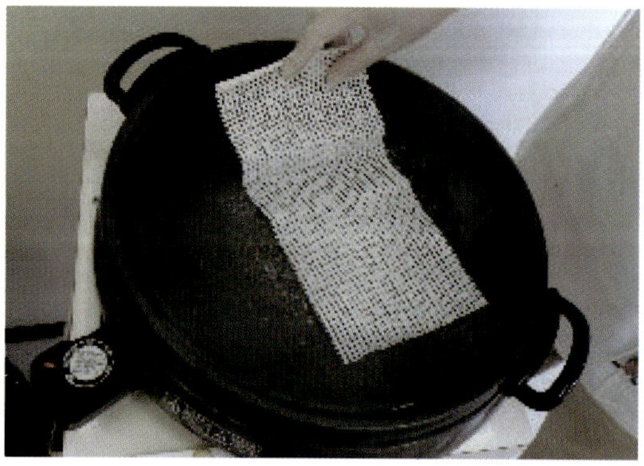

③ 캐스팅 테이프의 연화

절단한 캐스팅 테이프를 약 70℃의 온탕에 30초간 담가 충분히 연화한다.

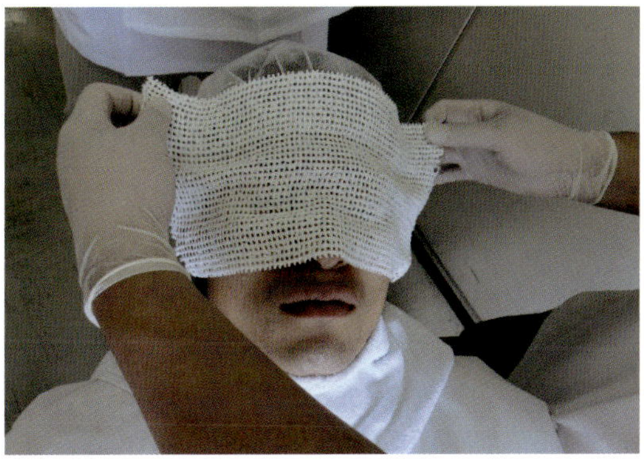
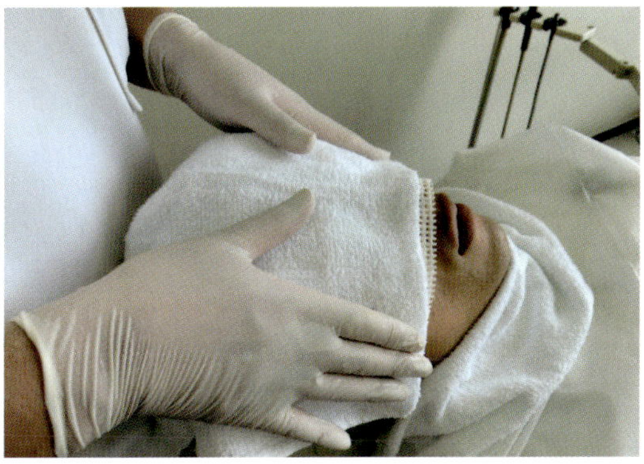

④ 캐스팅 테이프의 안면부 적합

빠르게 온탕에서 꺼내 가볍게 물을 털고, 화상에 주의하면서 상안면부에 씌워 젖은 수건으로 가볍게 압접 · 적합시킨다.

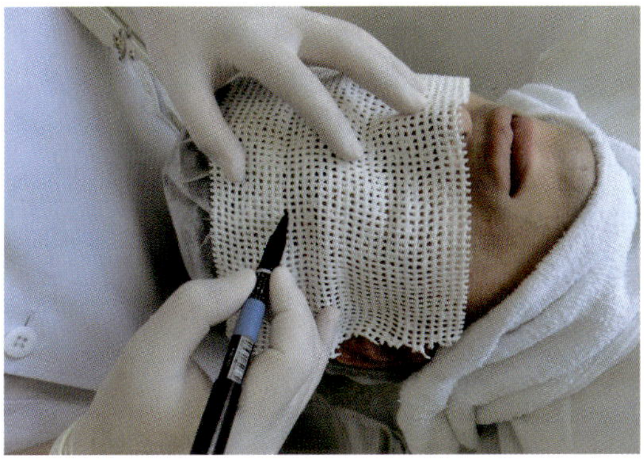
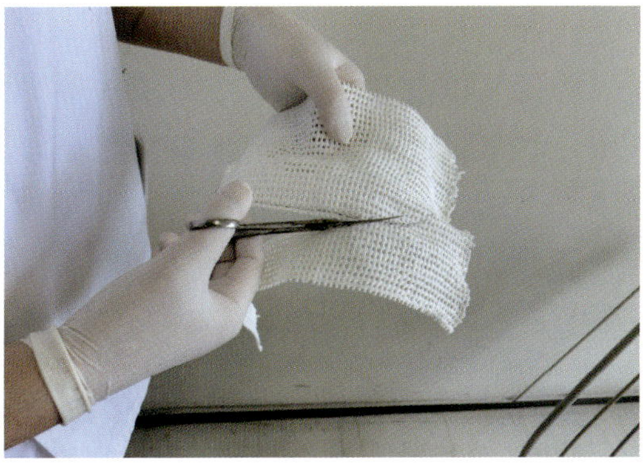

⑤ 캐스팅 테이프의 불필요한 부분 제거

충분히 열을 빼고 경화를 확인한 후 피복한 캐스팅 테이프의 불필요한 부분을 표시하고 잘라 낸다.

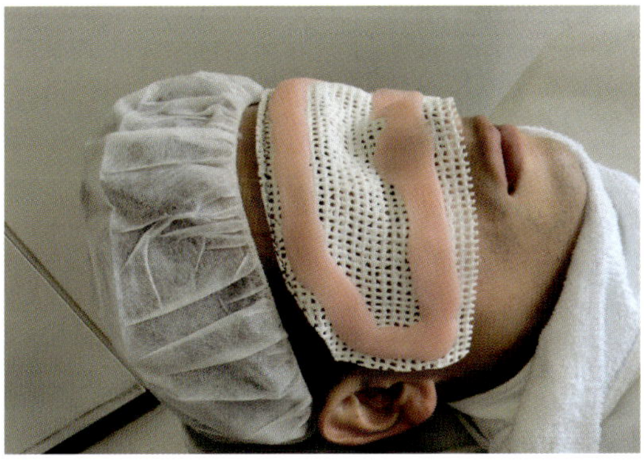

⑥ 캐스팅 테이프의 보강

치과 인상 트레이용 레진을 테이프 변연에 올려 캐스팅 테이프를 강화한다.

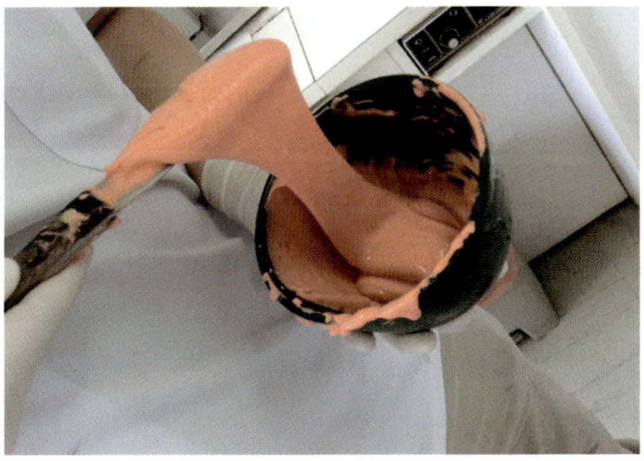

3 인상채득 순서

① 인상재 연화

트레이의 압접에 의한 피부 변형을 최대한 방지하기 위해서는 충분한 흐름성을 얻을 필요가 있어, 치과 알지네이트 인상재를 규정 혼수 대비 1.5배로 연화한다.

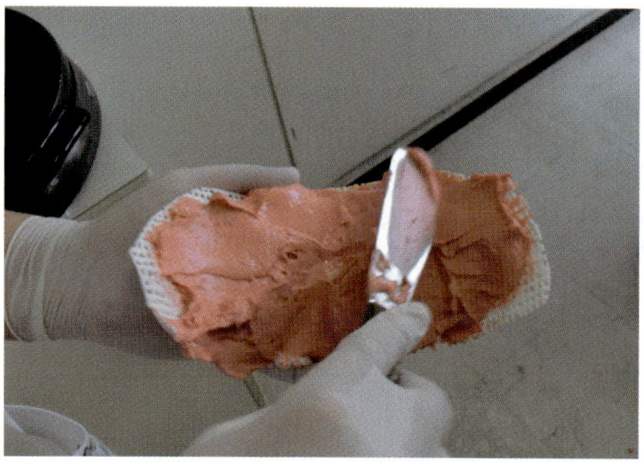

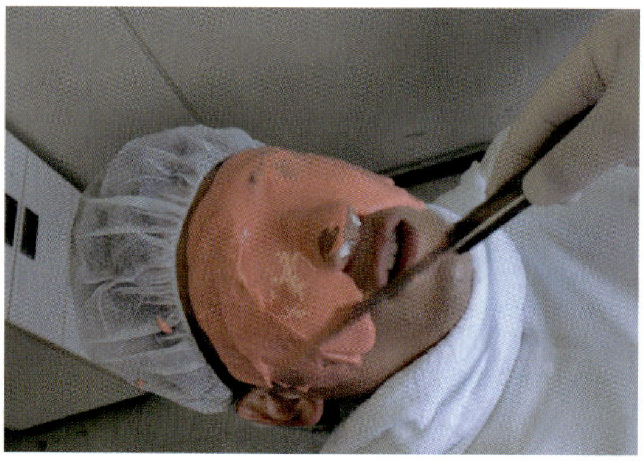

② 인상재 도포

경화된 캐스팅 테이프를 트레이로 내면에 인상재를 한 층 담고, 재현성이 더 높은 인상을 얻기 위해 비익부 등 세부 부분에 인상재를 도포한다.

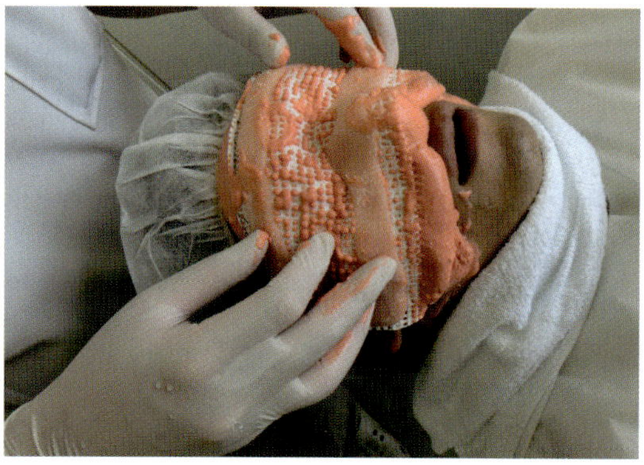

③ 트레이의 압접

과도한 압력이 가해지지 않도록 주의하며 기포의 혼입을 방지하면서 천천히 안면부에 트레이를 압접한다.

2 작업모형의 제작

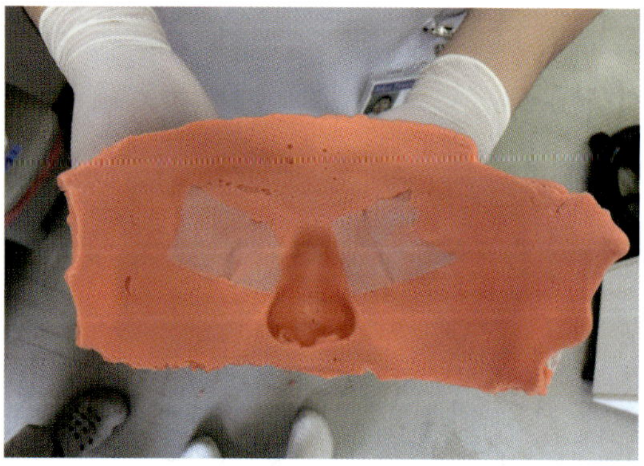

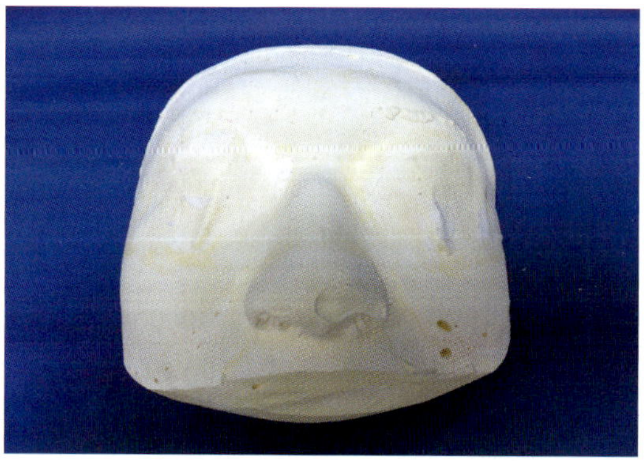

채득된 상안면부의 인상면. 세부에 걸쳐 비교적 양호한 재현성이 유지되고 있다. 이후 통법에 따라 석고를 주입하고, 작업모형을 제작한다.

③ 첫 번째 층 제작

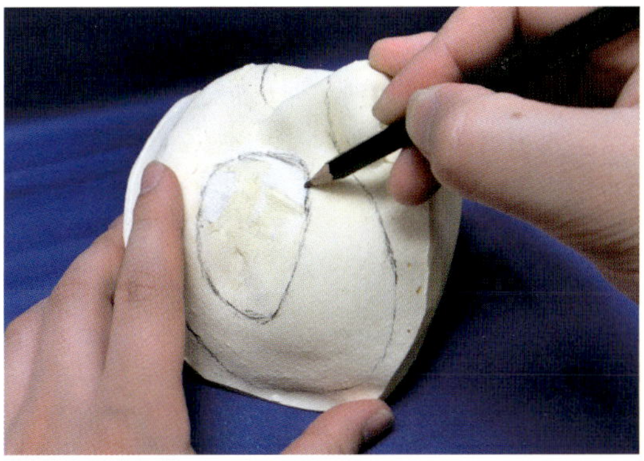

❶ 외형선 기입

완성된 작업모형에 페이스가드의 외형선을 디자인한다. 골절 부위나 상처 부위 등을 보다 적극적으로 보호하기 위해 상악골, 전두골, 비골, 협골 등 충분한 지지를 얻을 필요가 있고, 이것이 페이스가드의 외형선을 결정하기 위해 고려되는 사항이다. 또한 경기 중에 착용하는 헤드 캡 등 장구의 위치나 형태 등에도 일정한 배려가 필요하다.

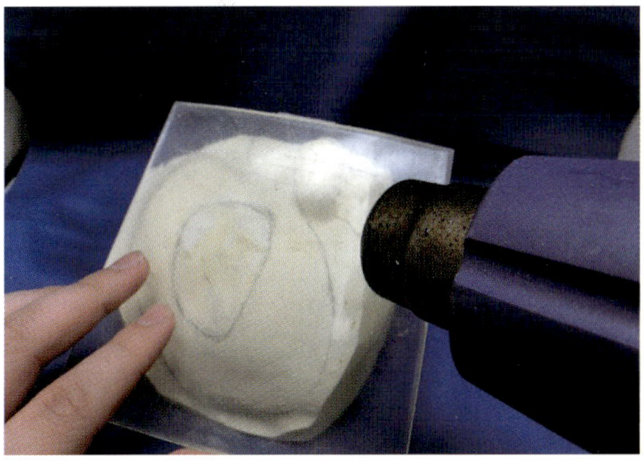

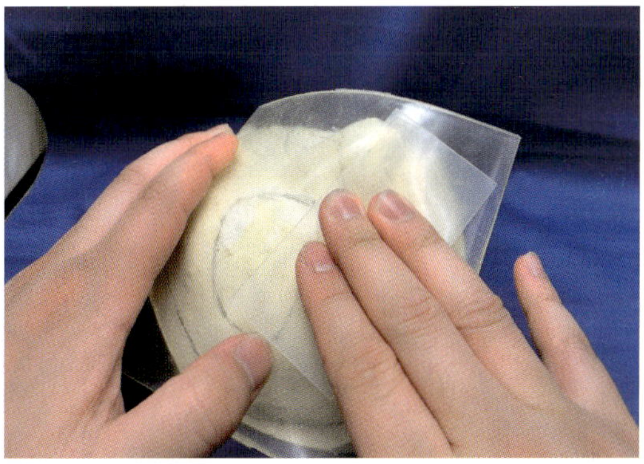

❷ 첫 번째 층 EVA 소재의 연화, 압접 · 적합

마우스가드용 EVA 소재는 토치를 이용, 연화하여 실리콘 시트 '슈퍼 시트'(덴탈에이드)를 이용하여 작업모형에 압접 · 적합한다.

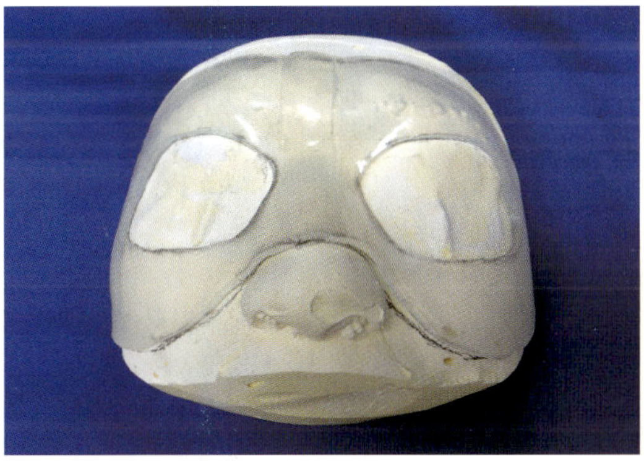

❸ 압접 · 적합한 첫 번째 층 EVA 소재의 외형 커팅

압접 · 적합한 EVA 소재를 외형선을 따라 절단한다.

④ 두 번째 층 라미네이트

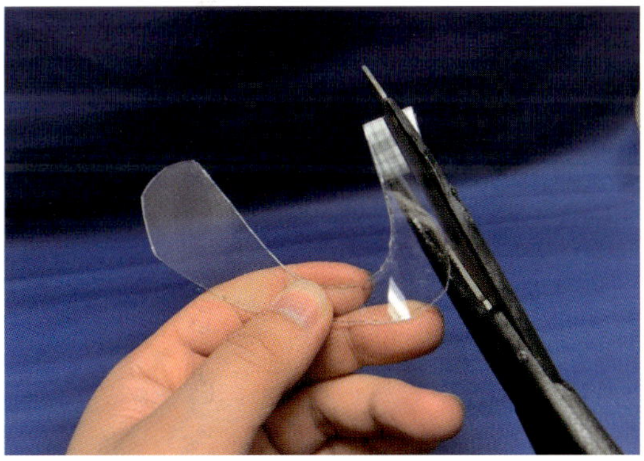

❶ 경성 재료 재단

페이스가드의 보강과 창부의 보호를 목적으로 페이스가드 내부에 삽입하는 아크릴 경성 재료를 외형선을 따라 절단한다.

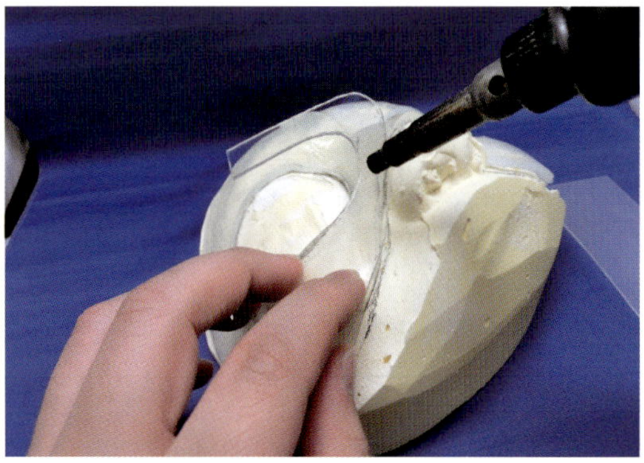

2 재단한 경성 재료의 가열 · 연화

핫 에어 버너를 이용하여 가열 · 연화한다.

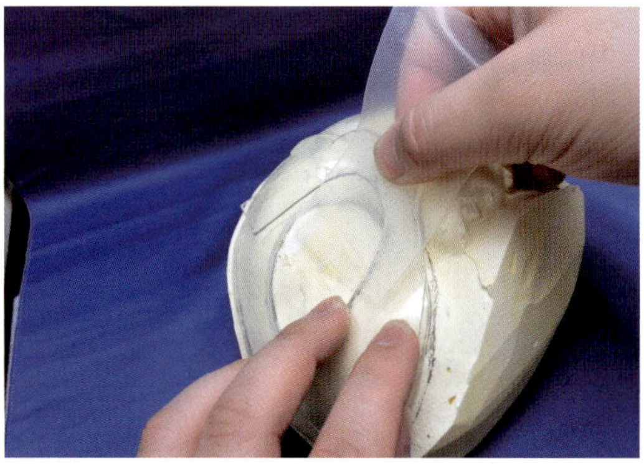

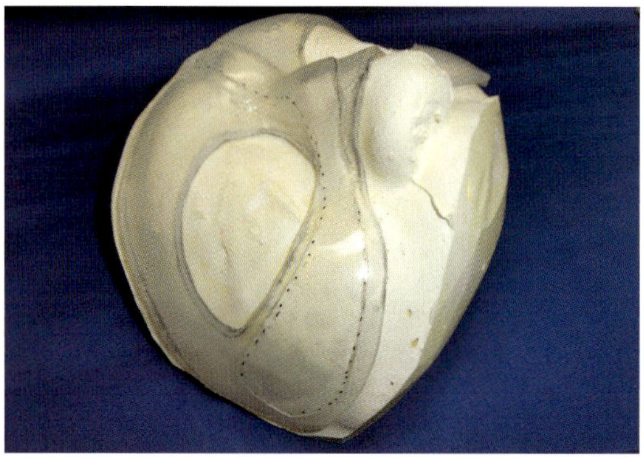

3 두 번째 층(경성 재료) 라미네이트

첫 번째 층의 EVA 소재 위에서 페이스가드의 보강 부위에 따라 연화 경성 재료(두 번째 층)를 라미네이트하여 적합시킨다.

⑤ 세 번째 층 라미네이트

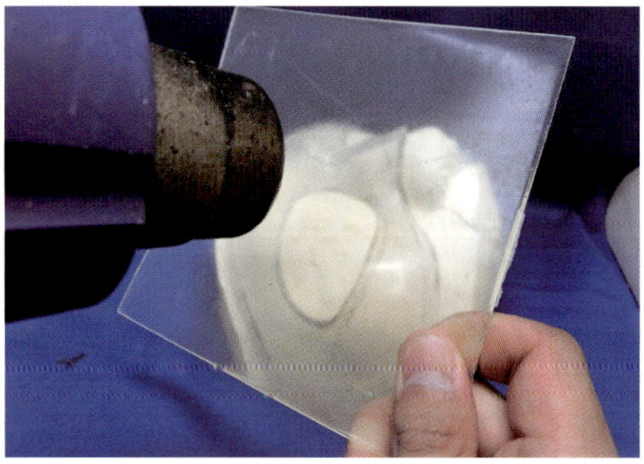

1 세 번째 층 EVA 소재의 가열 · 연화

경성 재료로 감싸듯이 세 번째 층의 EVA 소재를 연화한다.

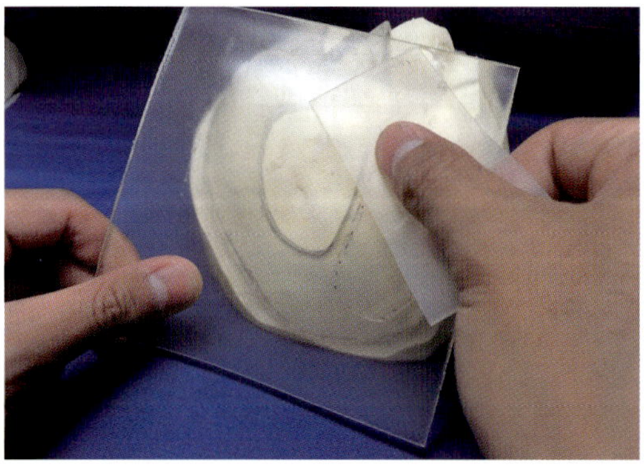

2 실리콘 시트를 사용하여 라미네이트

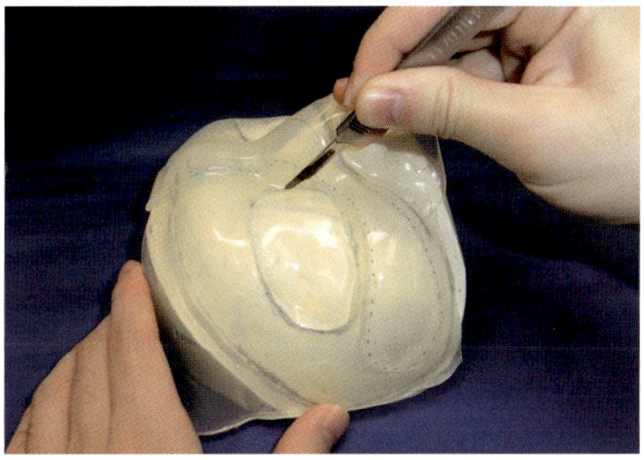

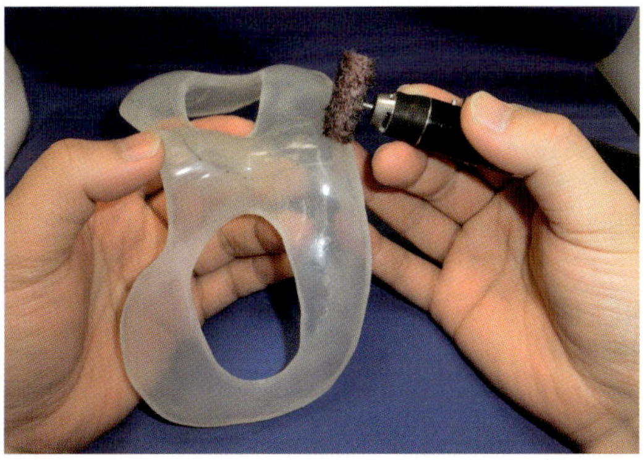

3 외형 조정

페이스가드 전체에 세 번째 층 라미네이트가 완료되면 가열한 메스나 디스크를 사용하여 첫 번째 층의 외형을 따라 절단하며 통법에 따라 외형을 정돈한다.

6 페이스가드에 충격 흡수재 첨부

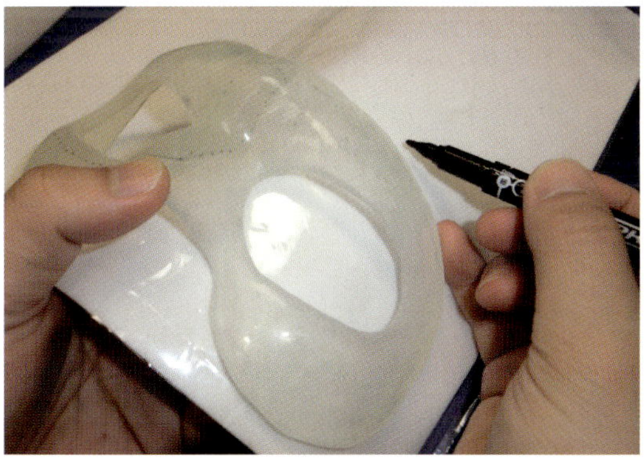

1 충격 흡수재 준비

페이스가드의 피부 표면에 안착감과 착용감 향상을 목적으로 시판된 충격 흡수재인 '쇼크 논 테이프'(야하타 네지, 재질: 아크릴 우레탄 고무)를 준비한다.

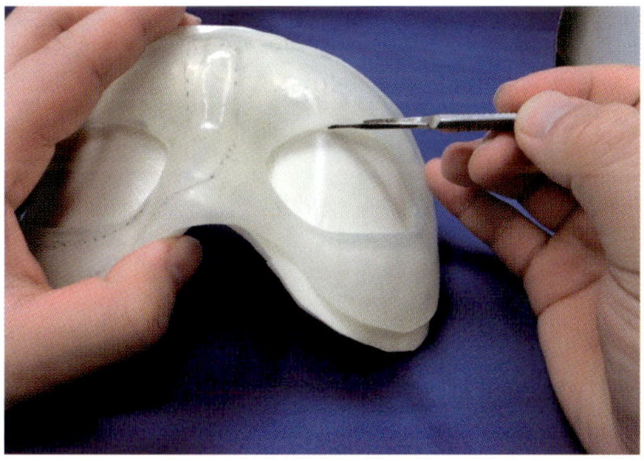

2 충격 흡수재 잘라내기 · 부착

페이스가드 외형을 따라 자르고, 내면에 붙여 외형을 조정한다.

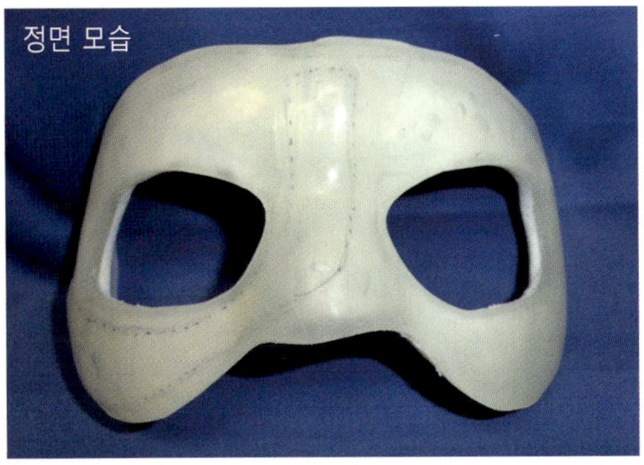

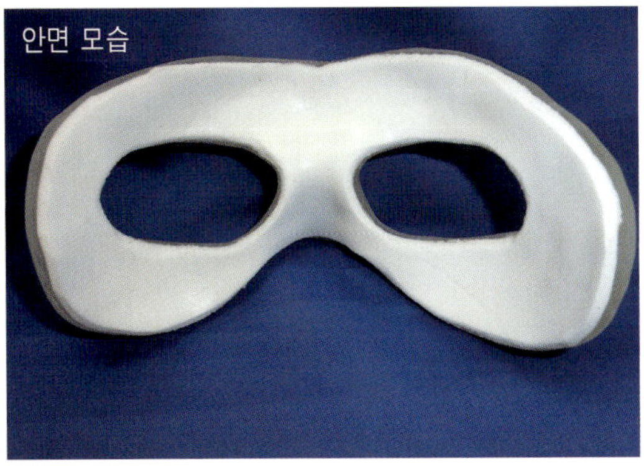

3 충격 흡수재 부착 및 외형 조정 완료한 페이스가드

7 헤드 캡에 고정용 홀 제작

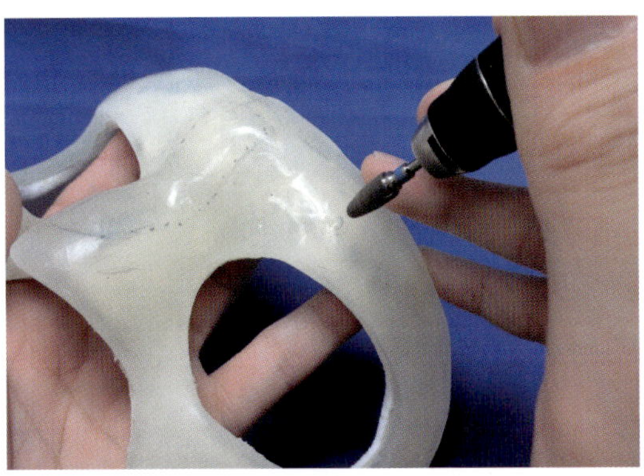

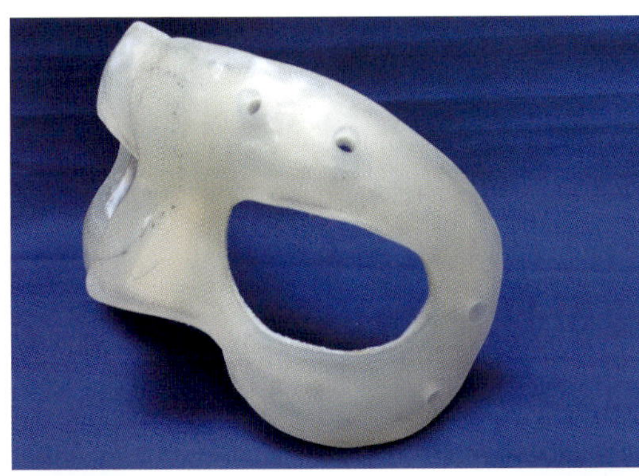

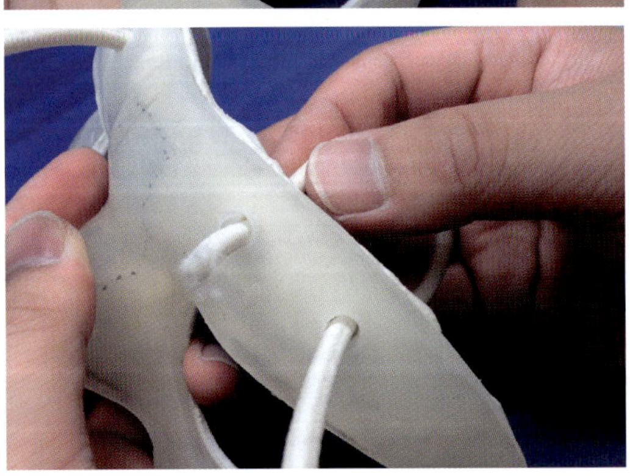

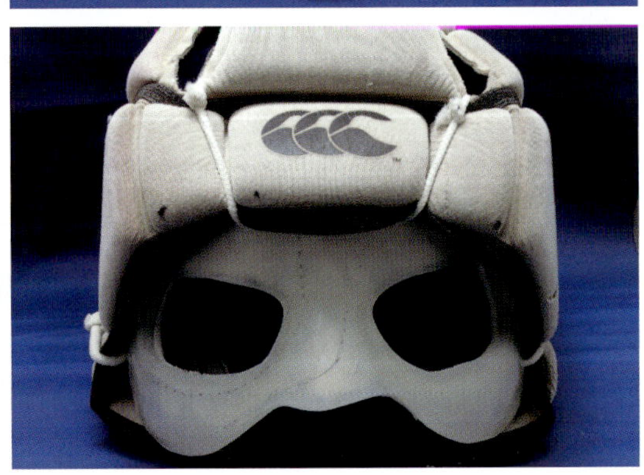

본 증례에서는 헤드 캡에 페이스가드를 꿰매는 형태로 했다. 페이스가드의 변연에 고정용 구멍을 뚫어 끈을 통과시킨다.

❽ 페이스가드의 완성

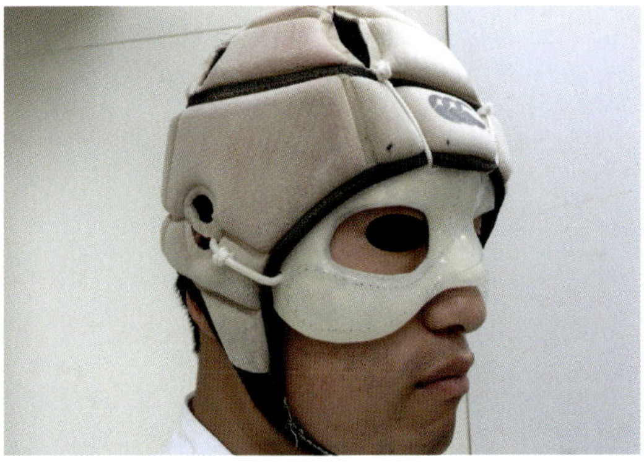

1 완성한 페이스가드

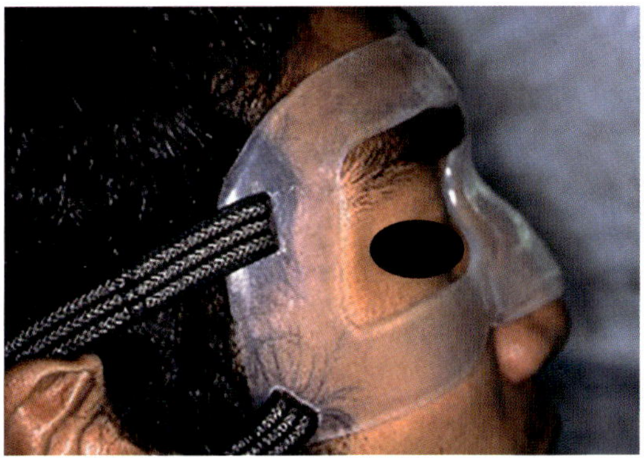

2 밸크로 테이프를 이용한 페이스가드

헤드 캡 등이 없는 경우는 밸크로 테이프 등을 이용하여 머리에 고정한다. 이것으로 다양한 형태의 헤드 캡에 고정하는 것이 가능하다.

참고문헌

1) 沢木佳弘, 成瀬文和, 上田 実 他:スポーツ外傷による顎顔面骨折に関する研究. 口科誌, 39:557–566, 1990.
2) 武田友孝, 島田 淳, 中島一憲:カスタムメイドタイプマウスガードのつくり方 (石上惠一 編). 医歯薬出版, 東京, 2007, 12–14.
3) 中西千草, 額田純一郎, 井出進策 他:スポーツに起因する口腔顎顔面外傷131例の臨床統計. 日口外誌, 45:208–210, 1999.
4) 織家 茂, 白石 稔:プロのサッカー選手を下顎骨骨折後, 早期に実践復帰させた治療経験. スポーツ歯学, 4:28–31, 2001.
5) 田中寿一:スポーツと防具:サッカー選手のフェイスガードについて整形外科の立場から.臨床スポーツ医学, 21:415–421, 2004.
6) 中島一憲, 半田 潤, 石上惠一 他:カラーアトラス マウスガードとフェイスガード. 歯科学報, 105:181–183, 2005.
7) 上田順宏, 今井裕一郎, 石田純一 他:下顎骨骨折にて経過観察中のラグビー選手に対するフェイスガードの製作経験. スポーツ歯学, 13:23–28, 2009.
8) 武内良彰, 鹿丸俊男, 栗山明彦:サッカーで用いられる鼻骨骨折用フェイスガードの製作及び評価. POアカデミー研究会 プログラム·抄録集, 13:130–131, 2005.
9) 中禮 宏, 横田嘉代子, 高橋英和 他:顎顔面領域の防具フェイスガード製作材料の基礎的物性評価 第1報 衝撃吸収能力. スポーツ歯学, 11:90–95, 2008.
10) 中島一憲, 山崎 豪, 成松慶之郎 他:フェイスガード用印象採得法の改善. スポーツ歯学, 14:75–79, 2011.

11. 슬립 스플린트 제작

2004년도 보험 진료 보수 · 개정에 의과와 치과의 연계 강화를 도모하고 그 속에서 '수면무호흡증후군에 대한 구강 내 장치 치료의 평가'가 이루어졌다. 구체적으로는 전문 의료기관에서 구강 내 장치 치료가 유효하다고 진단된 증례에서 그 의뢰를 받은 치과기관이 스플린트를 이용하여 치료할 수 있다는 것이다. 즉, 의뢰를 받는 입장의 치과의사는 '수면무호흡증후군'이나 '수면장애' 등에 관한 올바른 지식과 치료에 필요한 기술을 익힐 필요가 생겨났다.

따라서 이 절에서는 수면무호흡증후군의 기초 지식과 함께 치료에 이용하는 장치인 슬립 스플린트의 제작 방법을 소개한다.

폐쇄성 수면무호흡증후군

폐쇄성 수면무호흡증후군은 수면장애의 하나로 여러 산업사고(예: 스리마일 섬과 체르노빌 원전 사고)의 계기가 되면서 주목을 받았다. 더 가까운 예로는 그 증상이 심하면 심할수록 드라이브 시뮬레이터의 교통사고 발생률이 증가하고 상당한 양의 상관관계를 나타내는 것으로 보고되어 문제의식이 강해지고 있다.

주요 원인으로는 '비만, 골격이상(하악 후퇴), 편도선 비대' 등을 들 수 있고 그 주요 증상은 야간 취침시간 중 '코골이', 일과시간 중 '졸음, 피로, 두통, 가슴앓이(위액의 역류)' 등이 있다. 또한 이러한 증상이 오래 지속되면 저산소혈증으로 '고혈압, 협심증, 심근경색, 부정맥, 뇌졸중' 위험이 크게 상승하는 것으로 알려져 있다.

수면무호흡증후군의 중증도는 '무호흡 · 저환기지수(apnea hypopnea index; AHI)'에 의해 결정된다. 이것은 수면 1시간당 무호흡(입, 코의 공기 흐름의 정지가 10초 이상 지속되는 것)과 저호흡(환기량 50% 감소가 10초 이상 지속되는 것)의 총 횟수이다. AHI에 의해 수면무호흡증후군의 중증도를 분류하면 대체로 다음과 같다.

① 경증 AHI: 5~15회

② 중등도 AHI: 15~30회

③ 중증 AHI: 30회 이상

AHI가 20 이상이 되면, 종종 생명 예후에 영향을 미치게 되므로 적극적인 치료의 대상이 되는 것으로 알려져 있다.

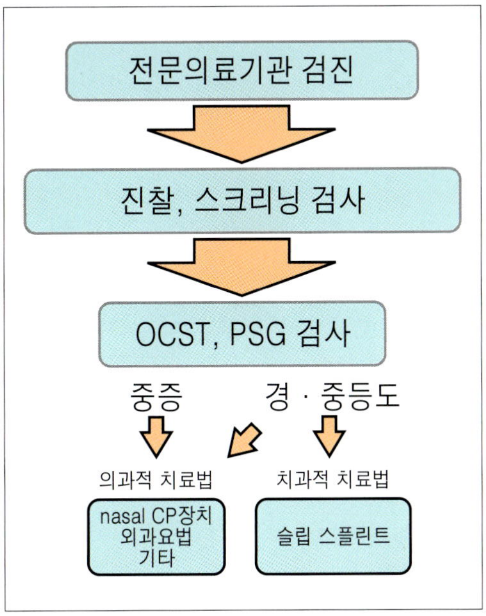

그림 1. OSAS 환자의 검사~치료의 흐름.

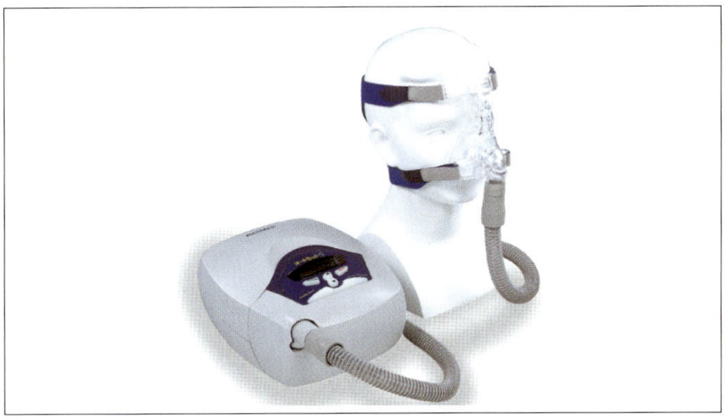

그림 2. nasal CPAP(nasal continuous positive airway pressure: 지속 양압 호흡 요법). 장치에서 나온 튜브를 통해 코에 부착한 마스크 내의 공기를 가압하여 기도 협착을 방지하는 방법이다.

· 보험 진료로 1개월의 임대비용은 5,000엔 정도
· 구입하면 10만 엔 정도
· 수면 도입을 방해할 수 있음
· 처방 직후에는 불쾌감이 큼
· 무의식적으로 코마스크가 분리될 수 있음
· 특히 겨울은 추위와 건조를 동반
· 숙박을 수반하는 이동 시에는 반드시 장치를 휴대
· 무게는 약 1~3kg
· 전원 확보 필요
· 심한 OSAS에도 효과가 확실*(이미지 출처: www.teijin-pharma.co.jp)*
· 보험 진료에서는 정밀 검사에서 AHI 20 이상의 환자가 대상

수면무호흡증후군 치료의 흐름

무호흡이 발현하는 원인으로부터 '중추형'과 '폐쇄형'으로 크게 구별되며, 치과에 관련된 대다수는 후자, 즉 정식 병명은 '폐쇄성 수면무호흡 · 저호흡증후군(obstructive sleep apnea hypopnea syndrome; OSAHS)'이 된다. 일반적으로 더 짧게 '폐쇄성 수면무호흡증(OSAS)', '수면무호흡증(SAS)' 등의 단어가 많이 사용되고 있다. 또한 최근에는 'syndrome' 대신 'disorder'라고 표현되는 경우가 늘고 있다.

그림 1에서 볼 수 있듯이, 자각 증상 등으로부터 OSAS이 의심되는 환자는 먼저 전문 의료기관에서 진찰하고 스크리닝 후, 확정 진단을 위한 검사가 이루어진다. 이 검사는 간이 검사로 Apno Monitor 등의 OCST(out of center sleep test)와 정밀 검사로 수면 다원 검사(PSG 검사) 등을 사용한다. 특별한 경우가 아니면 기본적으로 OSAS가 중증인 경우에는 치과적 치료는 적용 외로 nasal CPAP 장치(그림 2) 수술 요법 또는 다른 치료법이 선택된다. 중등도 및 경증의 경우, 전문의가 구강 내 장치에 의한 치료가 유효하다고 판단한 경우에 치과 의료기관에 구강 내 장치의 제조를 의뢰한다.

전문의의 의뢰를 받은 치과 의료기관에는 소개장과 함께 PSG 검사 결과와 코멘트(그림 3) 등이 첨부되어 온다. 치과의사는 그 데이터를 바탕으로 하면서, 진찰을 통해 다양한 유형의 슬립 스플린트 중에서 취사선택하고 환자에 적합한 장비를 제공하는 역할을 한다.

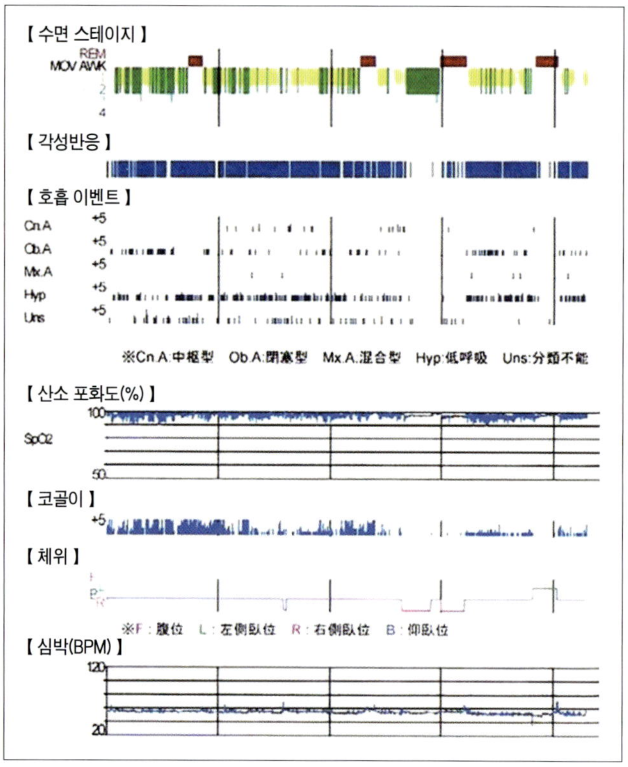

그림 3. 철야 수면 다원검사 예. 진단은 중도의 OSAHS이며, CPAP의 적응이다. 환자가 구강 내 장치 치료를 강력히 희망하고 있다고 의과의 요청이 있었던 예이다.

[검사 결과]
- 무호흡의 총 횟수는 98회로, 수면 1시간당 무호흡 지수(AI) 13.4
- 저호흡의 총 횟수는 185회로, 수면 1시간당 저호흡 지수(HI) 25.3
- 수면 1시간당 지수(AHI)는 38.8
- 가장 긴 무호흡 시간은 49.4초로 수면 중 산소 포화도는 89%까지 떨어짐

[결과 코멘트]
- 무호흡, 저호흡을 밤새도록 볼 수 있으며, AHI는 38.8(AI: 13.4, HI: 25.3)을 나타냄
- 무호흡의 대부분은 폐쇄성
- 호흡 이벤트는 앙와위 취침 시에 출현하기 쉬운 경향을 보임
- 산소 포화도의 최저치는 89%
- 각성 반응 지수는 64.9로 높고, 그중 호흡에 의한 것이 43.5를 차지함
- 코골이는 측위 취침 시에 감소하는 것처럼 보임

슬립 스플린트 제작

슬립 스플린트의 효과는 하악을 전방위로 고정하여 기도의 협착을 방지하는 간단한 것이다. 마찬가지로 비공에서 양압에 의해 기도 협착을 방지하는 nasal CPAP(그림 2)와 비교하면 사용법이 간단하고 전원이 필요 없으며, 휴대가 편리하고 비교적 저렴하며 장착에 따른 위화감도 적은 것으로 알려져 있다. 반대로 단점은 심한 OSAS는 충분한 효과를 얻을 수 없는 경우가 있다는 점, 턱 관절, 저작근 등에 손상을 입을 수 있다는 점, 비호흡이 곤란한 경우에 적용할 수 없다는 점, 고정원이 되는 치아의 치주조직이 건강하지 않으면 적용할 수 없다는 점 등을 들 수 있다.

종류로는 크게 '하악 운동 비허용형'과 '하악 운동 허용형'으로 나뉜다. 전자가 하악을 고정해 버리는 반면, 후자는 하악 운동의 제약이 적고 환자도 받아들이기 쉬운 경향이 있다. 대신 프레임과 제작이 복잡하고 그만큼 수명도 짧아질 가능성을 포함한다. 이 절에서는 하악 운동 비허용형의 상하 고정형 및 하악 운동 허용형의 '사일렌서 SL'(ErkoDent)의 제작 방법을 소개한다.

❶ 하악 운동 비허용형의 상하 고정형 제작

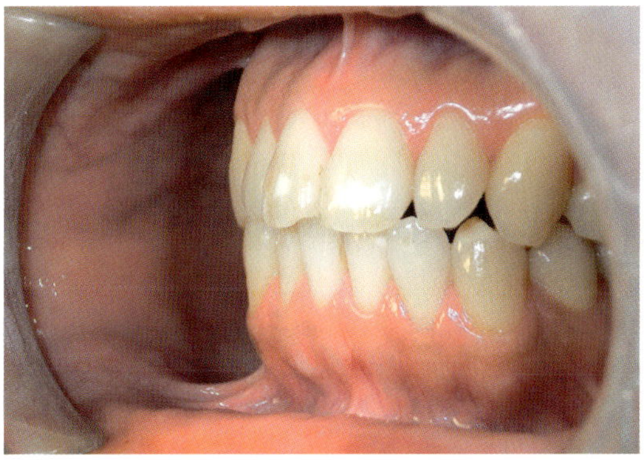

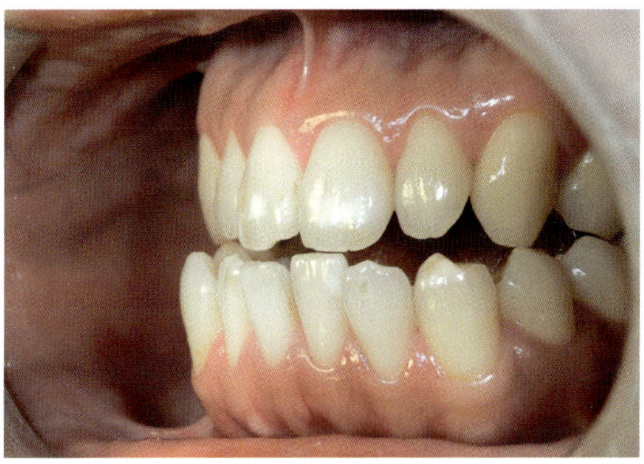

1 악관절의 스트레칭

슬립 스플린트는 하악을 전방으로 정위치시킴으로써 기도를 넓혀 폐색에 의한 무호흡증을 예방하는 장치이다. 전방 정위량에 따라 그 치료 효과가 좌우되고, 악관절과 저작근에 대한 부담도 변화하기 때문에 제작에 들어가기 전부터 충분히 악관절의 스트레칭을 실시해 두면 좋다. 이 스트레칭을 통해 치료 중 발생할 수 있는 악관절의 다양한 문제를 해결할 수 있다.

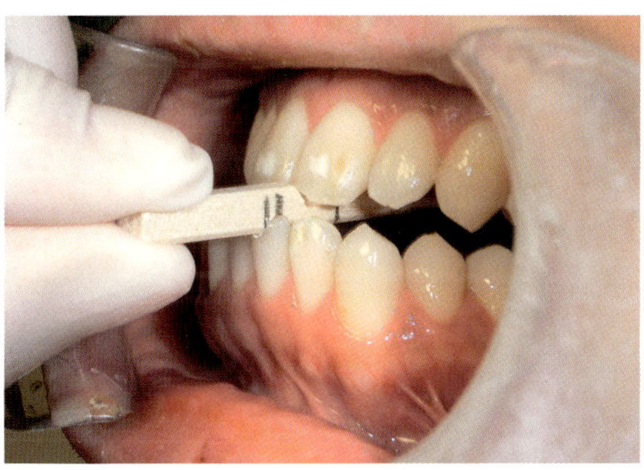

2 Wood Stick Technique에 의한 하악 운동 범위의 기록

그림과 같이 Wood Stick을 이용한 하악의 운동 범위를 측정한다. 이 수치를 참고로 전방 정위량을 결정한다.

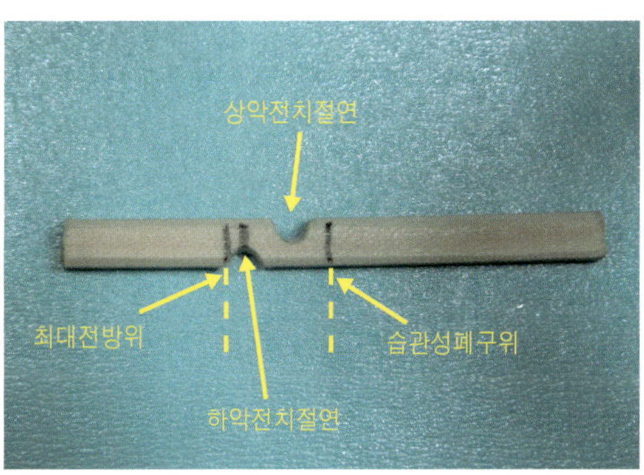

3 하악위 결정

하악위의 결정 방법에는 여러 가지가 있다. 일반적으로 최대 전방위의 50~80%의 범위 내이면 그 효과를 기대할 수 있고, 위해성도 적은 것으로 알려져 있다. 일본 수면치과학회 지침에서는 75%가 제1선택지이다.[1] 기타 하악 전방 이동량 결정 방법은 다음과 같다.

① 세팔로그램이나 CT, MRI를 이용하는 방법

② 코골이음 검사

③ 경비내시경검사

---

1) https://jadsm/iryo/guideline_pdf/guideline_2020.pdf

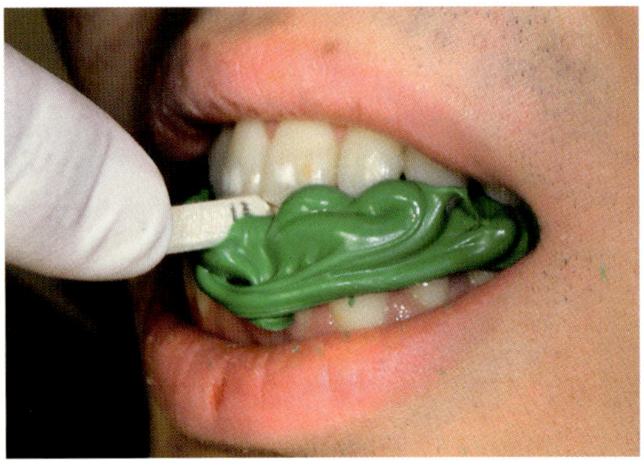

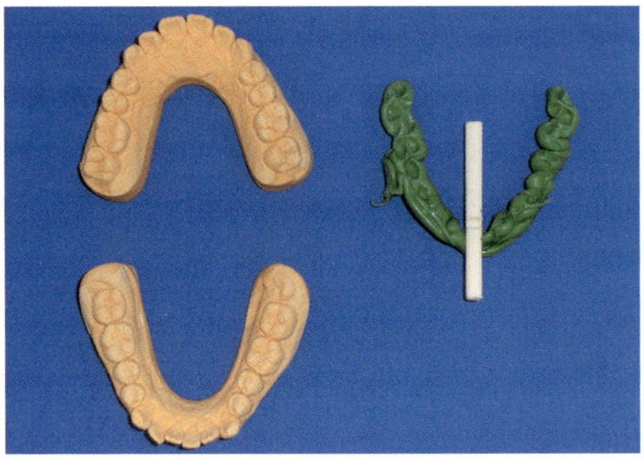

4 하악위 기록

Wood Stick에 의해 고정된 하악위에 실리콘 고무 인상재를 측방에서 흘려 넣듯이 하여 교합 채득한다.

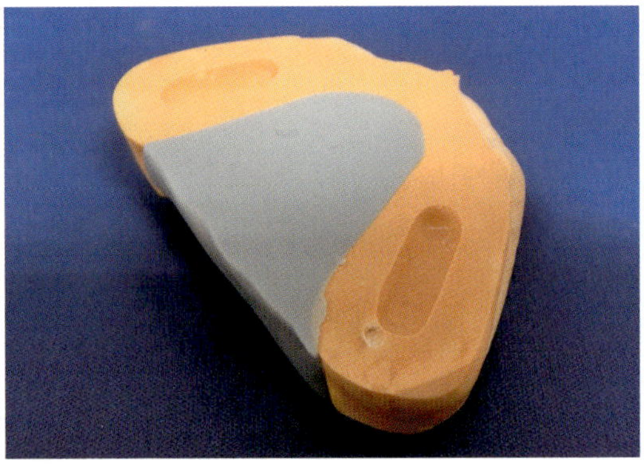

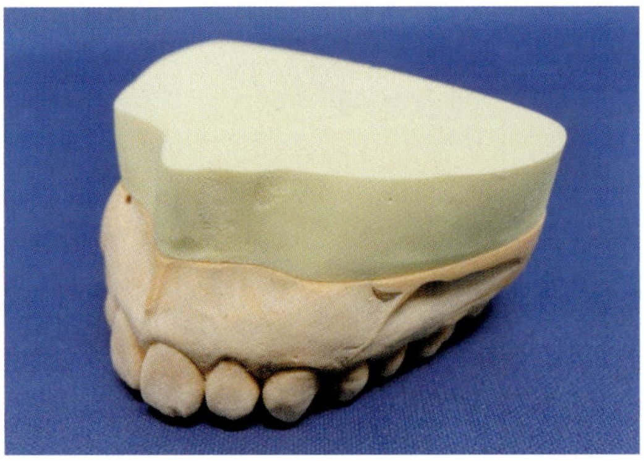

5 작업모형 제작

모형 바닥을 퍼티로 메우고 회전 방지 홈을 판다. 바닥 전체에 바셀린을 얇게 도포하고 기저면에 이차 석고를 축성한다.

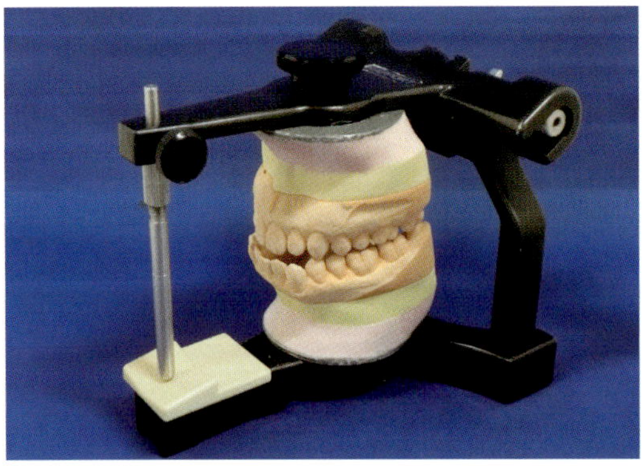

6 교합 장치 장착

Wood Stick에 의해 채득된 교합위에서 교합기 장착을 한다. 이차 석고까지 부착하기 때문에 치열 부분은 탈착 가능하다.

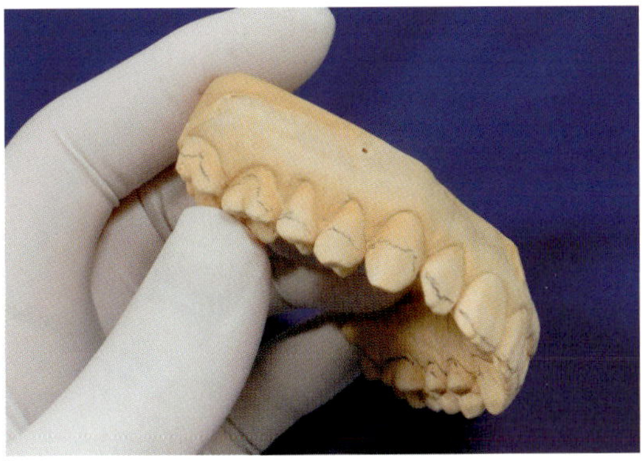
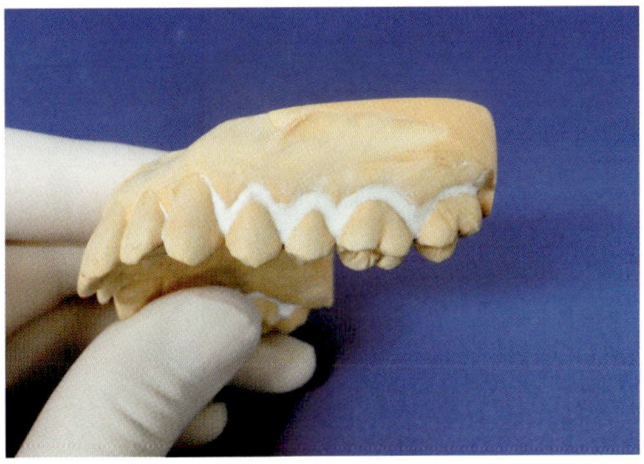

7 작업모형 조정

① 서베잉, 언더컷 처리

상하 치열 모형에 서베잉하고, 치관의 최대풍융부를 인기한다. 그 후 언더컷 부분을 석고 등으로 메운다.

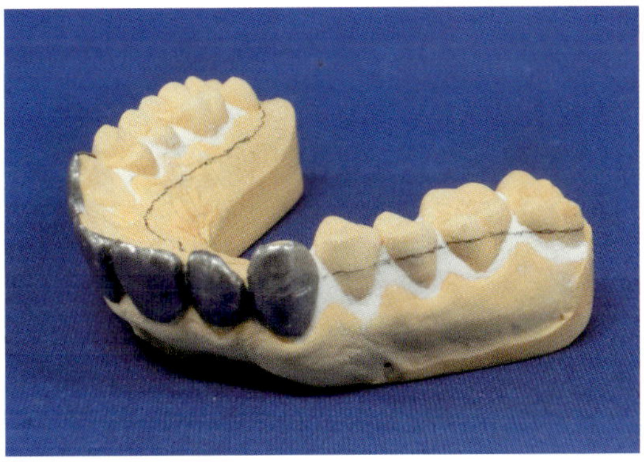
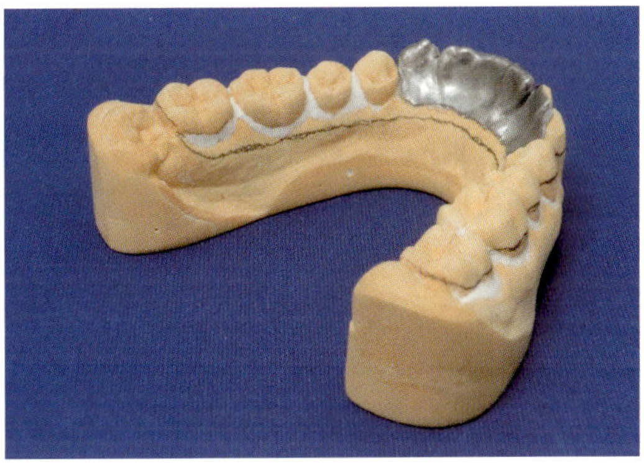

② 릴리프, 외형선 기입

슬립 스플린트 장착에 의해 강하게 힘이 가해질 것으로 예상되는 부분(특히 상악 전치부의 순측과 하악 전치부의 설측)을 납박 등을 이용하여 릴리프한다. 또한 슬립 스플린트의 외형선을 기입한다.

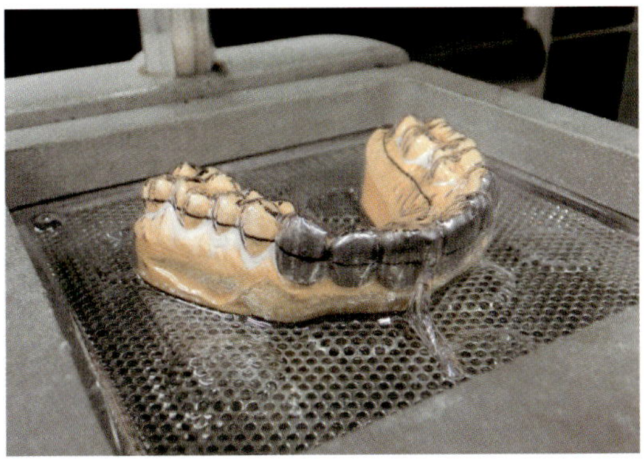
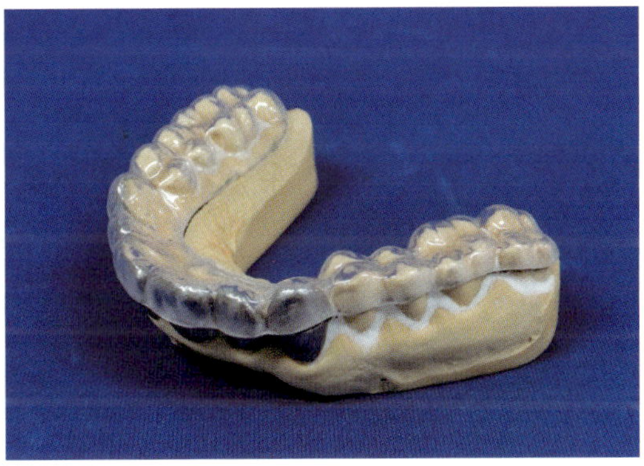

8 열성형

상하의 작업모형에 대해 1mm 두께의 아크릴 시트를 배큠 포머를 이용하여 성형한다. 그 후 버나 포인트를 이용하여 설계선을 따라 형태를 수정한다.

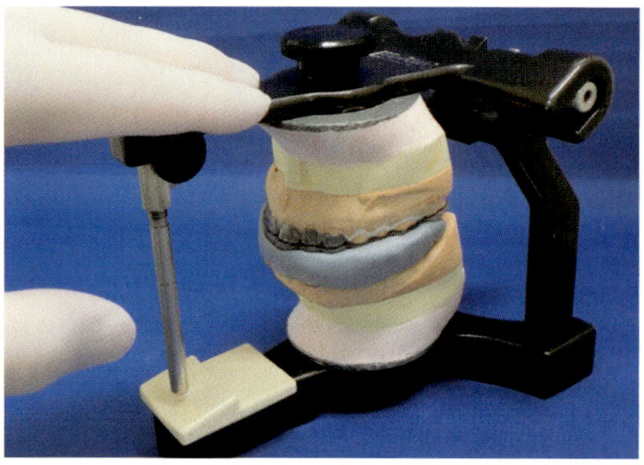

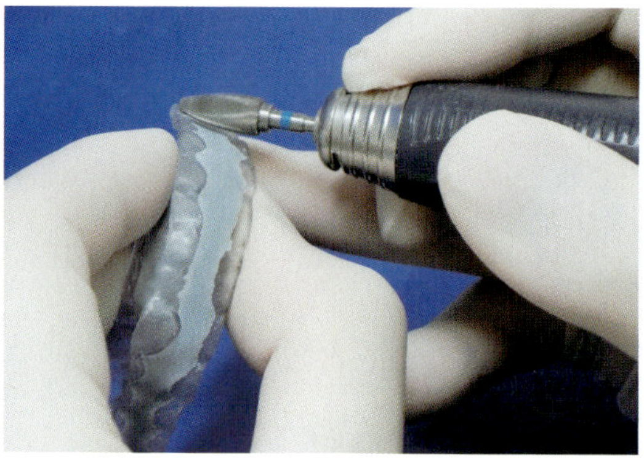

9 슬립 스플린트 외형 결정

교합기에 장착한 작업모형에 스플린트를 장착한 상태에서 교합기상에 퍼티를 물려 압접 후 잉여 부분을 트리밍해 나간다. 최종적으로 이 부분이 레진으로 대체된다.

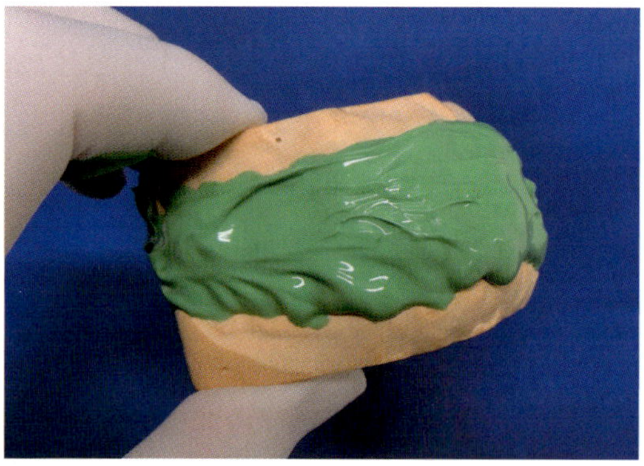

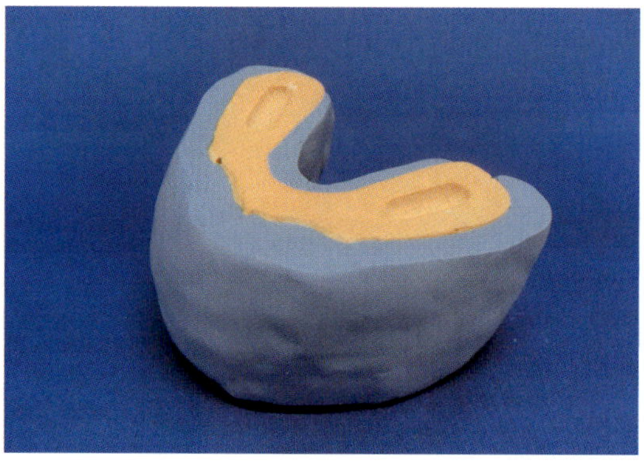

10 슬립 스플린트 외형의 인상채득

주위 전체에 걸쳐 실리콘 고무 인상재로 긴밀하게 봉쇄한다. 또한 그 위에 틈새를 만들지 않도록 퍼티로 덮는다.

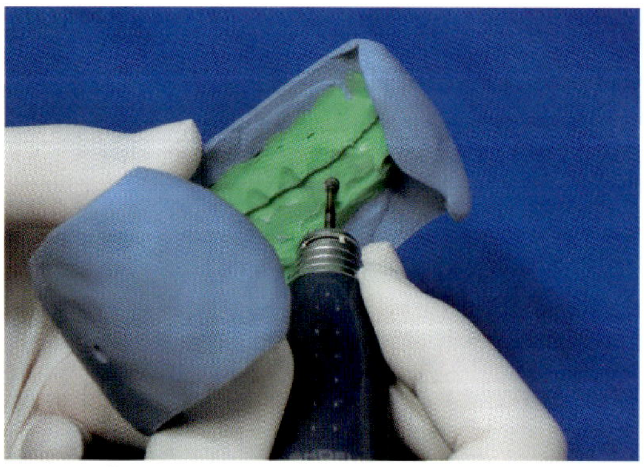

11 레진 주입

① 주입구와 배출구의 부여

실리콘 고무 및 퍼티의 경화 후 모형에서 분리, 레진의 주입구와 배출구의 두 곳에 구멍을 뚫는다. 이 시점에서 상하악 사이에 물려 있던 퍼티는 분리한다.

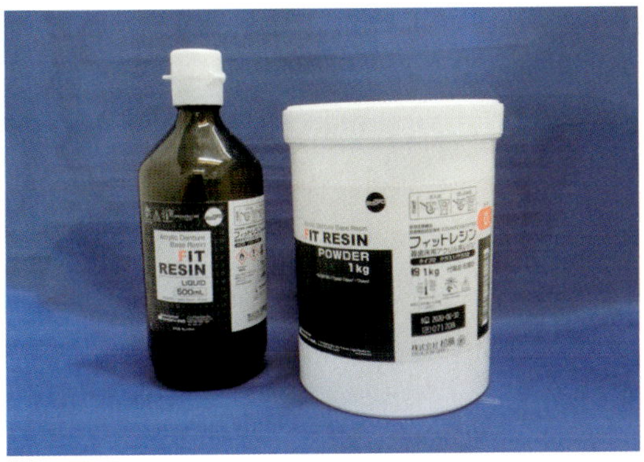

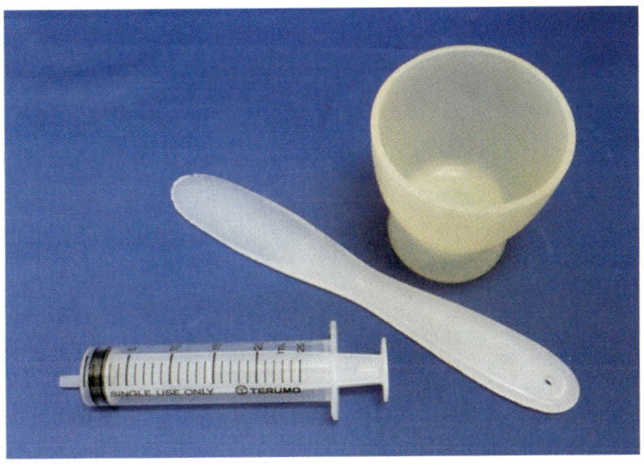

② 레진과 주사기 준비

레진을 주입하는 주사기를 준비한다.

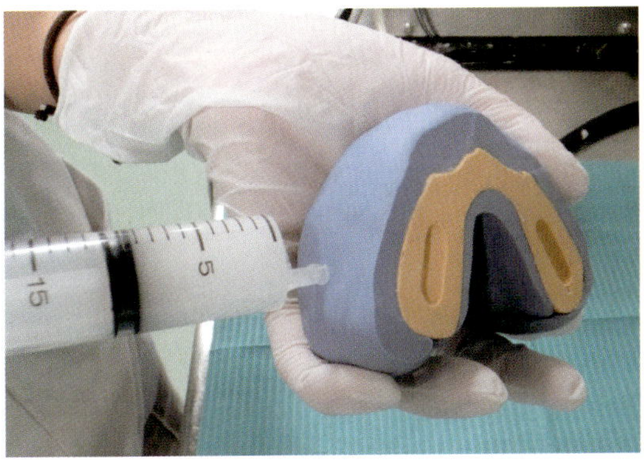

③ 레진 주입

혼합된 레진을 주사기를 사용하여 주입한다. 배출구에서 잉여 레진이 나오는 것을 확인할 때까지 주입을 계속한다.

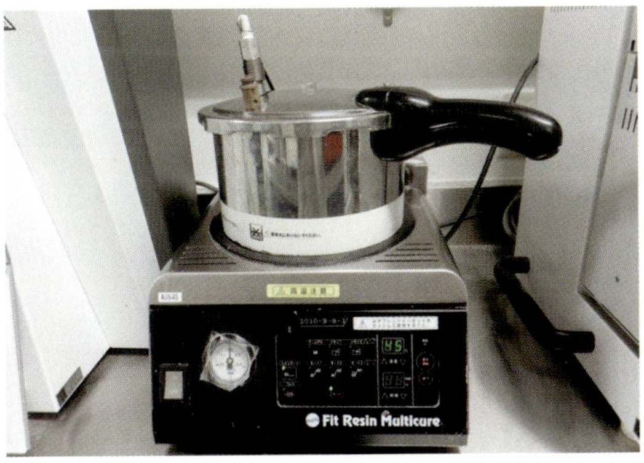

④ 중합

레진 주입 후 기포를 제거하기 위해 가압 중합기를 이용하여 중합시킨다.

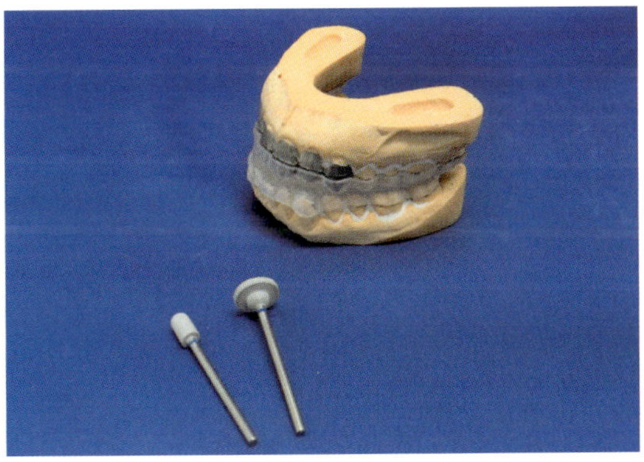

12 중합 후 형태 수정

중합 후 포인트와 버를 이용하여 거친 부분을 제거하고 연마한다.

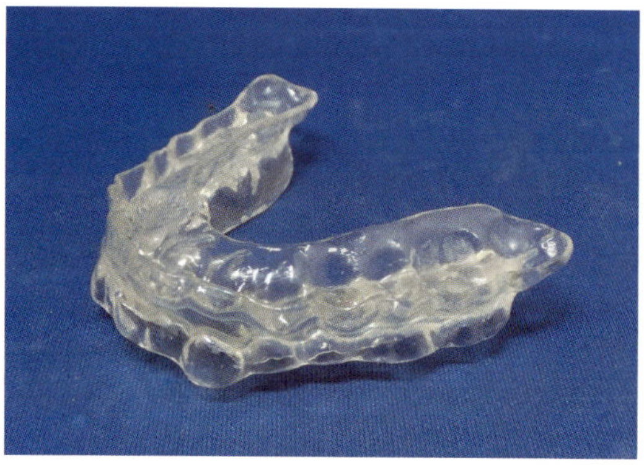

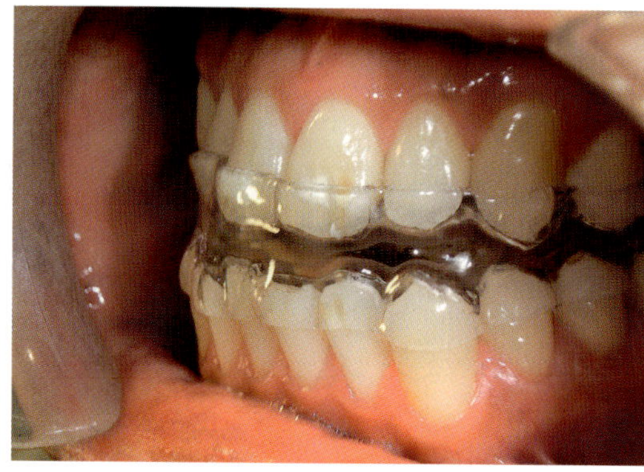

⑬ 상하 고정형 슬립 스플린트의 완성

사용 단계에서 환자로부터 사용감을 청취한다.

- 악관절과 저작근에 통증이 없는지
- 개별 치아에 위화감이나 통증이 없는지
- 야간에 무의식적으로 빼버리지는 않는지

등 문제가 있는 경우에는 대처한다. 장치 사용상의 문제점이 해소된 단계에서 슬립 스플린트의 효과에 대한 재평가를 실시한다. 의뢰처의 의료기관에 장착한 슬립 스플린트에 대한 정보를 제공하며, 폐쇄성 수면무호흡증후군의 중증도 평가를 의뢰한다.

② 슬립 스플린트 '사일렌서 SL'의 제작

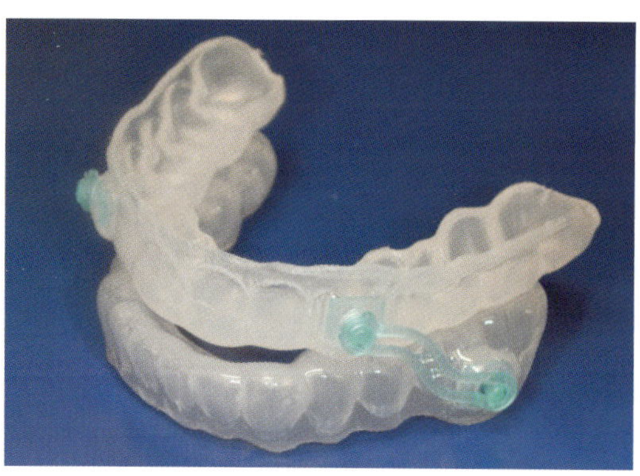

① 슬립 스플린트 '사일렌서 SL'

'사일렌서 SL'(ErkoDent)은 하악을 전방위로 고정시켜 기도의 협착을 방지하는 장치이다. 슬립 스플린트의 특징으로 하악 운동이 어느 정도 허용되는 것 외에도 제작법이나 조제법이 매우 간편하다는 것을 들 수 있다.

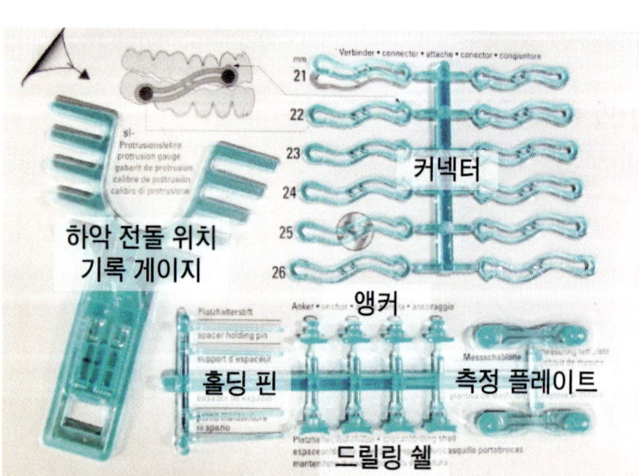

② '사일렌서 SL' 준비

'사일렌서 SL'은 그림과 같이 프라모델처럼 사출 성형된 키트로 판매되고 있다. 키트 안에는 하악 전돌 위치 기록 게이지 외에 각종 커넥터, 앵커, 홀딩 핀, 측정 플레이트, 드릴링 쉘이 포함되어 있다.

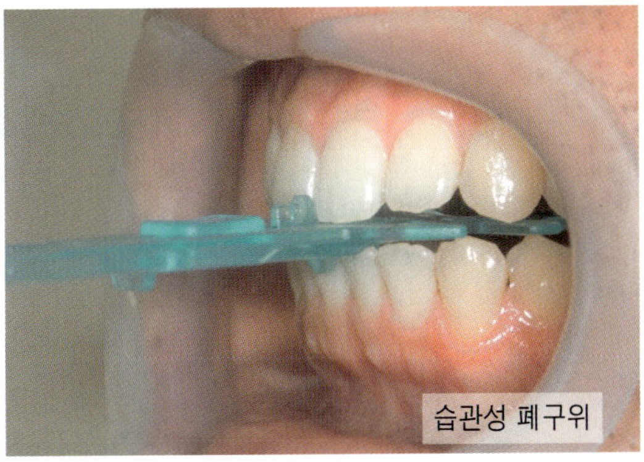

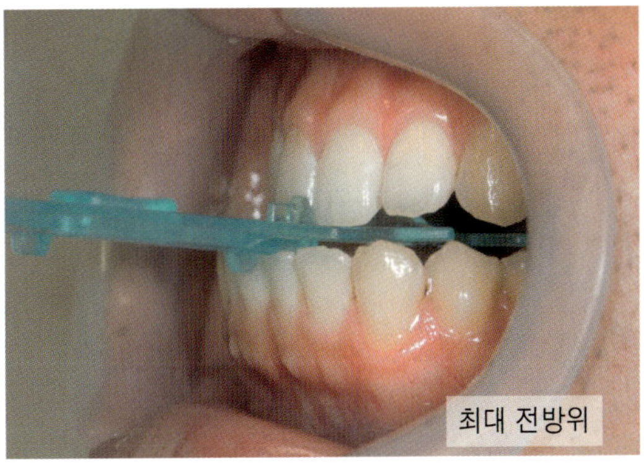

3 기준이 되는 하악위 기록

먼저 하악 전돌 위치 기록 게이지를 이용하여 '습관성 폐구위'와 '최대 전방위'를 기록한다.

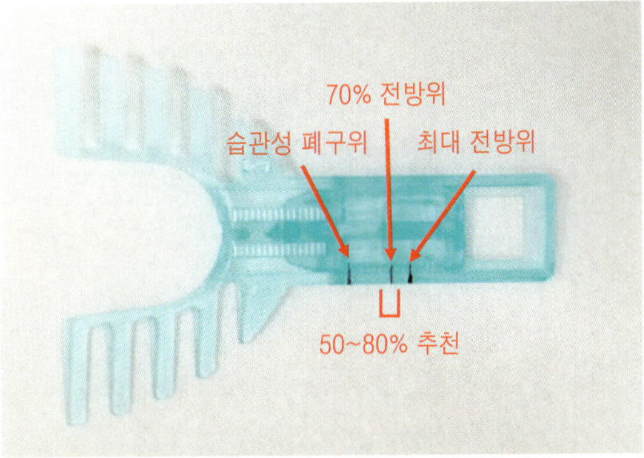

4 하악위 결정

그림에 하악 전돌 위치 기록 게이지에 기재된 습관성 폐구위와 최대 전방위를 나타낸다. 슬립 스플린트의 전방 이동량은 최대 전방위의 70% 정도가 제1선택이 되고, 약 50~80%의 범위 내에서 조정을 하면 다양한 폐해를 피할 수 있다고 생각된다.

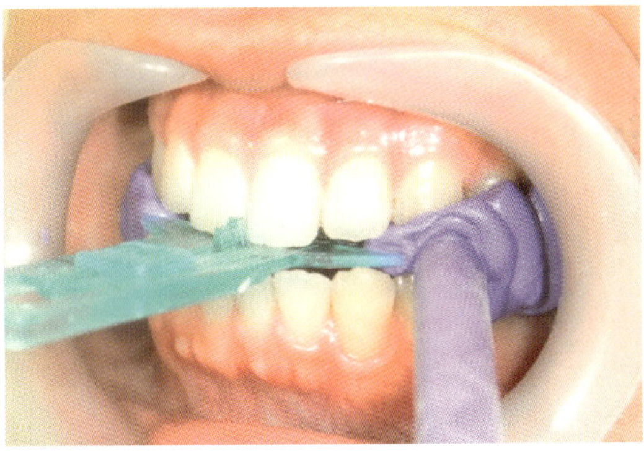

5 하악위 기록

70% 전방위에 고정된 하악 전돌 위치 기록 게이지를 다시 구강 내에 삽입하고 측면에서 실리콘 러버 인상재를 주입하여 교합을 채득한다.

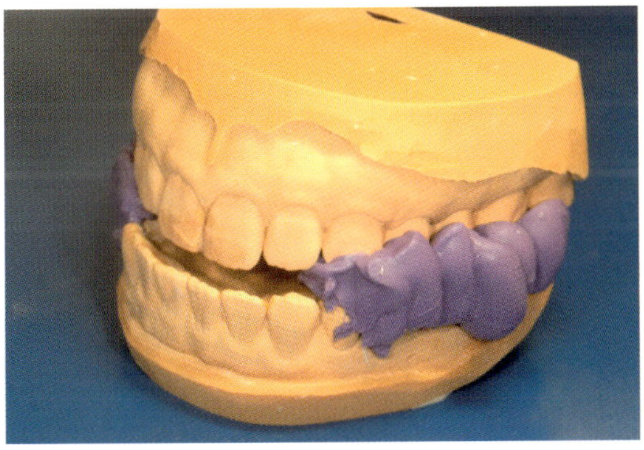

6 작업모형에 하악위 재현

통법에 따라 제작된 작업모형에 70% 전방위 하악위를 재현한다.

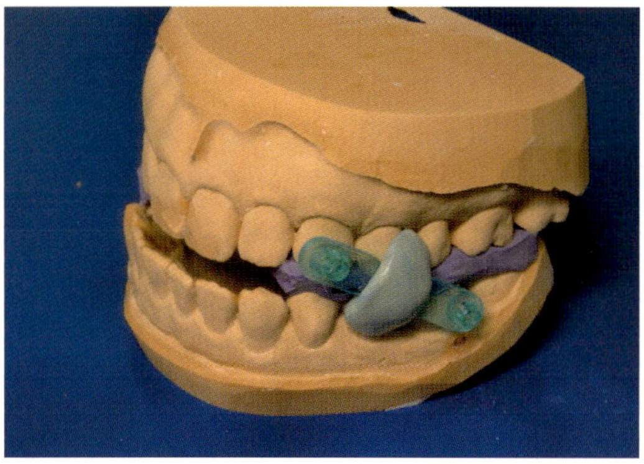

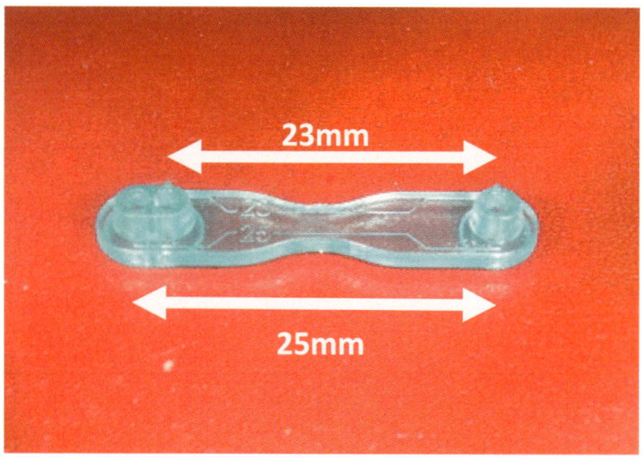

7 측정 플레이트에 의한 측정

상하악의 장치를 연결하는 커넥터는 기본적으로 상악 양측 견치 순측면과 하악 양측 제1대구치 협측면에 설치한다. 측정 플레이트는 23mm와 25mm의 거리에 평행한 구멍이 있으며, 상악 견치 순면과 하악 제1대구치 협측면과의 거리에 비교적 가까운 구멍을 선택하여 임시 고정한다.

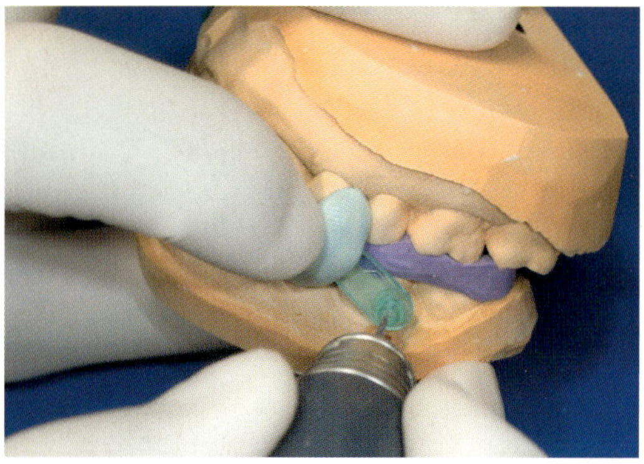

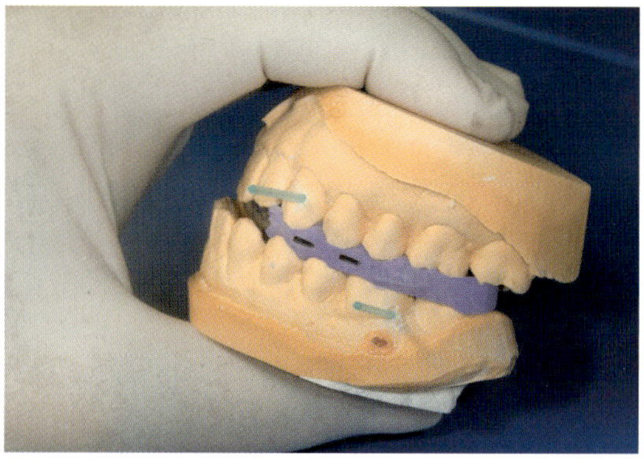

8 홀딩 핀 고정

측정 플레이트의 가이드에 따라 모형에 1.4mm의 구멍을 뚫어 핀을 고정한다. 측정 플레이트 가이드는 평행하기 때문에 고정된 홀딩 핀도 평행하게 된다.

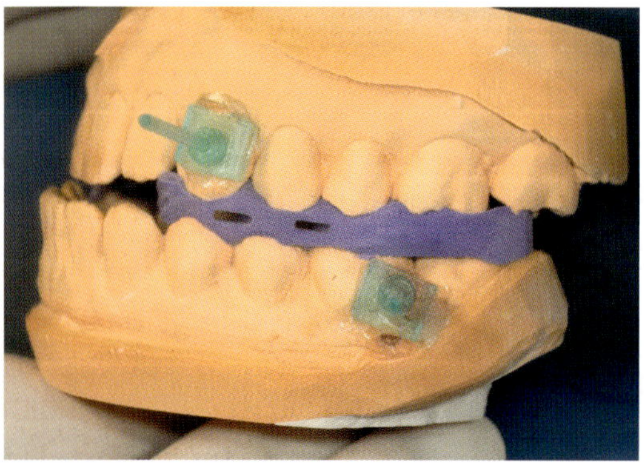

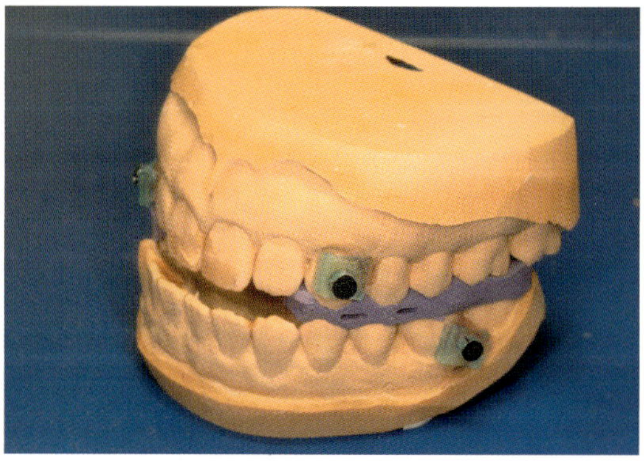

9 드릴링 쉘 설치

고정한 홀딩 핀을 드릴링 쉘의 구멍을 통해 모형에 접착제 등을 이용하여 접착한다. 또한 드릴링 쉘에서 나온 홀딩 핀을 편평하게 삭제하고 유성펜으로 색칠해 둔다.

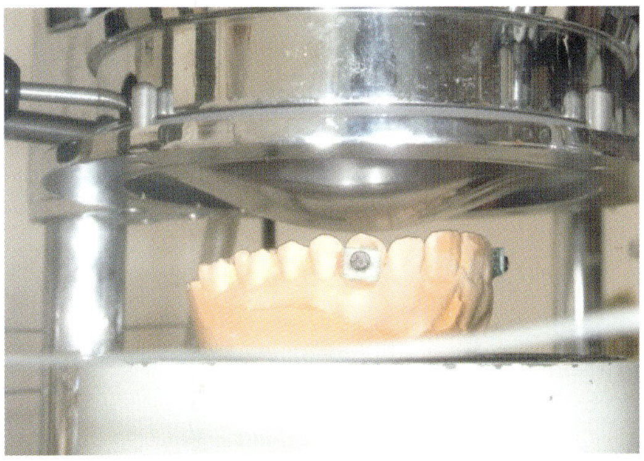
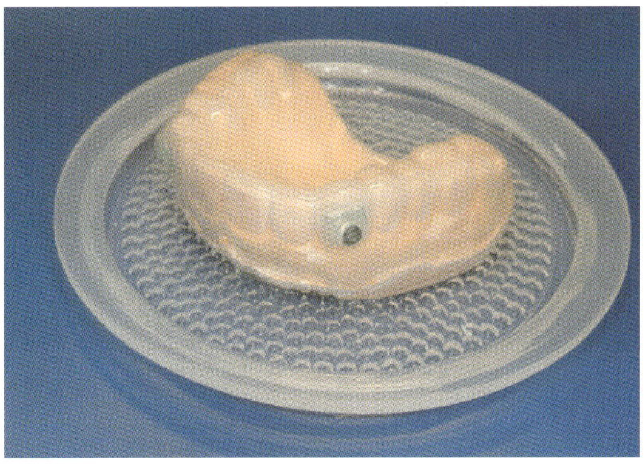

10 EVA 소재를 이용한 가압성형

상하악의 작업모형에 대해 각각 EVA 소재를 사용하여 가압성형기에서 열성형을 실시한다.

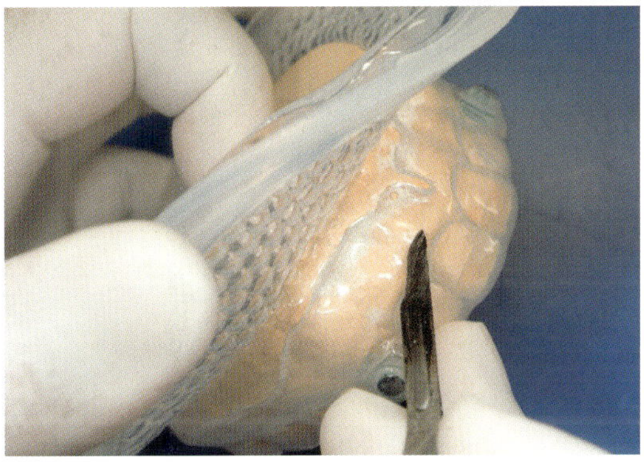
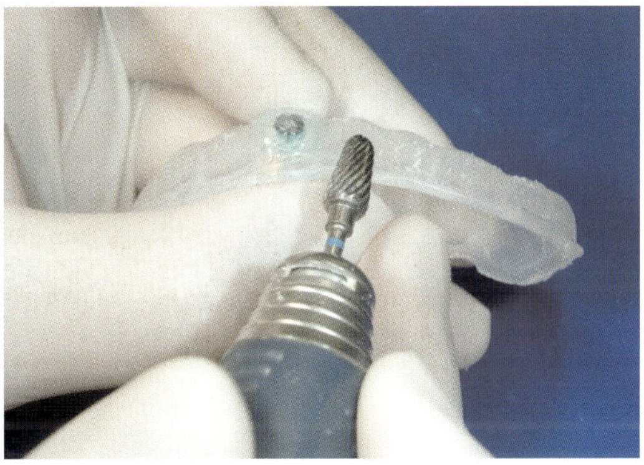

11 외형 조정

그 후 버나 포인트를 이용하여 외형 조정, 형태를 정돈한다.

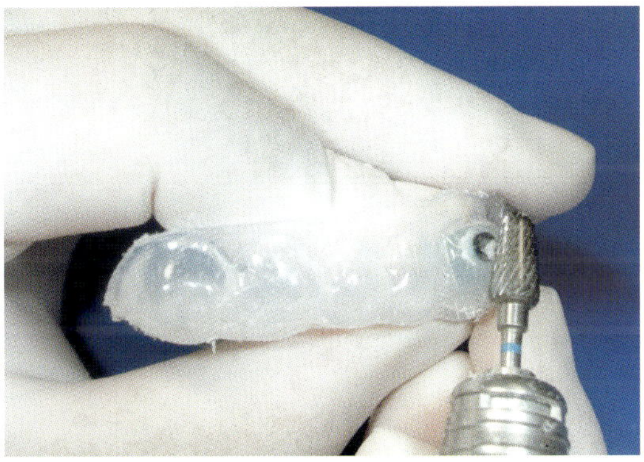
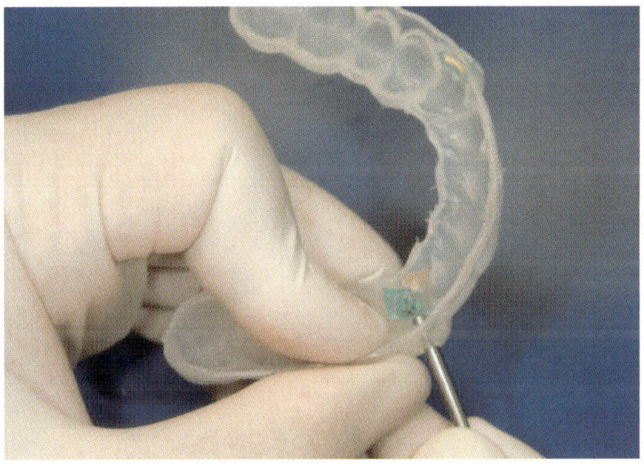

12 커넥터 접속부 조정

외형 조정이 완료되면 드릴링 쉘의 착색부를 삭제하고 커넥터 장착을 위한 구멍을 뚫는다.

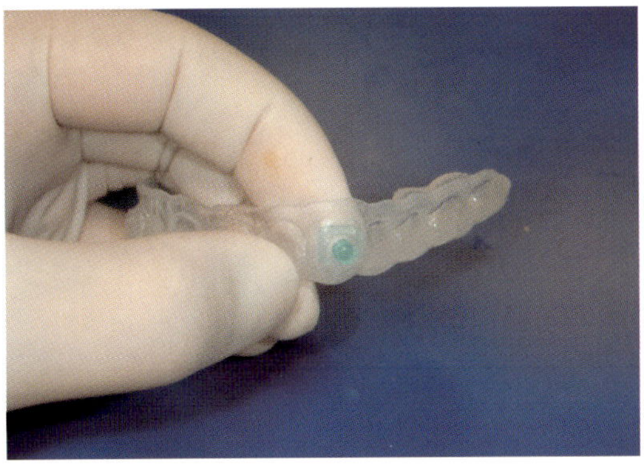

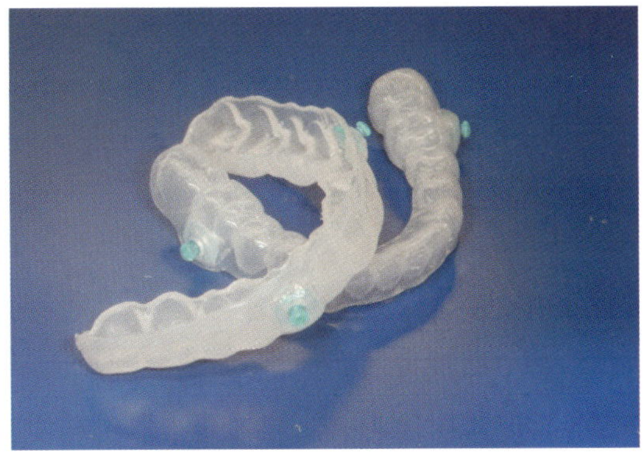

13 앵커 설치

드릴링 쉘을 제거한 공간에 앵커를 삽입한다.

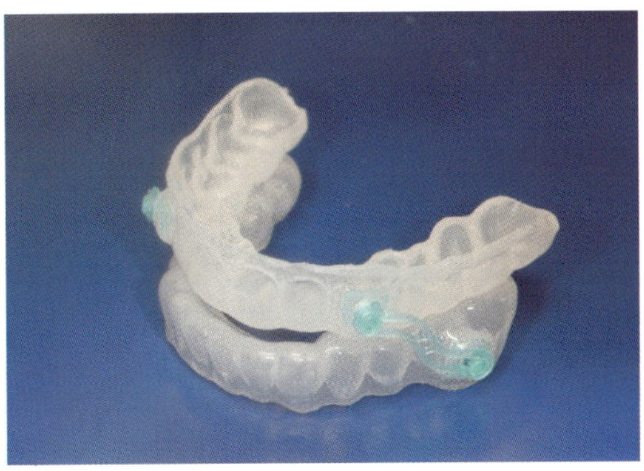

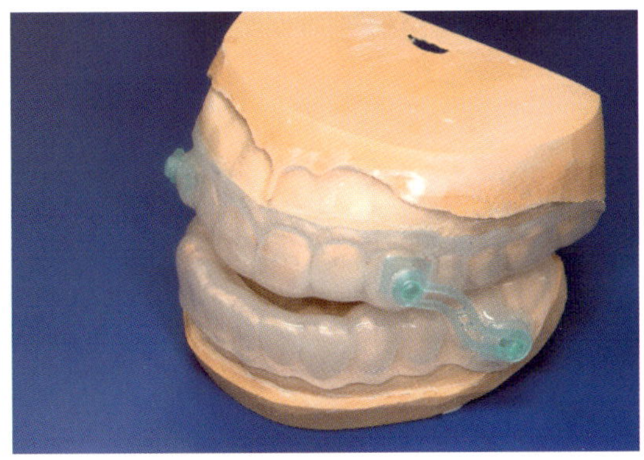

14 커넥터의 선택, 연결

설치한 앵커에 커넥터를 장착한다. 앵커의 거리가 23mm인 경우, 커넥터도 23mm의 것을 이용하면 70% 전방위의 슬립 스플린트가 완성된다. 커넥터의 길이는 여러 종류 준비되어 있으며, AHI 값과 악관절의 가동 범위, 환자의 호소 등에 따라 길이를 조절한다.

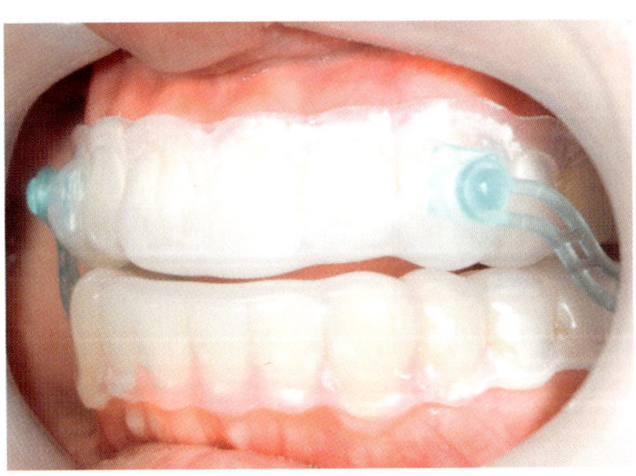

15 슬립 스플린트 완성

완성된 슬립 스플린트를 구강 내에 장착한 상태. 이것을 며칠간 사용하여 환자의 주관적인 증상의 개선 정도 및 장착에 의한 악관절의 위화감 등 사용감을 기반으로 필요한 커넥터 길이의 변경을 실시한다. '사일렌서 SL'을 이용한 슬립 스플린트의 경우 커넥터의 교환에 의해 전방 이동량의 조정이 매우 쉽게 단시간에 가능해진다.

몇 차례의 조정을 거쳐 슬립 스플린트 사용 시 위화감 등이 없어진 시점에서 소개시켜 준 전문 의료기관에 수술 후 정밀 검사를 의뢰한다. 치과의사는 AHI 값의 변화에 따른 슬립 스플린트의 조절에 대응할 필요가 있다. OSAS의 치료는 슬립 스플린트 장착에만 의존하는 정책으로는 충분한 개선을 기대할 수 없는 것으로 알려져 있다. 환자에 대한 생활지도를 포함하여 전문 의료기관과의 충분한 협력을 통해야만 진정한 의미에서의 치료 효과가 발휘될 것으로 보인다.

칼럼 그 외의 슬립 스플린트

슬립 스플린트는 다양한 형태가 고안되어 현재는 80가지가 넘는 것으로 알려져 있다. 형태별로 크게 나누면 다음의 4종이다.

① 상하 고정형
② 상하 반고정형
③ 상하 완전 분리형
④ 혀전방 유지형

이 책에서는 ①과 ②에 대해 설명했지만, 본 칼럼에서 ③과 ④에 대해 간략하게 소개한다.

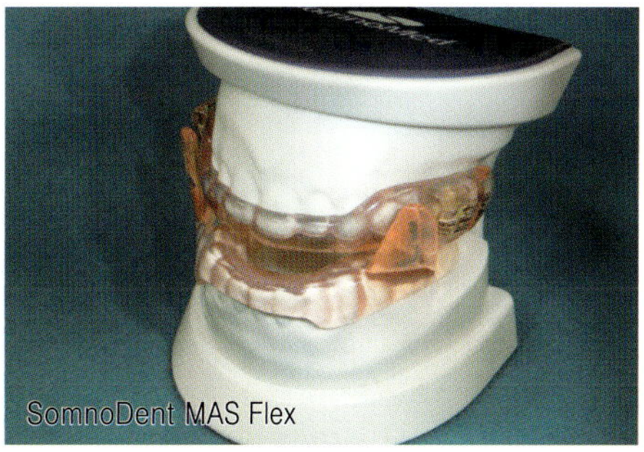
SomnoDent MAS Flex

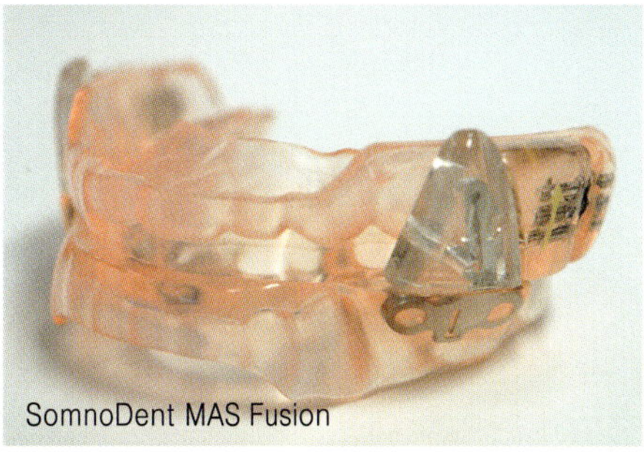
SomnoDent MAS Fusion

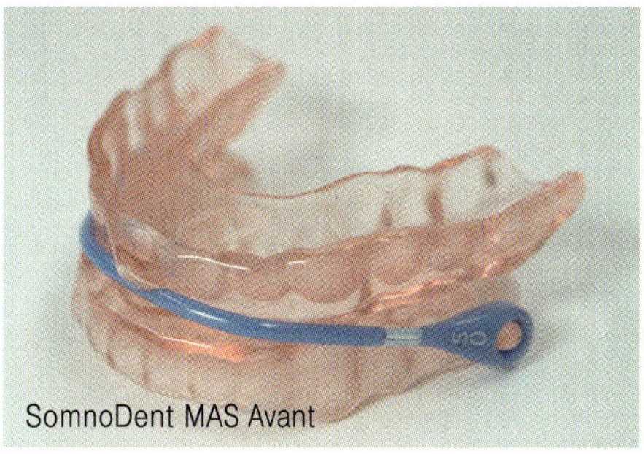
SomnoDent MAS Avant

1. 상하 완전 분리형 'SomnoDent'(SomnoMed)

상하 완전 분리형으로 증례 수가 많은 것은 'Somnodent'이며, 많은 치과의사의 의견을 수용해 실용성과 편의성을 보다 향상시키기 위한 업데이트가 이루어지고 있다. 그 특징은 다음과 같다.

① 상하 장치에 커넥터가 되는 접합부가 없기 때문에 착용감이 좋고, 대화, 기침이나 하품 등을 할 때도 불편함이 없다.
② 장치 내부에 자체 개발한 소프트 레진을 사용하여 장착했을 때 조이는 느낌이 적다.
③ 좌우에 설치된 날개 부위에 의해 개폐구 시에도 하악 전방 정위량이 확보된다.
④ 상악 측부(좌우)에 악위를 미세 조정하는 스크류를 장착하여 장착 후의 미세 조정을 용이하게 할 수 있다.
⑤ 세계 30개국, 40만 명 이상의 증례 수가 있고, 치료 효과에 대해 높은 임상적 평가를 받고 있다.
⑥ 임상적 효과를 뒷받침하는 증거도 많이 보고되고 있다.
https://somnomed.com/ja/

2. 혀전방 유지형 'Smile Sleeper'

이 유형의 장치는 TSD(Tongue Stabilizing Device)와 TRD(Tongue Retaining Device) 등으로 불린다. 물론 다수 치아 결손이나 무치악 증례에서도 수면무호흡증후군은 발병하지만, 많은 경우 하악을 앞으로 유지하는 장치는 적용할 수 없다. 혀전방 유지형의 가장 큰 특징은 잔존 치아를 필요로 하지 않고 혀를 앞으로 유지함으로써 폐쇄된 상기도를 확장하는 것이 가능하다는 점이다. 이 장치는 사용 시에 어긋나기 쉽거나 혀에 위화감이나 통증을 일으킬 수 있고, 숙달에 대한 몇 가지 어려운 점이 확인되고 있지만, 포인트를 잘 잡을 수 있으면 다른 장치와 손색없는 높은 임상 효과를 얻을 수 있다.

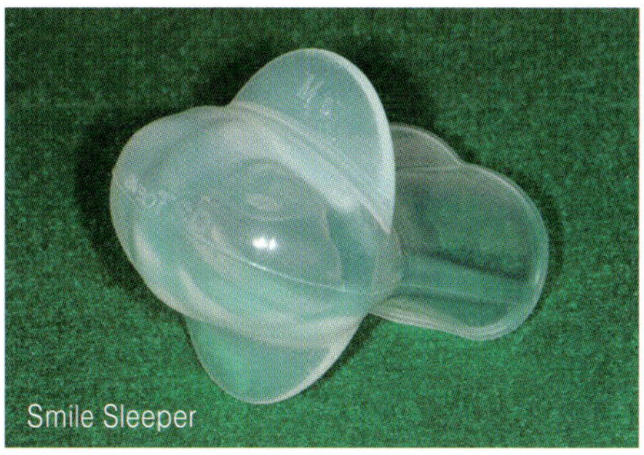
Smile Sleeper

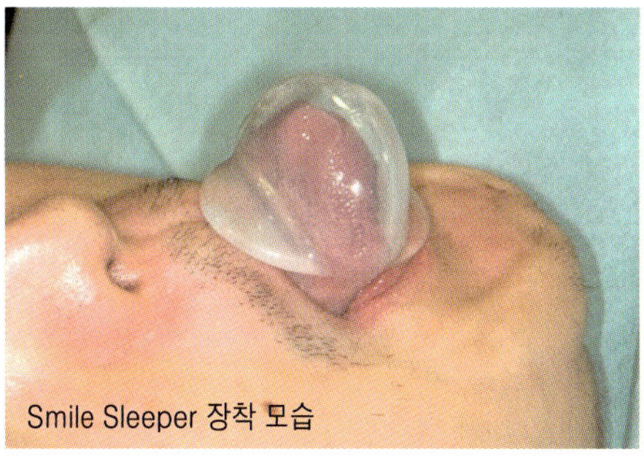
Smile Sleeper 장착 모습

수면659닷컴(http://www.suimin659.com/doctor/smile-sleeper/)

12. 마우스가드의 사용과 관리

마우스가드 장착의 첫 번째 목적은 악구강 영역 스포츠 외상의 예방에 있기 때문에, 앞으로 사용하려고 하는 우수한 선수 및 스포츠를 즐기는 사람들에게 마우스가드의 적절한 사용 및 관리 방법 그리고 사용 주의사항에 대해 충분한 설명을 해야 한다.

마우스가드의 사용

스포츠 외상은 경기 중뿐만 아니라 연습 중에도 많이 발생한다. 또한 평소 연습 시에도 사용하면 마우스가드에 익숙해져 경기 중에 마우스가드에 신경이 쓰이는 경우가 줄어들어 플레이에 집중할 수 있다.

근력 운동 시에 사용하면, 치아의 교모와 치주조직 손상을 줄일 수 있다. 따라서 마우스가드를 경기할 때뿐만 아니라 연습 중에도 항상 사용하도록 선수들에게 강하게 지도할 필요가 있다.

마우스가드의 관리

① 사용 후, 특히 스포츠 음료 등을 마신 경우에는 입을 헹구고 마우스가드를 물로 세척하여 깨끗하고 튼튼한 전용 용기에 넣어 보관한다. 이는 타액이나 세균에 의한 오염을 최소화하고 추가적으로 변형을 방지한다. 마우스가드 전용 살균 세정 스프레이(그림 1)로 세척하면 악취를 억제하고 청량감을 가져온다. 또한 사용할 때 한 번 물로 헹구고 장착한다.[1)]

② 뜨거운 물에 담그거나 화기 등에 가까이 놓지 않도록 한다. 특히 건조기의 사용은 피한다(그림 2). 또한 온도가 오르는 자동차 내에 방치하지 않는다.

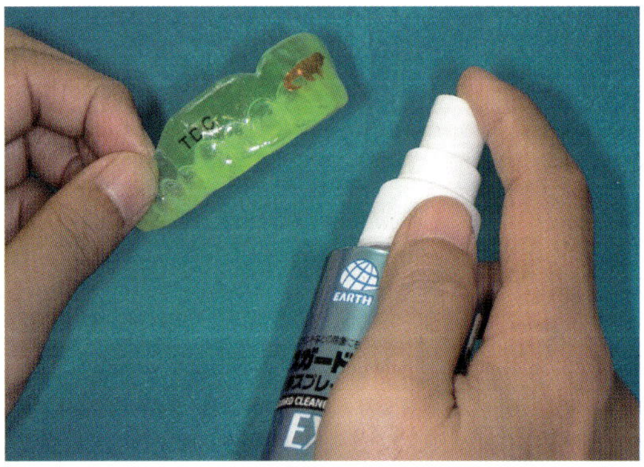

그림 1. 마우스가드 살균 세정 스프레이-EX(아스제약).

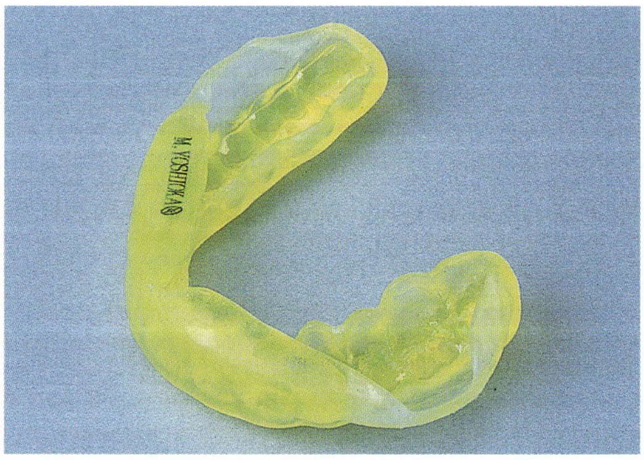

그림 2. 건조기의 열로 변형된 마우스가드.

③ 시즌마다 구강검진 및 마우스가드 검사를 받는다.

④ 마우스가드는 외형 변질, 변형 없이도 교합력과 높은 온도에서 경화가 진행된다.[2,3] 경화는 충격 흡수 기능의 저하로 이어지기 때문에 마우스가드의 장기간 사용은 권장되지 않는다.

사용 주의사항

① 올바른 위치에 장착하여 사용한다.

② 껌처럼 씹거나 의식하여 씹지 않는다. 특히 보일 앤드 바이트 타입을 사용하는 선수는 씹어서 마우스가드의 탈락을 방지하는 버릇이 있기 때문에 주의한다.

③ 사용 중인 교합에 구멍이 뚫리거나 느슨해졌을 경우에는 즉시 제작한 치과의사와 상담한다.

참고문헌

1) 石上惠一, 前田芳信監訳:アドバンス·スポーツ歯学. 医学情報社, 東京, 2001, 4.

2) 桑原涼子, 中島一憲, 武田友孝他:エチレン–酢酸ビニル共重合体製マウスガードの使用による物性変化に関する分子論的考察. スポーツ歯学, 20:19–26, 2017.

3) Kuwahara R, Tomita R, Ogawa N et al:Crystallization and hardening of poly(ethylene–co–vinyl acetate) mouthguards during routine use. *Sci Rep*, 2017 Mar 15;7:44672. doi:10.1038/srep44672.

13. 증례 연구

라미네이트 타입은 두께를 더하고 싶은 부위에 마우스가드 재료를 추가할 수 있는 이점이 있다. 이는 하악 전돌, 개교, 총생, 치아 결손 등의 구강 상태, 혹은 딱딱한 공이나 퍽을 사용하는 운동선수의 경우에도 추가 작업을 실시하는 것으로 대응할 수 있다. 또한 치간 공극이나 잇몸에 염증이 있는 증례, 치과 교정치료 중, 또는 소아기의 치아 맹출이나 치열의 확대 등이 예상되는 증례에서는 모형을 블록 아웃하여 편안하게 사용할 수 있도록 제작하여 사용 기간을 조금이라도 늘릴 수 있다.

이 절에서는 각각의 경우에 대한 유의 사항과 추가 작업에 대해 다룬다. 또한 추가 작업에서는 남은 마우스가드 재료를 적당한 크기와 모양으로 잘라(그림 1 상단) 사용하거나 '핫 멜트 건'(그림 2)을 사용한다. 또한 압접 시에는 토치(그림 3) 또는 히팅 건(그림 4)과 내열 시트(그림 1 하단)를 사용하면 편리하다.

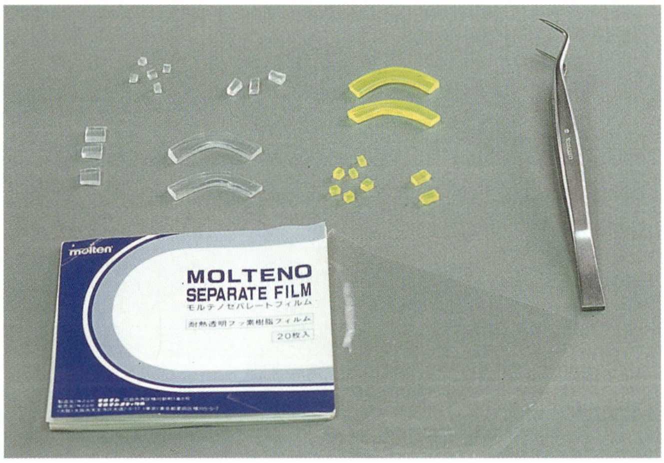

그림 1. 적절한 크기, 형태로 자른 마우스가드 재료와 내열 시트.

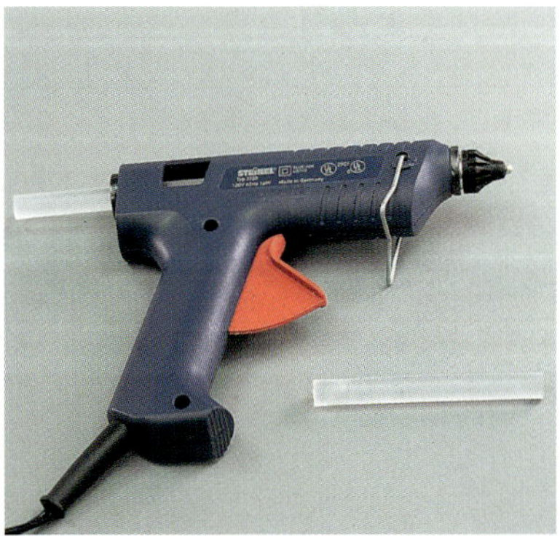

그림 2. 핫 멜트 건(스마트 프랙티스 재팬).

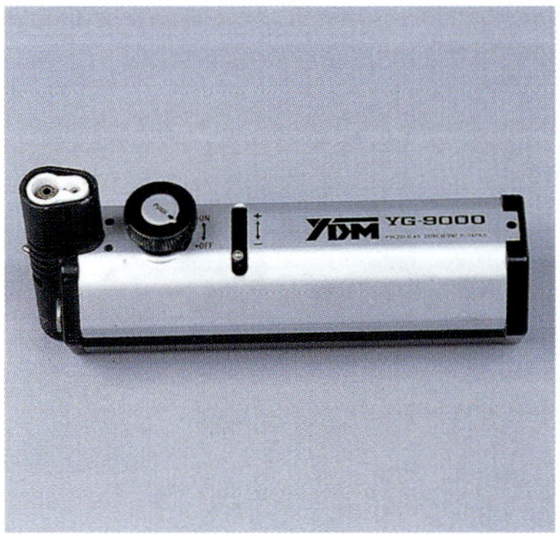

그림 3. 토치.

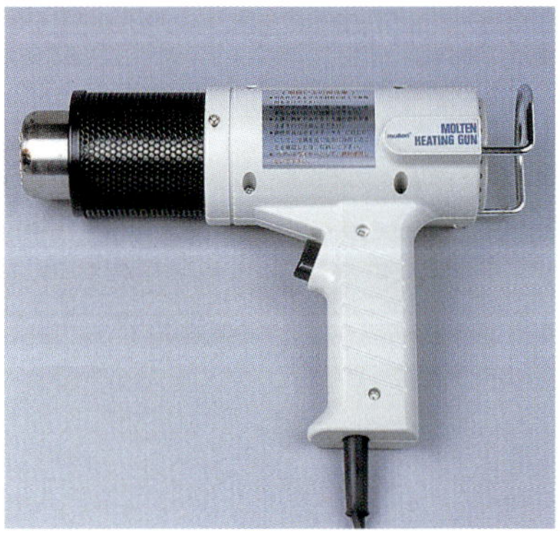

그림 4. 히팅 건.

1 하악 전돌 증례 상악의 마우스가드로 하악 전치를 피복할 수 없는 경우

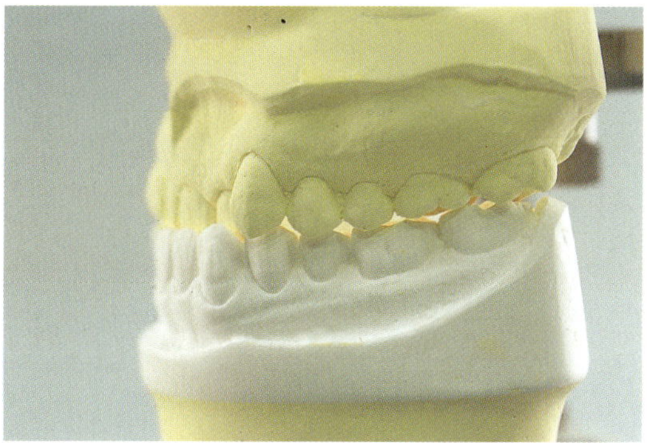

외력이 하악에 가해진 경우 상하악 어느 한쪽에 장착된 마우스가드에서도 충격을 완화할 수 있지만, 직접 상악 전치 등에 가해진 경우에는 하악에 장착한 마우스가드는 효과가 없다. 따라서 하악 전돌의 경우에도 가능한 한 상악에 마우스가드를 장착하는 쪽이 상악골과 뇌두개에 손상을 줄일 수 있다. 그러나 상악 순측을 지나치게 두껍게 하면 상악 입술의 긴장이 강해져 외상을 일으키기 쉬워진다. 본 증례와 같이 하악 전돌에서는 상악에 장착한 마우스가드는 하악 전치부 절연을 피복할 수 없기 때문에 하악에 장착한다.

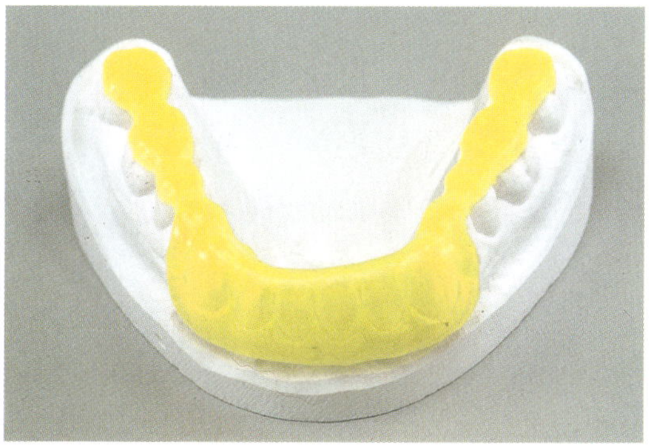

추가 작업

첫 번째 층의 외형선은 상악과 동일해도 좋다.

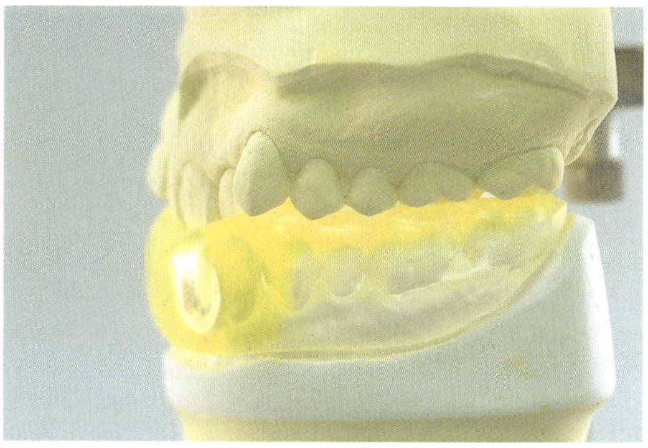

그 후 통법대로 제작하고 완성된 마우스가드

❷ 전치부 개교 증례

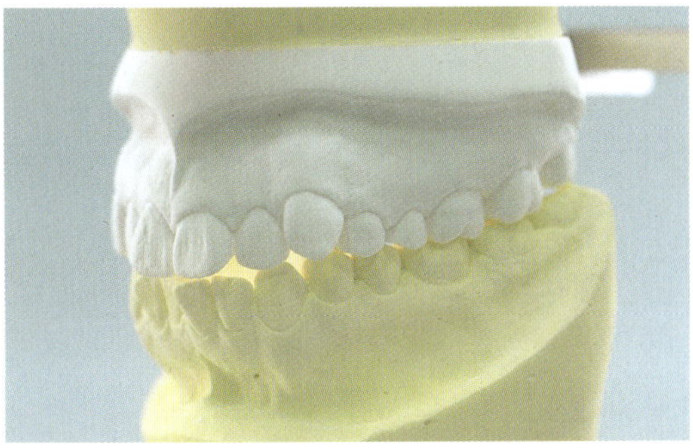

이 증례에서는 특히 교합을 확립해 두지 않으면 외력이 가해질 때 교합하는 구치가 지점이 되어 악골 골절을 일으키기 쉬워진다. 그러나 평상시처럼 두 번째 층을 라미네이트한 마우스가드 재료만으로는 전치의 접촉이 얻어지지 않는다. 또한 몇 장을 적층하여 구치부를 삭제하면 교합은 설정할 수 있지만, 경제적, 시간적으로도 받아들이기 어렵다. 그래서 전치부에만 마우스가드 재료를 추가한다.

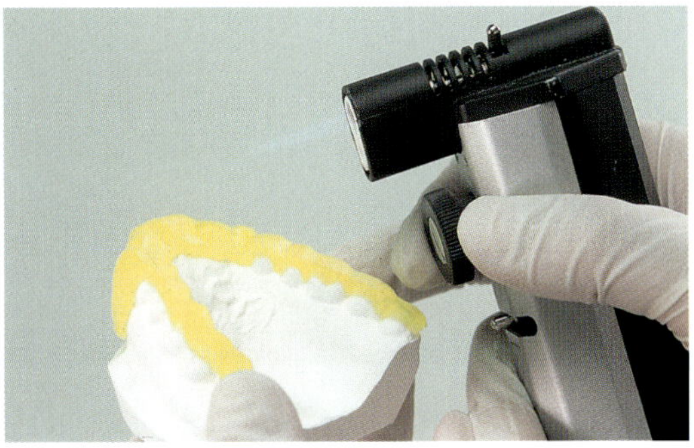

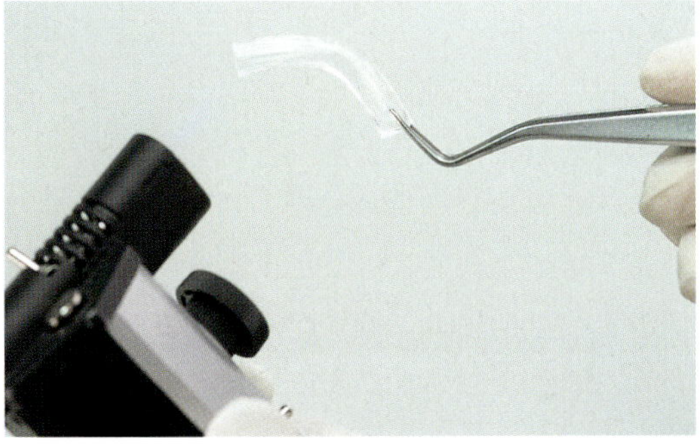

추가 작업

형태 수정이 끝난 마우스가드 첫 번째 층의 접착면과 추가되는 마우스가드 재료 조각을 연화시킨다.

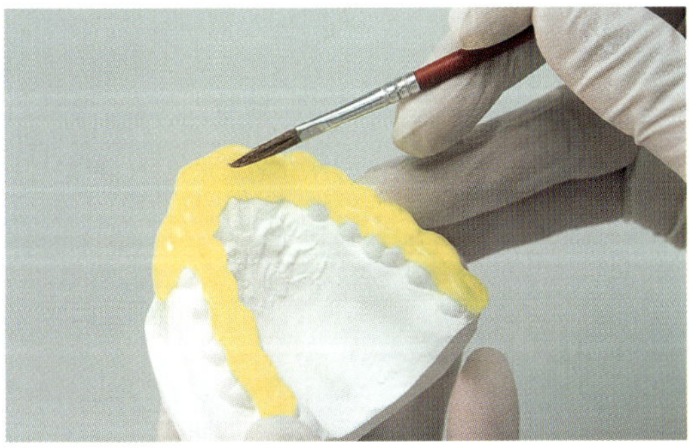

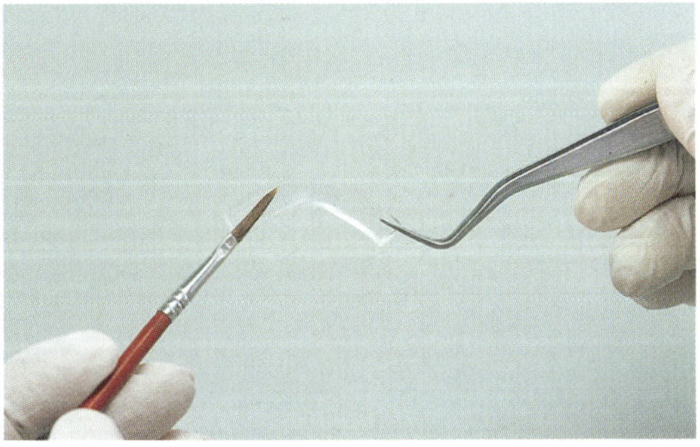

필요한 경우에는 젖음성을 높이기 위해 첫 번째 층의 접착면과 마우스가드 조각에 EVA용 프라이머 등의 용제를 도포한다. 그러나 두 번째 층의 마우스가드 재료로 피복되어 라미네이트하기 때문에 일반적인 강력한 접착제는 필요 없다.

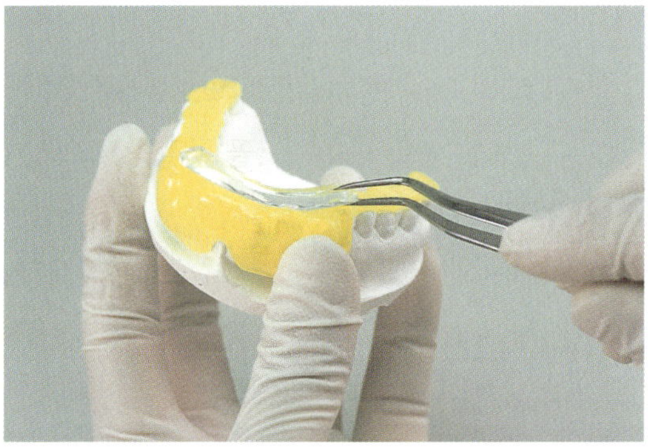

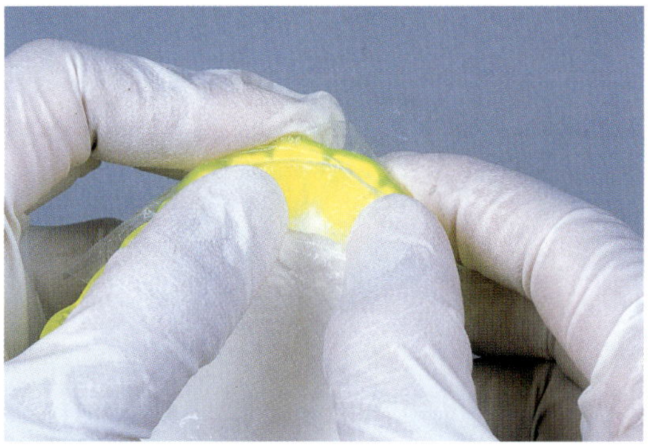

자른 마우스가드 재료를 적절한 위치에 놓고 손가락으로 압접한다. 이때 내열 시트를 이용하면 편리하다.

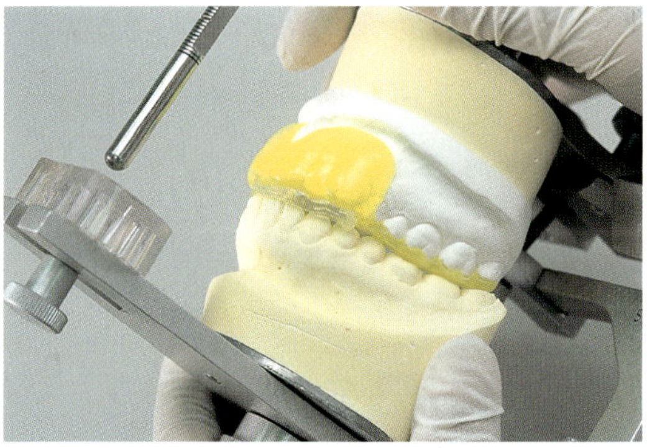

교합기를 사용하여 교합조정한다.

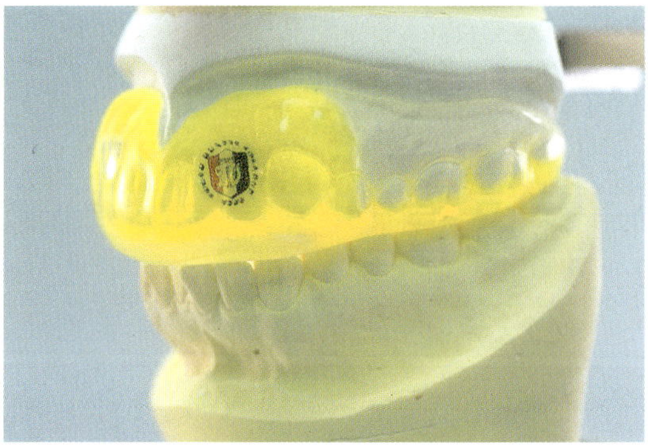

그 후 두 번째 층을 적층하고 완성된 마우스가드. 완성된 마우스가드 위에 붙여서 만들면 얼핏 보기에 괜찮아 보이지만, 사용하면 그 부분은 반드시 벗겨진다.

❸ 총생 증례

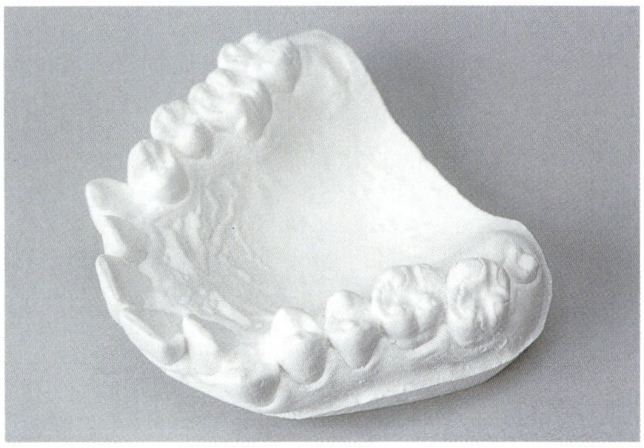

총생이 있는 경우는 첫 번째 층 마우스가드 재료에 요철이 있어 두 번째 층 작업에서 기포가 들어가기 쉽고, 접착이 잘 되지 않는 경우가 많다. 또한 완성된 마우스가드의 요철은 장착 시에 위화감을 주기 쉽다. 그래서 마우스가드 재료 조각을 연화시켜 오목한 부분을 메워 표면을 부드럽게 한다.

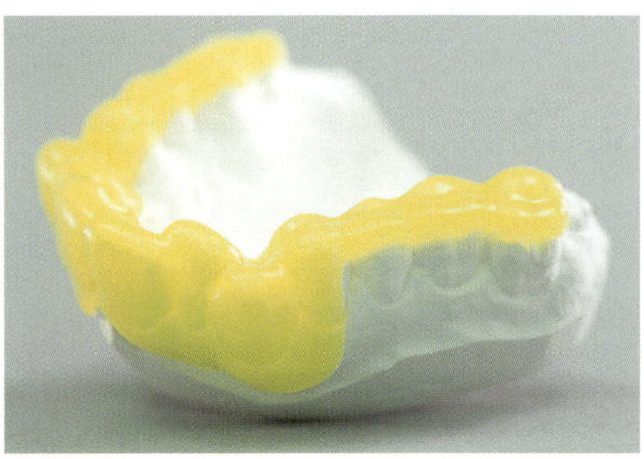

추가 작업

첫 번째 층의 형태 수정이 끝난 후, 토치로 요철 부분을 부드럽게 하고 신속하게 마우스가드 재료 조각을 연화시켜 내열 시트 위에서 손가락으로 오목부위에 압접한다.

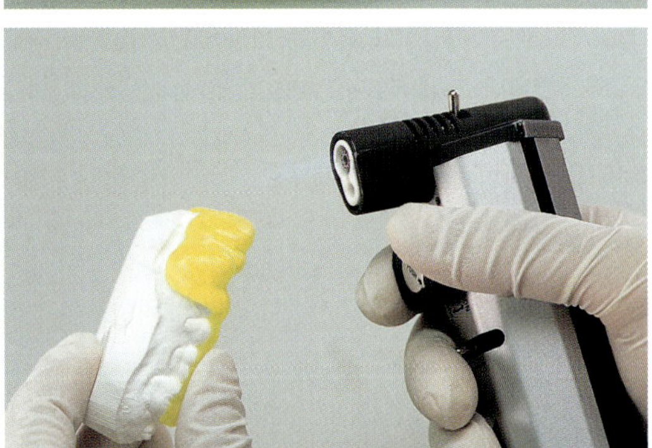

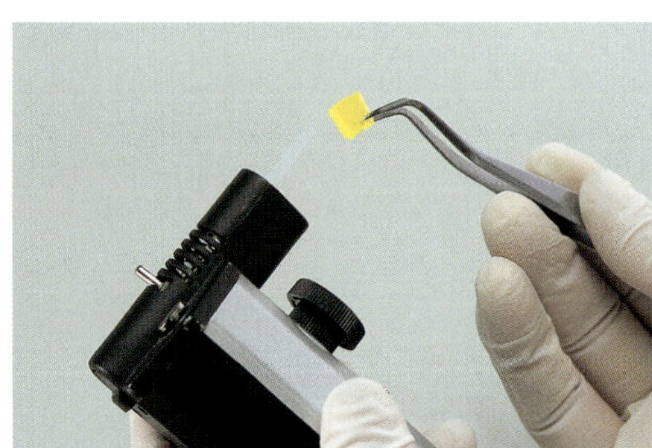

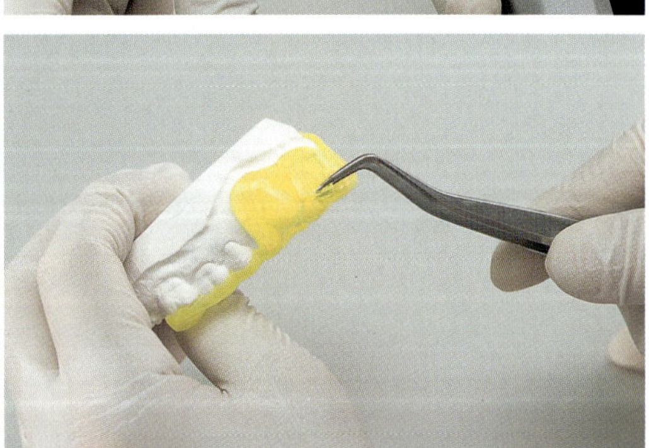

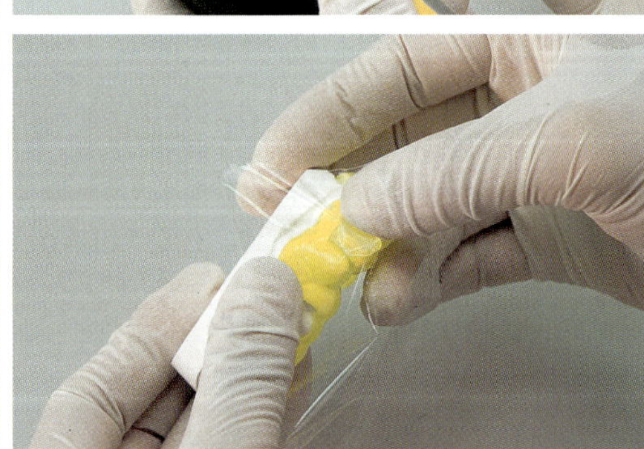

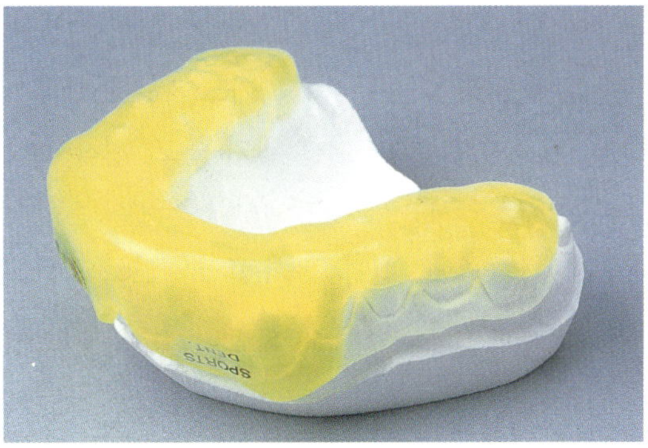

두 번째 층을 적층하고 완성된 마우스가드

④ 치아 결손이 있는 증례

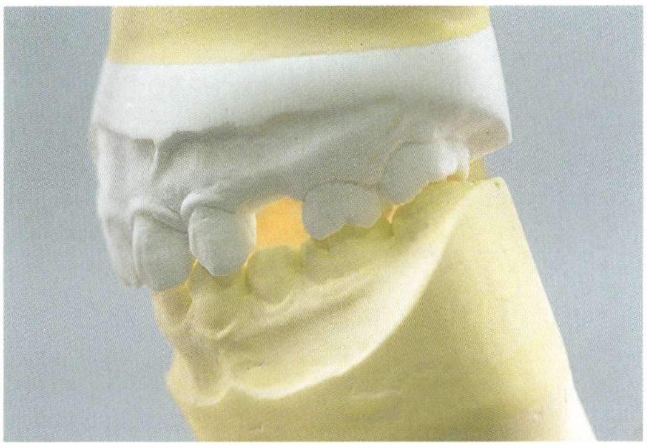

가철식 보철장치를 장착하는 경우에는 빼고 인상채득하여 첫 번째 층을 통법대로 제작한다.

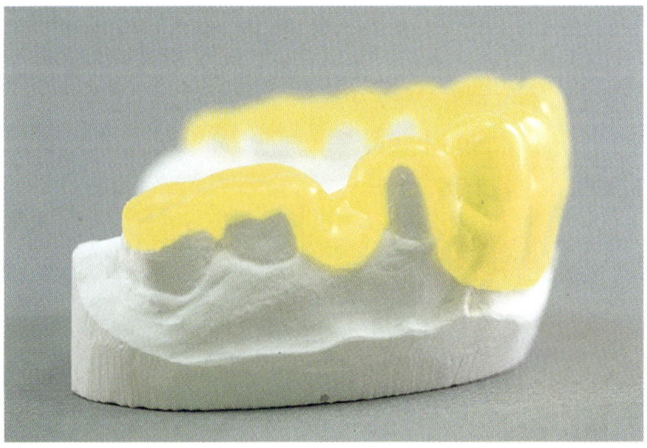

결손된 부분은 함몰되어 있어 두 번째 층을 라미네이트하기 전에 충전할 필요가 있다. 전치부 개교 증례와 같은 공정도 가능하지만, 여기에서는 핫 멜트 건을 사용했다.

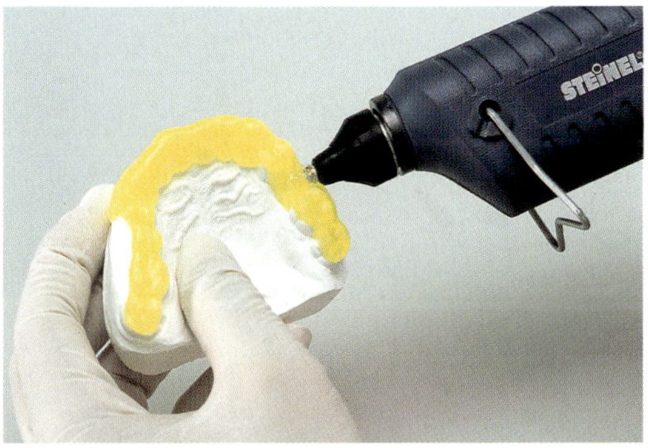

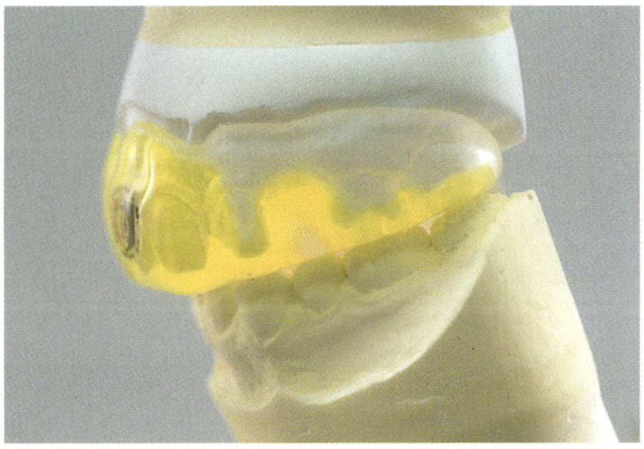

추가 작업

핫 멜트 건으로 자동으로 연화된 마우스가드 재료를 결손부에 담고 두 번째 층을 라미네이트하여 완성한다.

⑤ 치간부에 공극이 있는 경우

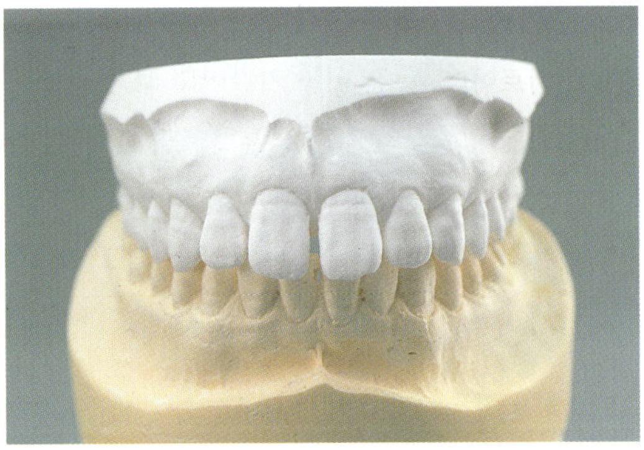

치간 공극에 마우스가드 재료가 들어가 적합 불량이나 통증을 일으키지 않도록 압접 전에 모형의 공극을 블록 아웃해 둔다.

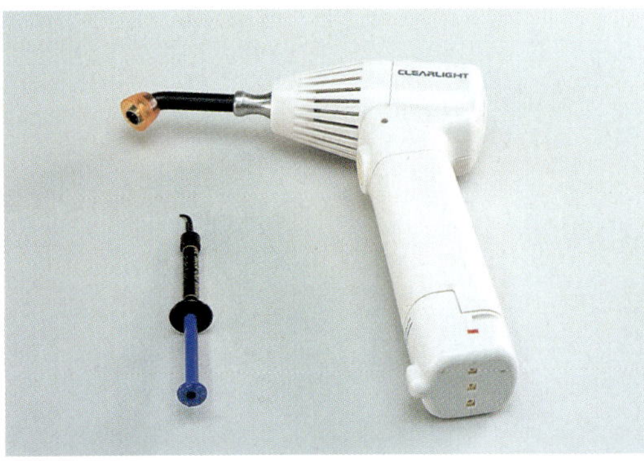

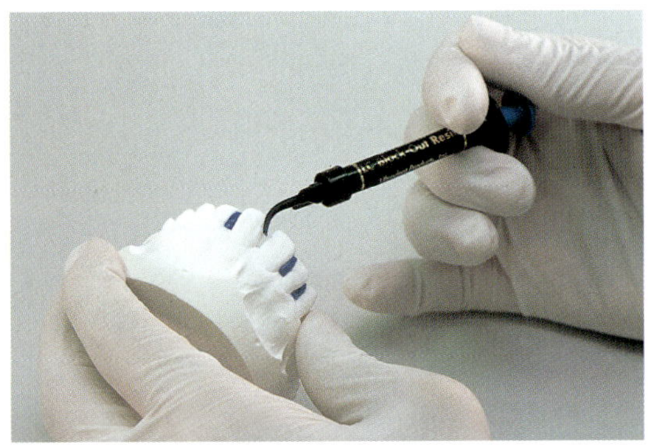

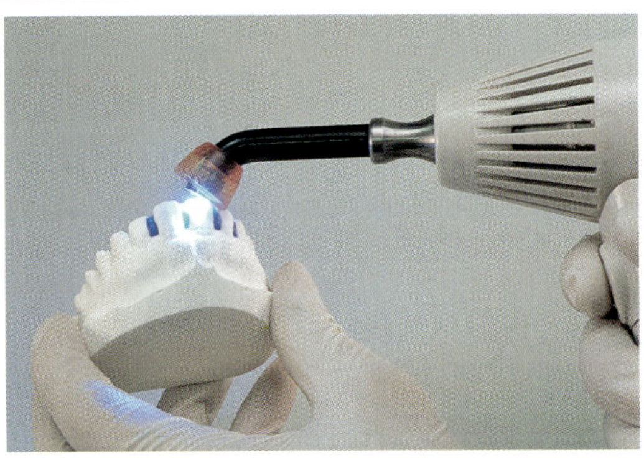

추가 작업

광중합형 복합 레진 'LC 블록 아웃 레진'(요시다)을 적당량 치간 공극에 넣고 광중합한다.

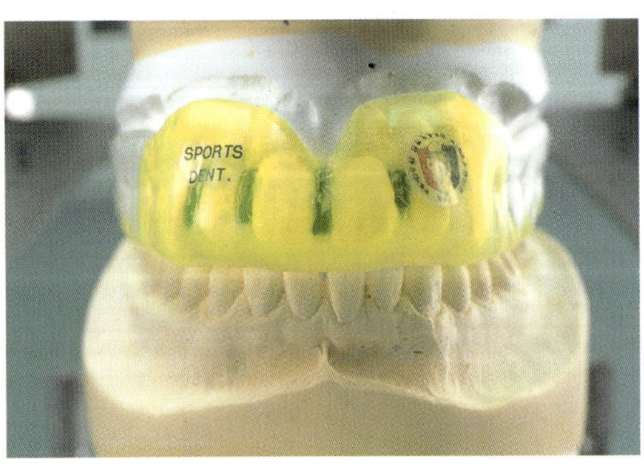

그 후 통법대로 제작하고 완성된 마우스가드

⑥ 치과 교정치료를 하고 있는 경우

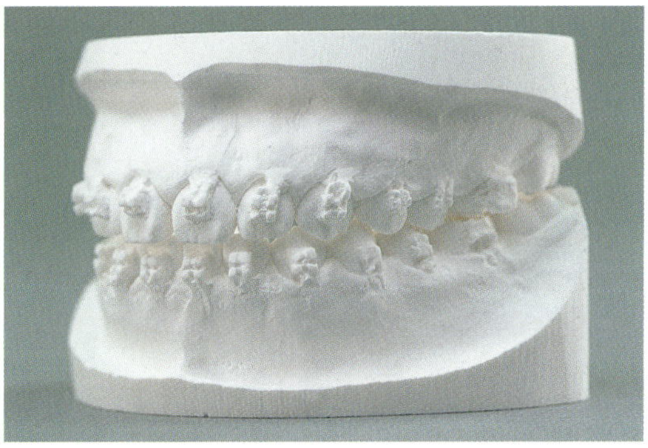

치과 교정 중인 경우 교정장치에 블록 아웃한 후 가압하여 제작하는 것이 포인트이다. 동적 이동 기간이면 그 공간을 확보하는 것이 마우스가드의 사용 기간을 늘릴 수 있다. 그러나 2~3개월에 한 번씩 조정을 하고, 필요하다면 다시 제작한다. 따라서 배큠 타입을 이용하는 경우가 많다.

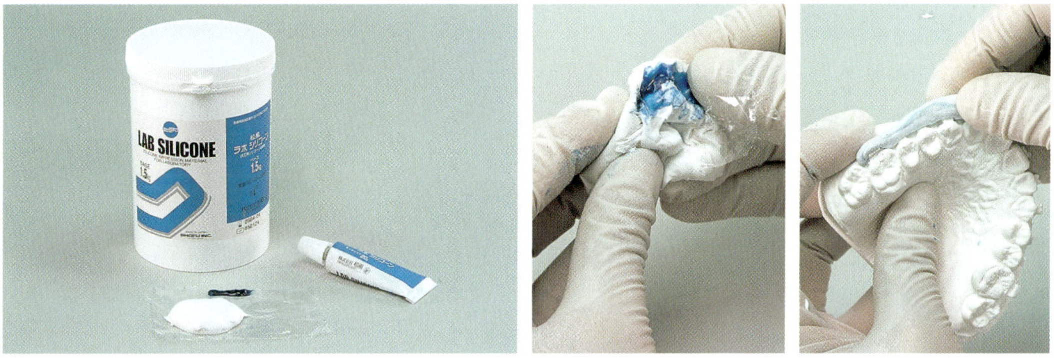

추가 작업

실리콘 퍼티 '랩 실리콘'(Shofu) 등을 이용하여 블록 아웃을 실시한다.

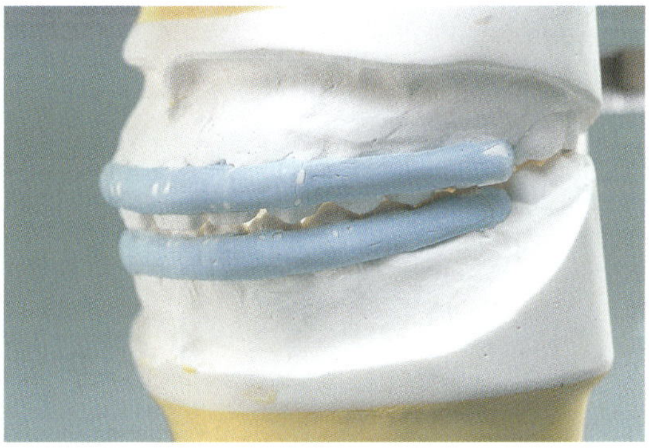

블록 아웃 종료 상태. 여분의 실리콘을 절단하고 있다.

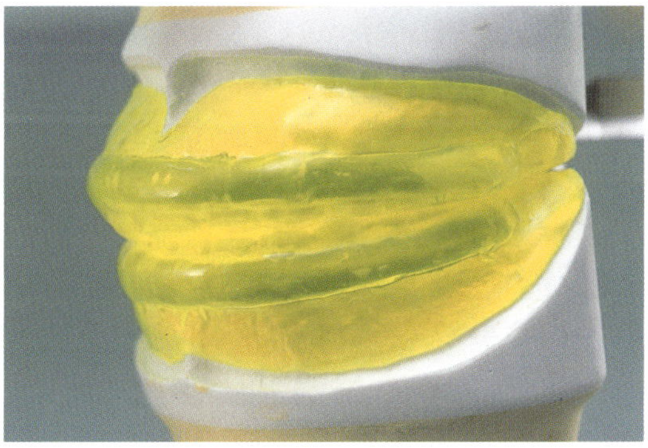

그 후 첫 번째 층을 가압성형하여 완성된 마우스가드

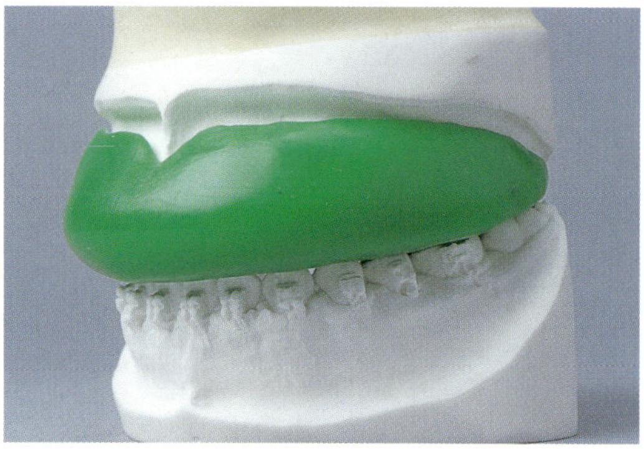

또한 이 경우에는 배큠 타입으로 하는 경우도 많다.

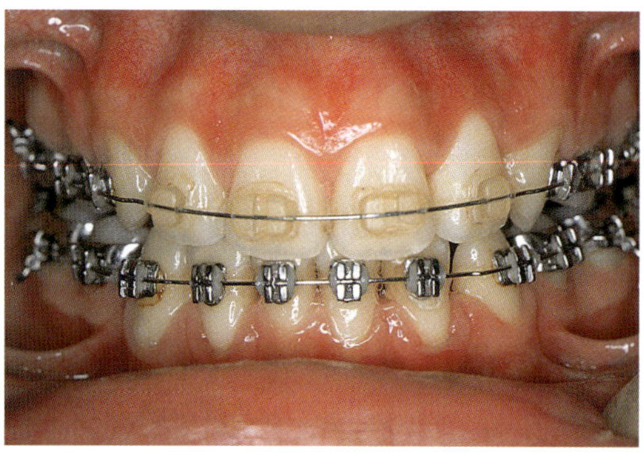

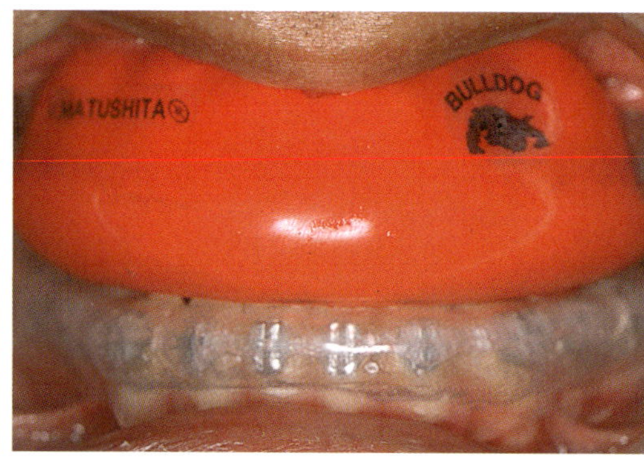

라미네이트 타입의 경우 상악은 블록 아웃 후 통법으로 두 번째 층을 라미네이트하고, 하악은 블록 아웃 없이 첫 번째 층으로 가압성형한 후 교정장치를 덮고 있는 부분 이외를 제거한다. 하악 장착은 교정장치에 맞게 끼워지도록 한다.

7 소아의 경우

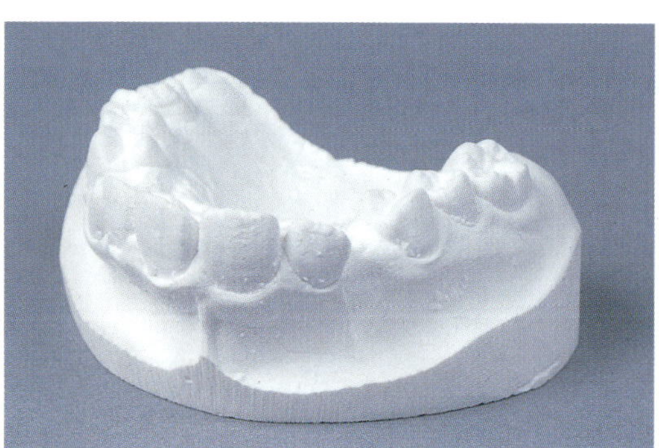

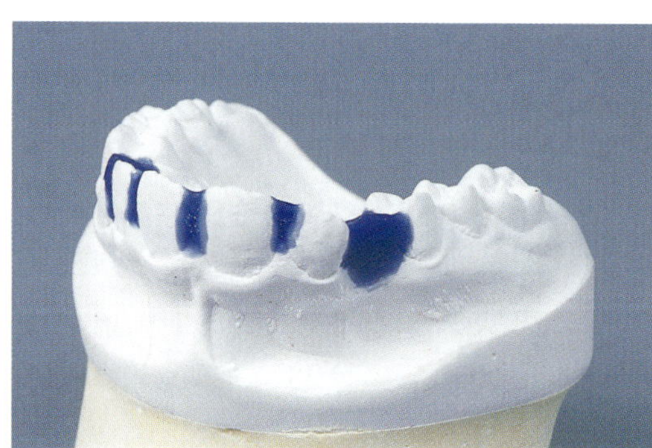

소아는 치열궁의 확대, 맹출이 예상되는 부분을 블록 아웃한다.

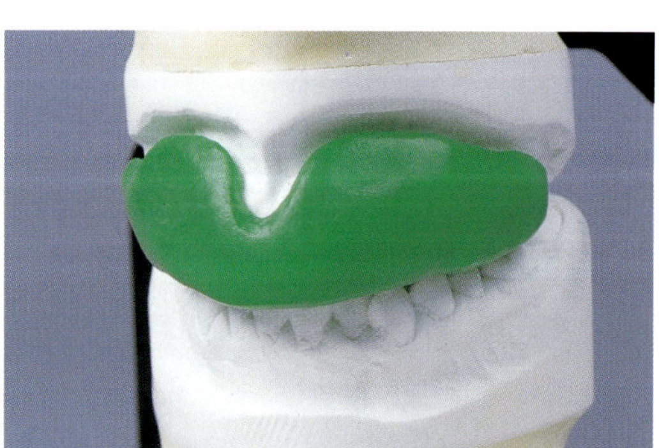

소아의 경우는 배큠 타입으로 제작하는 것이 구강의 변화 속도에 대응하기 쉽다. 또한 마우스가드의 교환 빈도(3~6개월에 1회 정도)에 주의한다.

마우스가드 재료 및 취급 회사 목록

마우스가드 재료

① 원형 시트

상품명	색상	두께(mm)	취급 회사
Erkoflex	clear	1.0, 1.5, 2.0, 3.0, 4.0	Smart Practice Japan
Erkodur	clear	0.5, 0.6, 0.8, 1.0, 1.5, 2.0, 3.0, 4.0	
컬러마우스가드	yellow, green, red, blue, crystal	2.0, 3.0, 4.0	
	black, white, camouflage, zebra, lava, red multi color, pink blue, blue multi color	4.0	
Bioplast	clear	1.5, 2.0, 3.0	Morita
Imprelon S	clear	0.5, 0.75, 1.0, 1.5, 2.0, 3.0	
Durasoft	clear	1.8	
Durufosoft clear	clear	1.0, 1.5, 2.0, 3.0, 4.0, 5.0	Rinkai
Durufosoft colour	neon-red, neon-green, neon-yellow, blue-yellow, black, white, pink, lilac, red	3.0	
	neon-red, neon-green, blue	5.0	
Durufosoft pro		3.0	
Durufosoft bicolour	yellow/black/yellow, white/blue/white, red/blue/red	3.0	
Durufosoft tricolour	black/red/gold, blue/white/red, red/green/blue	3.0	
Biolon	clear	0.5, 0.75, 1.0, 1.5, 2.0, 3.0	
Kombiplast	clear(연성 재료와 경성 재료 2층 구조)	1.8, 3.0	
MG21(soft, regular, hard)	clear, yellow, green, blue, orange, cherry red, white, black	2.0, 3.0, 4.0	Ritec

② 각형 시트

상품명	색상	두께(mm)	취급 회사
Erkoflex	pure white	1.0, 1.5	Smart Practice Japan
	pure white, yellow, green, red, blue	2.0, 3.0, 4.0	
	black, white, yolk-yellow, orange	4.0	
	dark red, pink, night blue, lilac		
Impact Guard	clear, blue, yellow, green	4.0	GC
.040 마우스가드	clear	1.0	Dentrade
.080 마우스가드	clear	2.0	
.120 마우스가드	clear	3.0	
.150 마우스가드	clear, white, green, blue, yellow, black	3.8	
.150 마우스가드 포지셔너	clear	3.8	
피트가드 1색	orange, green, yellow, pink, green, clear	3.0	마트리더
피트가드 2색(2층 구조)	white/red, white/blue, white/green, black/red, red/blue	4.0	
피트가드 3색(3층 구조)	blue/yellow/blue, blue/white/red, green/clear/yellow, red/white/red, black/green/white	4.0	
MG21(soft, regular, hard)	clear, yellow, green, blue, orange, cherry red, white, black	2.0, 3.0, 4.0	Ritec
마우스가드용 디스크	clear	1.0, 1.5, 2.0, 3.0, 3.8	야마하치 치재공업
	white, red, green, black, orange, neon-yellow, neon-green, neon-orange, neon-blue	3.8	
마우스가드 시트	blue, yellow, white, black, clear	3.8	요시다
마우스가드 시트	clear	0.9, 1.5, 2.0	
Shofu Capture Sheet	white, black, blue, orange, yellow, clear	2.0, 3.0, 4.0	Shofu

③ 두께에 경사가 있는 각형 시트

상품명	색상	두께(mm)	취급 회사
선스타 마우스가드 시트	clear, orange	2.0~5.0	선스타

④ 광중합형 마우스가드 보강재

상품명	색상	두께(mm)	취급 회사
INNERFRAME LC	clear	1.0	GC

마우스가드 시트 성형기

방식	상품명	취급 회사
가압형	Erkopress	Smart Practice Japan
	바이오스타 Ⅶ	JM Ortho
	Drufomat	Rinkai
흡입형	덴티포머 Ⅱ	FEED
	Erkoform	Smart Practice Japan
	배큠 포머 EV2	Morita
	프로폼	GC
	배큠 어댑터 Ⅰ	야마하치 치재공업
	울트라 포머	요시다
개량 흡입형	AIR-VAC	야마하치 치재공업
	Vacfumat	Rinkai
흡입/가압	Dual former	Daiei Dental
	Model Capture Try	Shofu

절삭용 버

기구 종류	상품명	종류	취급 회사
절삭용 버	노멀 타입 89040		GC
	노멀 타입 261060		
	노멀 타입 499023		
	H261GSQ104023		요시다
	H79GSQ104023		
	그라인딩 캡	대, 중, 소	Rinkai
	그라인딩 홀더	대, 중, 소	
	울트라 트림	라이트, 미디엄, 헤비	
	MY 폴리셔	마젠타 핑크 #240	요시오카
	MY 폴리셔	마젠타 휠 #240	
	MY 폴리셔	소프트 휠 그린 #400	
	MY 폴리셔	소프트 휠 플럼 #1000	
	MY 폴리셔	호미 휠 라이트 그린 #400	
	MY 폴리셔	호미 휠 라이트 브라운 #2000	
	MY 폴리셔	호미 휠 오렌지 #3000	

기타

<table>
<tr><th>기구 종류</th><th>상품명</th><th>취급 회사</th></tr>
<tr><td rowspan="2">마우스가드 재료 부분 첨가용 기구</td><td>핫 멜트 건</td><td rowspan="4">Smart Practice Japan</td></tr>
<tr><td>에르코 스틱</td></tr>
<tr><td>연마용 기구</td><td>폴리싱 롤러</td></tr>
<tr><td>가열용 기구</td><td>핫 에어 버너</td></tr>
<tr><td rowspan="2">EVA용 프라이머</td><td>OSAMU 본드</td><td>Rinkai, JM Ortho</td></tr>
<tr><td>Mouth Guard Fitter</td><td>야마하치 치재공업</td></tr>
<tr><td>Granule(철 조각)</td><td>블록 아웃 비즈</td><td>Rinkai</td></tr>
<tr><td>깁스붕대용 소재(캐스트 테이프)</td><td>플라톤 100</td><td>알케어</td></tr>
<tr><td>충격 흡수재</td><td>쇼크논</td><td>야하타 네지</td></tr>
<tr><td rowspan="2">마우스가드 연마재</td><td>피니싱 리퀴드</td><td>Rinkai, JM Ortho</td></tr>
<tr><td>마우스가드 피니셔</td><td>야마하치 치재공업</td></tr>
<tr><td>마무리 광택용 시트</td><td>슈퍼 시트</td><td>덴탈에이드</td></tr>
<tr><td>슬립 스플린트</td><td>사일렌서, 사일렌서 프라이머</td><td>Smart Practice Japan</td></tr>
<tr><td rowspan="2">마우스가드 세정제</td><td>마우스가드 제균, 세정 스프레이</td><td>아스제약</td></tr>
<tr><td>폴리덴트 교정용 리테이너, 마우스피스용 세정제</td><td>GSK</td></tr>
</table>

취급 회사 연락처

취급 회사	우편번호	주소	전화번호
아스제약 (주)	101-0048	東京都千代田区神田司町2—12—1	0120-81-6456
알케어 (주)	130-0013	東京都墨田区錦糸 1—2—1　アルカセントラル 19F	03-5611-7800
GSK	107-0052	東京都港区赤坂1—8—1赤坂インターシティ AIR 16F	03-4231-5000
선스타 (주)	569-8551	大阪府高槻市朝日町 3—1	072-682-4733
(주) GC 동경지부	113-0003	東京都文京区本郷 3—2—14	03-3813-5751
(주) JM Ortho	101-0062	東京都千代田区神田駿河台2—2御茶ノ水杏雲ビル 14F	03-5281-4711
(주) Smart Practice Japan	242-0017	神奈川県大和市大和東 2—2—13　アサヒヤマトビル 2F	046-200-5620
다이에 치과산업 (주)	550-0003	大阪府大阪市西区京町堀 1—10—17	06-6441-3332
덴탈에이드 (주)	662-0005	兵庫県西宮市湯元町 2—1	0798-70-5883
Dentrade	567-0041	大阪府茨木市下穂積 4—13—107	072-620-0523
니혼덴탈서플라이 (주)	227-0043	神奈川県横浜市青葉区藤が丘 1—9—6	045-972-9081
Hakusui-Trading	532-0033	大阪府大阪市淀川区新高 1—1—15	06-6396-4400
FEED	231-0023	神奈川県横浜市中区山下町 1　シルクセンター 6F	0120-00-4502
(주) 마트리더	111-0036	東京都台東区松が谷 1—4—4	03-3845-7781
(주) Shofu	605-0983	京都府京都市東山区福稲上高松町 11	075-561-1112
(주) Morita	564-0062	大阪府吹田市垂水町 3—33—18	06-6380-1523
(주) 야하타 네지	481-8555	愛知県北名古屋市山之腰天神東 18	0568-25-4350
야마하치 치재공업 (주)	443-0125	愛知県蒲郡市西浦町大知柄 54—1	0533-57-7121
(주) 요시오카	131-0034	東京都墨田区堤通 1—7—13	03-3614-1917
(주) 요시다 기재부	110-8507	東京都台東区上野 7—6—9	03-3845-2931
(유) Ritec	543-0054	大阪府大阪市天王寺区南河堀町 6—33	06-6774-2789
Rinkai (주)	160-0012	東京都新宿区南元町 19	03-3359-4321

찾아보기